Come grasa y adelgaza

Come grasa y adelgaza

Por qué la grasa que ingerimos es la clave
para lograr una reducción de peso prolongada
y un estado de salud más dinámico

Dr. Mark Hyman

Traducción
Ariadna Molinari Tato y José Carlos Ramos Murguía

Grijalbo *vital*

El material presente en este libro tiene fines meramente informativos y de ningún modo sustituye las recomendaciones y cuidados de su médico. Al igual que con otros regímenes de pérdida o control de peso, el programa nutricional descrito en este libro debe seguirse después de consultar a un médico para asegurarse de que sea apropiado para sus circunstancias individuales. Tenga en mente que las necesidades nutricionales varían de persona a persona, dependiendo de la edad, el sexo, el estado de salud y la dieta total. El autor y la editorial no se hacen responsables de cualquier efecto adverso que ocurra como consecuencia del uso o la aplicación de la información contenida en este libro.

Come grasa y adelgaza

Título original: *Eat Fat, Get Thin.*
Why the Fat We Eat Is the Key to Sustained
Weight Loss and vibrant Health

Primera edición: Septiembre de 2016

D. R. © 2016, Mark Hyman
D. R. © Hyman Enterprises, LLC
Publicado bajo acuerdo con Little, Brown and Company,
Nueva York, Nueva York, Estados Unidos. Todos los derechos reservados.

D. R. © 2016, derechos de edición mundiales en lengua castellana:
Penguin Random House Grupo Editorial, S.A. de C.V.
D. R. © 2016, derechos de la presente edición en lengua castellana:
Penguin Random House Grupo Editorial USA, LLC.
8950 SW 74th Court, Suite 2010
Miami, FL 33156

D. R. © 2016, Ariadna Molinari Tato y José Carlos Ramos Murguía, por la traducción

Diseño de portada: Lauren Harms
Foto del autor: Deborah Feingold
Foto de portada: istockphoto.com/Oliver Hoffmann
Foto de contraportada: istockphoto.com/somchaij

ISBN: 978-1-945540-05-9

Impreso en Estados Unidos – *Printed in USA*

Penguin
Random House
Grupo Editorial

Para una de cada dos personas que padecen enfermedades crónicas y batallan al responder "¿Qué debería comer?", este libro es para ustedes.

El gran enemigo de la verdad muy a menudo no es la mentira —deliberada, artificial y deshonesta—, sino el mito —persistente, persuasivo e irreal—. Con demasiada frecuencia nos aferramos a los clichés de nuestros antepasados. Sometemos todos los hechos a un conjunto prefabricado de interpretaciones. Nos gusta la comodidad de tener una opinión sin la incomodidad de pensar.

—John F. Kennedy

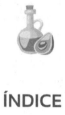

ÍNDICE

Introducción 13

PRIMERA PARTE
¿Cómo nos metimos en este gordo embrollo?

1. La estigmatización de la grasa. 27
2. Desmenucemos nuestro miedo a la grasa 43

SEGUNDA PARTE
Separemos la grasa de la gracia

3. Comer grasa *no* engorda 79
4. Los jugosos detalles de la grasa. 95
5. La sorprendente verdad sobre la grasa y las cardiopatías. . . 119
6. Aceites vegetales, un asunto resbaloso. 153
7. ¿La carne es culpable de las cardiopatías
   y la diabetes tipo 2? 165
8. Comidas controversiales, ¿qué está bien y qué está mal? . . . 183
9. Los beneficios adicionales: la grasa te hace más feliz,
   sensual e inteligente 203

TERCERA PARTE
El plan de *Come grasa y adelgaza*

10. ¿Qué debería comer?. 219
11. Sobre el programa. 235
12. Fase 1: Sienta las bases 239
13. Fase 2: El plan de *Come grasa y adelgaza* 267
14. Fase 3: Tu plan de transición. 295

CUARTA PARTE
Recetas y consejos de cocina de *Come grasa y adelgaza*

15. Cocina simple y saludable para principiantes 311
16. Las recetas 327

Recursos adicionales. 439
Ingredientes en orden alfabético (español – inglés) 443
Ingredientes en orden alfabético (inglés – español) 459
Notas 475
Agradecimientos 507

INTRODUCCIÓN

¿Qué es lo mejor que puedes hacer por tu salud, peso y longevidad? ¡Comer más grasa!

Es verdad. Come más grasa para perder peso; sentirte bien; prevenir cardiopatías, diabetes, demencia y cáncer, y para vivir más tiempo.

¿Cómo es esto posible? ¿Qué no dicen incontables profesionales de la salud y la nutrición, prominentes asociaciones médicas e incluso el gobierno que debemos comer menos grasa porque ésta engorda y provoca enfermedades cardiacas? Hemos seguido sus recomendaciones con fe ciega durante 50 años y estamos más gordos y enfermos que nunca.

Es verdad que la grasa corporal nos enferma y acorta nuestra vida. Lo que es falso es la conclusión aparentemente lógica de que la grasa que tenemos en el cuerpo es producida por la grasa que comemos. Es comprensible que pensemos así. El que comamos grasa y ésta se convierta en grasa tiene sentido. Grasa es grasa, ¿no? Es la misma palabra; se ve y se siente igual. Los nutriólogos nos han advertido que la grasa tiene el doble de calorías (nueve calorías por gramo) que los carbohidratos o las proteínas (cuatro calorías por gramo), así que, si comemos menos grasas, perderemos peso y nos sentiremos mejor. Parece sensato, excepto por una cosa.

Esta concepción, la cual hemos aceptado con los ojos cerrados, es científicamente incorrecta. De hecho, la ciencia dice todo lo contrario. Si miramos con atención la información científica, veremos que ésta sustenta la idea de que al comer grasa perdemos peso (y combatimos cardiopatías y diabetes tipo 2, y prevenimos la demencia, el cáncer y otros procesos patológicos). La realidad es que mientras más grasa consumimos, más grasa perdemos y mejor funciona nuestro organismo. Desde 1980 los lineamientos dietarios de Estados Unidos nos han advertido de los peligros que conlleva comer grasa y nos han implorado reducir su consumo. Sin embargo, en un estremecedor revés de este dogma de décadas, el Comité Consultor de los Lineamientos Dietarios de Estados Unidos de 2015 exoneró por completo al colesterol y descartó las recomendaciones de limitar el consumo de colesterol y grasas en la dieta, exceptuando las grasas saturadas (¡lo que significa que las yemas de huevo están de vuelta en el menú!).[1]

Si todo esto te confunde, no es difícil entender por qué. Yo mismo estuve confundido, y durante años les recomendé a mis pacientes dietas bajas en grasa. Durante décadas el consejo de casi todos los médicos, nutriólogos, asociaciones y agencias gubernamentales fue siempre comer menos grasa para perder peso y evitar enfermedades. Pero este consejo no sólo no funciona, sino que nos está haciendo daño. Resulta que comer menos grasa provoca más obesidad y enfermedades.

Desde 1970 hemos reducido la grasa en nuestra alimentación de 43 a 33% de las calorías totales y hemos reducido aún más el consumo de grasas saturadas. Sin embargo, estamos más enfermos que nunca, y el porcentaje de personas con cardiopatías crece (aunque cada vez menos gente muere de afecciones del corazón, pues existen mejores tratamientos). Las cifras de diabetes tipo 2 y obesidad suben como la espuma. En 1960 sólo una de cada 100 personas en Estados Unidos padecía diabetes tipo 2; hoy la relación es de uno a 10; ¡10 veces más! Desde 1980 la cantidad de casos de diabetes tipo 2 ha aumentado 700%. En 1960 sólo uno de cada siete estadounidenses presentaba obesidad; ahora es una de cada tres personas, y se proyecta que para 2050 la relación será de uno por cada dos estadounidenses. En 1980 prácticamente no existían casos de diabetes tipo 2 en niños. Para el año 2000 cerca de uno de cada 10 niños era prediabético o padecía diabetes tipo 2. En 2008 cerca de uno de cada cuatro adolescentes era prediabético o presentaba diabetes tipo 2.[2] ¿En dónde va a parar todo esto?

Por desgracia, éste no es sólo un problema del primer mundo. El 80% de todos los casos de diabetes tipo 2 se encuentran en países en vías de desarrollo. El principal problema de salud que enfrentamos a nivel mundial es el desastre metabólico que ha derivado en una pandemia de obesidad, diabetes tipo 2 y afecciones cardiacas. La proporción de personas en el mundo que se acuestan con sobrepeso y no con hambre es de dos a uno (aproximadamente 2 500 millones de individuos a nivel mundial). Y esto afecta más que sólo nuestra salud, pues tiene efectos sobre nuestra supervivencia económica. En el transcurso de las próximas dos décadas el tratamiento de enfermedades crónicas que pudieron haber sido prevenidas tendrá un costo de 47 billones de dólares.[3]

Eso es más que el producto interno bruto combinado de las seis economías más grandes del mundo. En Estados Unidos la deuda no financiada de Medicare y Medicaid (programas de servicios médicos patrocinados por el gobierno estadounidense) opaca cualquier otro gasto federal; si los costos de los servicios de salud continúan incrementando, para 2040 constituirán la totalidad de los ingresos fiscales del país, lo que dejaría sin fondos al sector militar, la educación, la justicia o cualquier otra cosa.

Todo esto es muy preocupante y todos, en conjunto, debemos enfrentar los problemas humanos, sociales y económicos provocados por nuestra alimentación y las enfermedades derivadas de lo que comemos. Pero antes que cualquier otra cosa, debes empezar por ti, por tu salud y tu peso. Lo que la mayoría de la gente quiere saber es algo muy simple: ¿qué debo de hacer para estar sano, perder peso y combatir las enfermedades crónicas?

Ésa es precisamente la respuesta que este libro pretende dar, y el primer paso es poner en tela de juicio todo lo que das por sentado sobre la grasa. Este libro analiza sin prejuicios la información existente y pone de cabeza el conocimiento tradicional sobre la grasa (la de nuestro cuerpo y la que comemos).

Sobre el programa

Come grasa y adelgaza se divide en cuatro partes. En la primera te guiaré a través de la fascinante —y a veces increíble— historia de cómo nos metimos en este gordo embrollo. Conocerás la verdad sobre cómo se satanizó de manera injusta e incorrecta a la grasa alimenticia, y por qué y cómo, por fin, la reivindicaremos. En la segunda parte te ayudaré a entender el confuso mundo de las grasas. ¿Qué es una grasa monoinsaturada? ¿Por qué son tan malas las grasas trans? ¿Qué no las grasas saturadas, como se nos ha dicho siempre, provocan afecciones cardiacas? (Y si no es así, ¿qué las causa?) ¿Cuál es la verdad sobre el colesterol? ¿Es verdad que provoca cardiopatías? Te ayudaré a desenmascarar muchas falacias comunes relativas a los aceites vegetales, la carne roja, los huevos, la mantequilla, los frutos secos, las semillas y más. También enumeraré las razones específicas por las cuales comer grasa es bueno para tu salud. Sobre todo, refutaré el mito más grande de todos los que conciernen a la grasa: que comer grasa te hace engordar.

En la tercera parte se detalla el plan de 21 días de *Come grasa y adelgaza*. Este plan es una manera de reiniciar tu cuerpo en todos los niveles. La comida es la medicina más poderosa que existe, y al cambiar la manera en la que alimentas tu cuerpo durante 21 días podrás apagar tu hormona de almacenamiento de grasa, reprogramar tus genes para bajar de peso y mantenerte saludable, parar en seco los antojos y verte y sentirte mejor que nunca. Perderás las libras que no quieres, mejorarás tu salud e incluso erradicarás algunos padecimientos, y contrarrestarás enfermedades. Tu piel brillará, tu mente se sentirá más alerta y clara y estarás lleno de energía. Te sentirás satisfecho, feliz y —sobre todo— ¡finalmente te liberarás del miedo a la grasa!

Qué puedes esperar

Antes de lanzar cualquier programa, lo pongo a prueba; no sólo en mis pacientes, cosa que llevo más de dos décadas haciendo (en cerca de

20 000 pacientes), sino que lo hago con gente de todo el mundo. Creo un programa "beta" que la gente pueda realizar en su casa y cuyos resultados yo pueda documentar para afinar el plan. Hemos tenido más de 1 000 personas que han seguido el programa beta de *Come grasa y adelgaza*, y sus resultados e historias han sido sorprendentes. A lo largo del libro podrás leer los testimonios de los participantes y te enterarás no sólo de sus experiencias perdiendo peso, sino también de los cambios radicales en su salud.

Éstos son los resultados promedio del primer grupo que siguió el programa:

* Pérdida de peso: 7.1 libras (algunas personas perdieron hasta 46 libras)
* Reducción de cintura: 1.9 pulgadas (algunas personas perdieron hasta 13 pulgadas)
* Reducción de cadera: 1.7 pulgadas (algunas personas perdieron hasta 16 pulgadas)
* Reducción de presión arterial: sistólica (número superior) 9 puntos, diastólica (número inferior) 4.5 puntos
* Reducción de niveles de azúcar en la sangre: 23 puntos

Antes de comenzar el programa, 49% de los participantes reportó tener antojos frecuentes; esa cifra bajó a tan sólo 1%. Antes del programa, un total combinado de 89% de las personas reportó tener antojos "frecuentes u ocasionales". Al terminar, 80% reportó tener antojos "rara vez o casi nunca".

El programa también simplificó e hizo más claro lo que las personas deben comer para no tener que preocuparse por sus opciones alimenticias. Antes de comenzar con el programa, 66% reportó preocupación con respecto a sus opciones dietéticas. Tras terminarlo, 75% "rara vez o casi nunca" tuvo dichas preocupaciones.

También le pedí a la gente que contestara el cuestionario SDLP (también conocido como el cuestionario "Sintiéndose de la patada", el cual mide el progreso en cada aspecto de la salud y el peso; tú también contestarás el cuestionario en el primer capítulo). Los resultados fueron asombrosos. El puntaje promedio cayó de 68 a 21; en otras palabras, se redujo 69% de los síntomas de todas las enfermedades. Ésa es una cifra increíble. No existe un solo medicamento capaz de lograr esos resultados. Todos los participantes experimentaron mejorías sustanciales en términos de digestión, energía, estado de ánimo, dolor muscular y de articulaciones, problemas en los senos paranasales y escurrimientos nasales, alergias, piel, peso, salud mental, sueño y apetito sexual. ¿Por qué? *Come grasa y adelgaza* no se trata en realidad de perder peso; se trata de proveerte la información (y comida) correcta para que tu cuerpo sane. Como consecuencia, los síntomas y las enfermedades —igual que el sobrepeso— desaparecerán. Nunca les digo a mis pacientes que pierdan peso; lo que les pido es que estén sanos. Cuando te deshaces de las cosas dañinas y las cambias por las cosas buenas, tu cuerpo puede sanar y mejorar de forma rápida. Esto no lleva meses o años; toma apenas unos días.

Permíteme compartirte algunos de los resultados que obtuvieron los participantes del programa:

> He probado muchísimos métodos para recuperar mi salud después de décadas de descuido que me provocaron enfermedades cardiacas, hipertensión arterial, apnea del sueño y un diagnóstico de diabetes hace un año. Este programa en verdad me salvó la vida y me permitió tomar el control de mi destino a los 60 años; me ha permitido realizar deportes de aventura, escalar montañas y atravesar el Continental Divide Trail, que han sido mis sueños de toda la vida y que no hubieran sido posibles sin la sabiduría, las ideas y el programa CGA del doctor Hyman.
>
> —RANDY DAVIS

> Durante más de 20 años (tengo 35) he padecido dolor a diario. Con el paso de los años, he recibido tratamientos para depresión, ansiedad, dolor de espalda, dolor articular, artritis, trastorno de estrés postraumático, estenosis espinal, intestino irritable y síndrome

premenstrual. He tomado gran variedad de medicamentos. He sufrido tal grado de dolor físico y emocional que durante más de una década me sentaba en la regadera mientras me duchaba y no podía levantarme después. Tras completar la mitad del programa CGA, he podido ducharme de pie todos los días. Aunque mi sueño sigue siendo interrumpido por un niño de un año, la calidad y cantidad de mi sueño han mejorado. Mis articulaciones se sienten mucho mejor y tengo más energía. Incluso al terminar el día, cuando mis hijos se van a dormir, tengo aún energía para lavar la ropa o los platos.

—TARA FOTI

He intentado varias dietas y nada ha funcionado. Con este programa he perdido seis kilos sin dejar de hacer comidas que me satisfagan, y me he olvidado de los antojos de cosas dañinas. Lo más importante para mí ha sido cómo me siento al comer así. ¡Ahora duermo mejor, tengo más energía y me siento increíble! Mis dolores se han ido. No más ibuprofeno en las mañanas para poder sobrellevar el día ni tres copas de vino en las noches para relajarme. ¡Gracias, doctor Hyman! En verdad has cambiado mi vida.

—JO ANNE MATZUKA

Esta oportunidad me llegó en un momento en el que había perdido toda esperanza de volver a tener un peso normal. Me iba a la cama exhausta por cargar 100 libras de más y por el desgaste mental de tener que pensar en ello. Perdí seis kilos en la primera semana, y ahora siento que tengo la información y motivación necesarias para continuar. Suelo tener dudas con respecto a ir al médico, dado que mis problemas de sobrepeso han sido constantes a lo largo de muchos años. Pero hoy vi a mi doctor y en verdad estaba emocionada por compartirle los cambios en mi peso y mi presión arterial. Él me brindó todo su apoyo, y ahora siento que somos un equipo. Espero que los cambios que logre sean un testimonio para mi familia y amigos, y espero tener la oportunidad de compartir con ellos los principios que he aprendido.

—DEBORAH STINE

He sido enfermera de cuidados intensivos durante 30 años y he hecho todas las dietas conocidas y por conocer. He logrado mucho, pero los resultados nunca han sido duraderos. Éste es el primer programa de vida con el que los antojos que ocasionaban las recaídas han desaparecido. No siento la tentación de "hacer trampa" ni de "darme un gusto". Puedo decir con toda honestidad que vale la pena continuar con este programa dada la paz y armonía que siento en el cuerpo. Sé que puede sonar cursi, pero no sé de qué otra manera puedo expresar lo estable que me siento, lo balanceado que está mi cuerpo. Desearía haber tenido este plan a la mano cuando tenía 20; creo que hubiera sido una persona muy diferente a mis 50.

—Denise Pimintel

Sin duda estaba en el bando de los escépticos antes de empezar. Luego, los resultados empezaron a presentarse casi de inmediato. La báscula marcaba un poco menos cada día. La gran pregunta era, ¿cómo afectaba esto mis análisis de lípidos en sangre? Hace unos años sufrí un ataque isquémico transitorio [miniderrame] e incluso con los medicamentos y una dieta baja en grasas las cifras no eran buenas. Me hice la prueba tras dos semanas de llevar el programa y me di cuenta de que todas las mediciones habían mejorado de forma sorprendente y de que mis triglicéridos por fin habían regresado a los parámetros normales. Soy una conversa y espero vivir el resto de mi vida siguiendo los principios de este programa.

—Cheryl Schoestein

Este programa es un paquete completo para el bienestar. Me ayudó a recuperar el sueño que me había hecho tanta falta durante años. Mejoró mi autoestima y confianza; pasé de sentir vergüenza en la caja del supermercado a sentir que merecía una noche de descanso pleno. Soy alguien que se preocupa demasiado y siente ansiedad con frecuencia, pero el programa redujo de manera considerable esos niveles de estrés. Nunca había sido adicta a una dieta, pero sin duda ésta es una que no pienso abandonar.

—ROXANNE WARD

Además de perder 11 libras, siento menos estrés y más calma interior. Antes de empezar el programa, con frecuencia tenía taquicardias, hormigueo en las manos y los pies, y dolores de cabeza; ¡pero ahora me siento genial! Sé que el azúcar le ha pasado factura a mi cuerpo y me alegra haber dejado atrás esa adicción.

—CINDY VICTOR

¡Me siento increíble! Mi reflujo desapareció por completo; las articulaciones ya no me duelen y puedo moverme con facilidad y sin dolor. Mi piel está tersa y bien hidratada, por lo que me veo más joven. Ya me puedo agachar porque mi vientre es más pequeño y ya no está endurecido. La diferencia con respecto a cuando empecé es enorme. Antes de comenzar con el plan sentía que estaba envejeciendo muy rápido; ahora me siento renovada, llena de energía y joven otra vez. Mi cerebro se ha despejado y mi mente está muy alerta. Me siento como una persona nueva, como alguien que ha recibido una nueva oportunidad. ¡Gracias, doctor Mark Hyman, por mostrarme el camino hacia una mejor salud y calidad de vida!

—KATALIN VASKO

¡El programa CGA es maravilloso! Jamás me imaginé la enorme diferencia que vería en sólo tres semanas, ni lo bien que me sentiría. Ayer le dije que no al postre con mucha facilidad, ¡y sin arrepentirme! ¡Gracias por darme las herramientas para lograr los cambios que necesitaba hacer en mi vida y mi salud!

—PAMELA BARRETT

Si bien el plan de *Come grasa y adelgaza* está basado en principios muy bien sustentados —como veremos en la tercera parte—, no existe una estrategia universal para perder peso y mejorar la salud. Este libro te ayudará a encontrar la dieta a largo plazo que sea ideal para *ti*. El programa de *Come grasa y adelgaza* es un primer paso para reiniciar tu organismo. Más adelante harás la transición a un plan de alimentación saludable que sea adecuado para ti. En el cuestionario de las páginas 36 y 37 descubrirás si eres intolerante a los carbohidratos y si necesitas consumirlos en muy baja cantidad y subirle a las grasas, o si eres más tolerante a los carbohidratos y puedes variar tu dieta un poco más después de los 21 días. Si tu puntaje es bajo, podrás añadir más carbohidratos; si es alto, es más probable que los carbohidratos estimulen el incremento de peso y otros problemas, así que te podrás ajustar con base en eso.

Las dietas bajas en carbohidratos y altas en grasa le funcionan a la mayoría de la gente, pero también es cierto que para algunas personas este tipo de alimentación puede no ser benéfica a largo plazo. Hay quienes pueden tener muy buenos resultados consumiendo muchas grasas saturadas; otros pueden no obtener los mismos resultados. A gran escala, esto hace que dar recomendaciones universales sobre alimentación sea un poco complicado. Sin embargo, con base en mis investigaciones y experiencia práctica con miles de pacientes, creo firmemente que todo el mundo debería probar esta forma de comer durante 21 días y ver los resultados de primera mano.

Por último, en la cuarta parte, encontrarás las recetas deliciosas y específicas de *Come grasa y adelgaza* que te aportarán la proporción ideal de grasas, proteínas y carbohidratos, así como algunos consejos sencillos para cocinar. No necesitas ser un chef *gourmet* para poder preparar comidas fabulosas y saludables para ti y toda tu familia. ¡Es más fácil de lo que creerías!

Te doy la bienvenida al nuevo mundo en el que puedes comer y disfrutar las grasas. En tan sólo 21 días, no sólo cambiaremos tu noción de las grasas, sino que revolucionaremos cómo comes y cómo te sientes en todos los niveles.

PRIMERA PARTE

¿Cómo nos metimos
en este gordo embrollo?

La verdad es rara vez pura y nunca simple.

—OSCAR WILDE, *La importancia de llamarse Ernesto,* 1985

1

La estigmatización de la grasa

Muchos crecimos en una época en la que una dieta baja en grasas equivalía a un peso bajo y a una buena salud. Doctores, nutriólogos, científicos, el gobierno y los medios de comunicación nos lavaron el cerebro para que creyéramos que al comer grasa, nuestros cuerpos la transformarían en grasa corporal y que, peor aún, ésta taparía nuestras arterias. Pero nada de esto es científicamente correcto. Es un dato basado en ciencia incorrecta que ignora evidencia sustancial que demuestra lo contrario. Nuestro miedo a la grasa ha provocado un gordo desastre sanitario.

Todo comenzó cuando, con base en lo que parecía ser un consejo sensato del gobierno, las dependencias de salud y la industria alimentaria, redujimos nuestro consumo de grasa, mismo que en realidad es el elemento principal para la pérdida de peso y el cuidado de la salud. Entonces sustituimos la grasa por azúcares y carbohidratos. En 1992 el gobierno estadounidense publicó su pirámide alimenticia. En la base de la pirámide se encontraban los carbohidratos, y se nos indicaba que debíamos consumir entre seis y 11 porciones diarias de pan, arroz, cereales y pasta.

En la cima de la pirámide estaban las grasas y los aceites, y se nos decía que los consumiéramos lo menos posible. La industria alimentaria se trepó al tren de la locura por lo "bajo en grasa", y produjo desde aderezos para ensaladas bajos en grasas, yogurts sin grasa y hasta postres bajos en grasa. Y ya que eran bajos en grasa —lo que para nosotros significaba "sano"—, entonces podíamos comernos la caja entera, ¡lo cual hacíamos!

Como los buenos ciudadanos que somos, hicimos caso a los consejos del gobierno, y ahora el estadounidense promedio consume 152 libras de azúcar y 146 libras de harina al año. Casi 20% de nuestro consumo diario de calorías proviene de bebidas azucaradas, como refrescos, bebidas deportivas, cafés y tés endulzados y jugos.[1] Estas calorías de azúcar líquida son mucho peores que las calorías sólidas u otros carbohidratos, porque se convierten de inmediato en grasa y se almacenan. Además, son biológicamente adictivas e incrementan la necesidad de consumir más azúcar.[2] Dado que tu cuerpo no reconoce estas calorías como alimento, terminas consumiendo más calorías de las que obtendrías de alimentos sólidos.[3] Las bebidas azucaradas también provocan desastres en tu salud. En un impresionante estudio de la revista *Circulation*, los investigadores le atribuyen 184 000 muertes anuales a los efectos de estas bebidas azucaradas. Se ha comprobado que estas bebidas provocan obesidad, enfermedades cardiacas, diabetes tipo 2 y cáncer.[4]

Gracias a las investigaciones científicas, ahora sabemos que las azúcares y los carbohidratos refinados son las verdaderas causas de la obesidad y las cardiopatías, y no las grasas, como se nos había dicho. Los carbohidratos activan el interruptor del metabolismo, lo que provoca un alza en la producción de insulina, que a su vez conduce al almacenamiento de grasa (en particular de la peligrosa grasa en el abdomen). El azúcar y los carbohidratos, y no las grasas, como veremos en las siguientes páginas, son la causa principal de los niveles anormales de colesterol. El azúcar y los carbohidratos refinados son los culpables detrás de la diabetes tipo 2, muchos tipos de cáncer e incluso de la demencia.[5] Como he discutido ampliamente en mis libros *La solución del azúcar en la sangre* y *Detox, la dieta de los 10 días*, la pronunciada alza en casos de diabetes tipo 2 y prediabetes es resultado directo de la abundancia de carbohidratos refinados y azúcar en nuestra dieta.

Replanteémonos nuestro miedo a la grasa

Cuando se trata de la grasa, existe un problema semántico. En otros idiomas la palabra para nombrar a la grasa que comemos es distinta de la usada para referirse a esa cosa que no queremos en nuestro cuerpo. Incluso en lo que respecta a la grasa que comemos, existen varios tipos, algunos buenos y algunos malos. No existe esa confusión con el azúcar. El azúcar siempre es azúcar. Todos los tipos de azúcar (entre los que hay muy pocas e insignificantes diferencias) tienen los mismos efectos negativos en el organismo. No importa si es azúcar de mesa, jarabe de maíz alto en fructosa, néctar de agave o cualquiera de los otros 257 nombres que tiene el azúcar. Todo es azúcar.

Pero la grasa no siempre es grasa. Existen grasas saturadas, monoinsaturadas, poliinsaturadas y trans, e incluso dentro de cada uno de estos grupos existen diferentes subtipos. Las grasas saturadas vienen en distintas formas, igual que las poliinsaturadas (las cuales explicaré a detalle más adelante). En conclusión: no todas las grasas deben ser señaladas como villanas, y comer los tipos de grasa correctos en cuantiosas porciones no te hará engordar. De hecho, ¡las grasas correctas son la clave para la salud y la pérdida de peso!

Por fortuna, nuestras ideas sobre la grasa han empezado a cambiar. Durante los últimos cinco años la acumulación de evidencia científica ha demostrado que las dietas altas en grasa dan mejores resultados que las dietas bajas en grasa cuando se trata de perder peso y combatir todos los indicadores de riesgo de enfermedades cardiacas, entre ellos los niveles anormales de colesterol, la diabetes, la hipertensión, la inflamación, entre otros.[6] Además, no existe evidencia que muestre una relación entre la grasa alimentaria, las grasas saturadas o el colesterol, y las cardiopatías.[7]

El Centro Joslin para la Diabetes en Harvard, uno de los más importantes centros dedicados a la diabetes en el mundo, fue nombrado en honor al doctor Elliott P. Joslin, quien en 1920 recomendó una dieta para tratar la diabetes que consistía en 75% de grasas, 20% de proteínas y 5% de carbohidratos. Después de que la grasa fue satanizada en los años cincuenta y sesenta, los científicos y médicos de la época recomendaron una dieta baja en grasas y alta en carbohidratos (entre 55 y 60% de carbohidratos). Durante décadas, la Asociación Estadounidense de la Diabetes (ADA, por sus siglas en inglés) promovía esta dieta, mientras la epidemia de la diabetes empeoraba día con día. En la actualidad los investigadores del Centro Joslin han empezado a recomendar de nuevo dietas con hasta 70% de grasas para el tratamiento de la diabetes tipo 2.[8]

Un ejemplo de cuán efectiva puede ser una dieta alta en grasas es el de la directora de la ADA en la zona de Los Ángeles, Allison Hickey, quien padeció diabetes tipo 2 durante 11 años. Ella seguía las indicaciones de la ADA, se ejercitaba y llevaba un tratamiento a base de pastillas e inyecciones. Sin embargo, su diabetes no estaba bien controlada. Después de comenzar con la dieta que le recomendé de más de 50% de grasas y con una reducción considerable de carbohidratos, dejó las inyecciones y la mayoría de sus medicamentos, y sus niveles de azúcar en la sangre regresaron a la normalidad. También se olvidó de sus problemas digestivos y su falta de claridad mental.

Desafortunadamente, no todo el mundo ha captado el mensaje sobre la importancia de la grasa, y todavía nos falta mucho camino por recorrer. La ADA aún emite recomendaciones peligrosas y anticuadas. Ahora sugiere evitar las azúcares refinadas, pero sigue propagando el mensaje de la dieta baja en grasas a pesar de que los estudios han demostrado que quienes consumen frutos secos grasosos tienen menor riesgo de contraer diabetes tipo 2,[9] y quienes añaden un litro de aceite de oliva a la semana y consumen frutos secos con regularidad tienen un riesgo significativamente menor de sufrir ataques cardiacos o morir prematuramente.[10]

Durante años los científicos se quebraron la cabeza por entender la llamada "paradoja francesa". ¿Por qué los franceses podían comer tanta mantequilla y tanta grasa, y mantenerse tan delgados y padecer menos cardiopatías? En cambio, debieron haber cuestionado lo que llamo la "paradoja americana": ¿cómo es que los estadounidenses consumen cada vez menos grasa y están cada vez más gordos? ¿Cómo no se preguntaron por qué los estadounidenses siguen comiendo menos grasa y padecen más y más enfermedades cardiacas? Nuestro paradigma estaba tan enquistado que no podíamos verlo. Como dijo el psiquiatra R. D. Laing: "Los científicos pueden ver su manera de ver con su manera de ver".[11]

Yo estoy en la intersección de la investigación científica y el tratamiento clínico. He dedicado el trabajo de mi vida a encontrar soluciones a los problemas de mis pacientes y a mantenerlos sanos de por vida. Escribí este libro para aclarar las confusiones y darte todos los jugosos detalles sobre las grasas en nuestra dieta y la grasa en nuestro cuerpo, y para diseñar un plan que te ayudará a descubrir qué es lo que debes de comer para perder peso, combatir enfermedades y tener una salud vibrante.

En *Come grasa y adelgaza* te llevaré a una expedición completa de la grasa (la grasa alimenticia y sus procesos biológicos en nuestro cuerpo) y te mostraré cómo la grasa que comes en realidad no te hace engordar. Comer más de las grasas que son adecuadas te ayuda a perder peso y a prevenir la demencia, afecciones cardiacas, diabetes y cáncer; todo esto a la vez que te da beneficios adicionales como mejor humor, piel, cabello y uñas. Sé que suena descabellado. Por décadas yo también creí que la grasa debía ser evitada bajo cualquier circunstancia, hasta que me encontré con el progreso en la investigación. Con base en lo que descubrí, cambié mi manera de ejercer la medicina y vi con mis propios ojos los sorprendentes resultados en los análisis, cuerpos y salud de mis pacientes. Un paciente, por ejemplo, aumentó casi 50% el consumo de grasa en su alimentación, y su colesterol bajó 100 puntos; sus triglicéridos bajaron 300 puntos en tan sólo 10 días y su asma y reflujo crónicos desaparecieron en la medida en que su energía se multiplicaba.

He descubierto algunos hechos sorprendentes al hacer la investigación para este libro y al tratar y analizar más de 20 000 pacientes a lo largo de 30 años. He documentado mis hallazgos con muchas referencias en este libro, para que puedas confirmarlo todo por ti mismo si te cuesta trabajo creer que es cierto:

- Las grasas alimenticias aceleran tu metabolismo, reducen tu apetito y estimulan la quema de grasas en el cuerpo.[12]
- Las grasas alimenticias ayudan a reducir tu consumo total de calorías, no lo aumentan.[13]
- Las grasas alimenticias, y en particular las grasas saturadas, no provocan afecciones cardiacas.[14]
- Las grasas alimenticias saturadas elevan los niveles del LDL bueno (el LDL ligero y agradable) y elevan el HDL (el colesterol "bueno").[15]
- Las dietas más elevadas en grasas promueven más la pérdida de peso que las dietas altas en carbohidratos, y son más fáciles de seguir.[16]
- Las grasas alimenticias reducen la inflamación,[17] el riesgo de coagulación y todos los factores de riesgo de enfermedades cardiacas.[18]
- Las grasas en la dieta mejoran la salud de los vasos sanguíneos.[19]
- Las grasas alimenticias mejoran las funciones cerebrales, el humor y ayudan prevenir la demencia.[20]
- Las dietas muy altas en grasas y bajas en carbohidratos pueden revertir la diabetes tipo 2.[21]
- Los aceites vegetales "buenos" (como los de soya, de maíz, girasol o cártamo) son dañinos; provocan inflamación y oxidan o hacen que tu colesterol se vuelva rancio, lo que aumenta sus posibilidades de provocar enfermedades cardiacas.[22]
- Las grasas saturadas en la dieta (de la mantequilla o del aceite de coco) no elevan los niveles de grasas saturadas en tu cuerpo.[23]
- Los carbohidratos —no las grasas— se convierten en grasas saturadas en tu cuerpo, las cuales pueden provocar cardiopatías.[24]
- Los carbohidratos en exceso estimulan tu apetito y el almacenamiento de grasas, y frenan tu metabolismo.[25]
- Los carbohidratos encienden la fábrica de grasa en el hígado (un proceso llamado lipogénesis), lo que provoca alto colesterol y triglicéridos, mientras que disminuye la cantidad de colesterol bueno (HDL) y produce pequeñas, densas y peligrosas partículas de LDL que pueden provocar enfermedades cardiacas.[26]

- El azúcar y los carbohidratos refinados —no las grasas— son los causantes de las epidemias de obesidad, diabetes tipo 2 y enfermedades cardiacas,[27] así como del incremento en el riesgo de demencia y muerte prematura.[28]

Mi transformación de persona gorda a persona en forma

Entré a la facultad de medicina a principios de los años ochenta, en el auge de la locura por las dietas bajas en grasas. Evitaba las grasas y les recomendaba a mis pacientes hacer lo mismo para poder perder peso y prevenir las cardiopatías. Me volví vegetariano, y durante 10 años no consumí ningún producto de origen animal excepto yogurt bajo en grasas y claras de huevo. Consumía la menor cantidad posible de aceites y comía mucho pan y pasta, que en ese entonces se consideraban alimentos saludables. Sabía que demasiada azúcar no era buena para la salud, pero comí bastantes galletas de trigo integral bajas en grasas y helado de yogurt bajo en grasas porque mi cuerpo me pedía azúcar y carbohidratos. Era joven y corría, por lo que lograba quemar mucho de ello, pero conforme envejecí me di cuenta de los cambios en mi cuerpo. Me salieron llantitas, me creció la panza, mi cintura creció dos pulgadas y mi cuerpo parecía estar más flácido y con menos definición muscular. Para cuando cumplí 35 años, había subido 15 libras. Estudié nutrición y llevaba una dieta sana y balanceada —la misma que recomendaba a mis pacientes—, así que creí que se debía sólo al paso de los años. No consumía comida chatarra; nunca tomaba refrescos ni comida procesada. Llevaba una dieta integral rica en cereales, frijoles, frutas y verduras, y no me excedía con el azúcar. Comía un poco de grasa, pero mi cuerpo seguía poniéndose más flácido.

Conforme aparecían las investigaciones que denunciaban los peligros del azúcar y los carbohidratos refinados (incluido el pan integral), reduje mi consumo de los mismos. Pero aún le temía a la grasa, sobre todo a las grasas saturadas, pues como doctor "sabía" que eran la causa de las cardiopatías. Pensaba que si hacía suficiente ejercicio (como andar en bicicleta 35 millas diarias) podría eliminar el excedente de peso; pero ése no era un plan sostenible.

Luego, durante los últimos 10 años, conforme cambiaba el curso de las cosas, cambié mis propios hábitos alimenticios y las recomendaciones que hacía a mis pacientes. Vi cómo algunas personas perdían 100 o más libras, y se revertía la diabetes tipo 2. Vi a mis pacientes dejar la insulina y optimizar todos sus niveles de colesterol al comer *más* grasa en lugar de comer *menos*.

Los cambios en mi cuerpo fueron extraordinarios. No sólo tenía más concentración y claridad mental, también perdí las 15 libras, las llantitas y las dos pulgadas extra de cintura, y hoy, a los 55 años, tengo mejor definición muscular y estoy en la mejor forma de mi vida, a pesar de que hago menos ejercicio; nunca me había sentido más joven y con más energía.

Ahora desayuno grasas sin miedos ni culpas, con una gran sonrisa en el rostro y con una panza más que satisfecha. A veces como huevos enteros cocinados con mantequilla de vaca alimentada con pasto o con aceite de coco extravirgen (alto en grasas saturadas, pero sanísimo), o una malteada "grasosa" con muchas nueces, semillas y mantequilla de coco. Como una ensalada grande con sardinas bien grasosas o salmón silvestre bañados en aceite de oliva y espolvoreados con semillas de calabaza o piñones. Para cenar puedo comer carne de cordero sin quitarle la grasa, y tres o cuatro platillos de verduras cocinadas con aceite de oliva, limón, especias y sal.

Cuando tenía alrededor de 20 años fui al Tíbet. Me invitaron a las yurtas de grupos nómadas donde me alimentaron con té salado de mantequilla de yak (que en realidad es mantequilla *dri*, obtenida de las hembras del yak), el cual fue más que satisfactorio y me dio bastante energía a esas altitudes tan elevadas. Hoy en día, todavía tomo la versión americana de este té creada por mi amigo David Asprey: el **Café antibalas**, un café mezclado con mantequilla y aceite MCT (triglicéridos de cadena media) de coco (una supergrasa que funciona como un maravilloso combustible para tu cuerpo y tu cerebro). Un amigo cercano que era explorador ártico llegó al Polo Norte en esquíes alimentándose de barras de mantequilla. Estaba muy sano, además de estar adelantado a su época.

Seguir una dieta alta en grasas —en particular una dieta alta en las "peligrosas" grasas saturadas— parece una locura, y hasta hace 10 años yo te hubiera dicho que era un peligro para tu salud. Pero mi cuerpo, mis análisis de sangre y miles de mis pacientes y decenas de miles de otras personas que han seguido este camino dicen la verdad. Todos reportan los mismos beneficios al reincorporar la grasa a su vida. También la evidencia que sigue surgiendo, y que veremos con muchísimo detalle en este libro (lo siento, ¡me encanta la ciencia!), apoya la existencia de todos estos beneficios.

Hablemos de *ti*

Existen muchos hechos fascinantes a lo largo de este libro que te sorprenderán, y me emociona compartirte cada uno de ellos. Pero antes de llegar a ellos debemos hablar de la razón verdadera por la que estás aquí: quieres saber cómo perder peso y sentirte mejor. El plan en este libro te llevará a lograrlo, pero antes de que empieces este viaje —como sucede con todos los viajes— es de ayuda tener una idea de cuál es el punto de partida con respecto a los carbohidratos, las grasas y tu salud.

Como quizá ya sabes, he escrito a profundidad sobre la *diabesidad*, que es el término que uso para describir la gama de problemas y enfermedades relacionados con el azúcar en la sangre y los desbalances de insulina. La diabesidad va desde tener un poco de grasa en el abdomen hasta la obesidad; de niveles de azúcar en la sangre moderadamente elevados, a la prediabetes y a la diabetes tipo 2. Todos los problemas dentro de este espectro pueden tener consecuencias mortales.

La diabesidad es una enfermedad de intolerancia a los carbohidratos. Así como algunas personas son intolerantes al gluten, muchas personas son intolerantes a los carbohidratos. Para esas personas, los carbohidratos impulsan una reacción en cadena de hormonas y química cerebral que les hace casi imposible perder peso o estar sanos.

La diabesidad afecta a una de cada dos personas en Estados Unidos, a uno de cada dos pacientes en el sistema de salud pública y a uno de cada cuatro adolescentes. ¡También afecta a las personas delgadas! Veintitrés por ciento de los adultos se ven delgados, pero son lo que los doctores conocen como "obesos metabólicos con peso normal" (delgados por fuera, obesos por dentro). Además, 90% de las personas con diabesidad no han sido diagnosticadas… así que es posible que tú lo seas y aún no lo sepas. Y es precisamente esto lo que se interpone en tu camino hacia la pérdida de peso y una vida larga y saludable.

¿Eres intolerante a los carbohidratos?

Si respondes que sí a cualquiera de las siguientes preguntas, es posible que seas intolerante a los carbohidratos y ya tengas diabesidad o estés cerca de padecerla. Sin embargo, mientras más alto sea tu puntaje en el cuestionario, más alta es tu intolerancia a los carbohidratos y más te beneficiará el programa de *Come grasa y adelgaza*:

PARA LAS PREGUNTAS 1 A 9, MARCA UN PUNTO POR CADA "SÍ".
PARA LAS PREGUNTAS 10 A 13, MARCA DOS PUNTOS POR CADA "SÍ".

1) ¿Hay en tu historial familiar casos de diabetes, enfermedades cardiacas u obesidad?
2) ¿Tu origen étnico es diferente al caucásico (africano, asiático, indígena, de las Islas del Pacífico, hispano, indio, de Medio Oriente)?
3) ¿Te cuesta trabajo perder peso aun con una dieta baja en grasas?
4) ¿Tienes antojos de azúcar o de carbohidratos refinados?
5) ¿Eres una persona inactiva (haces menos de 30 minutos de ejercicio cuatro veces por semana?
6) ¿Tienes sobrepeso (con un índice de masa corporal —IMC— mayor a 25)?
7) ¿Padeces alguna enfermedad cardiaca?

8) ¿Tienes hipertensión?

9) ¿Padeces infertilidad, falta de deseo sexual o alguna disfunción sexual?

10) ¿Tienes grasa de sobra en el abdomen? ¿La circunferencia de tu cintura es mayor a 35 pulgadas si eres mujer, o 40 pulgadas si eres hombre?

11) ¿Tu médico te ha dicho que tus niveles de azúcar en la sangre son un poco altos (mayores a 100 mg/dl) o te han diagnosticado resistencia a la insulina, prediabetes o diabetes tipo 2?

12) ¿Tus niveles de triglicéridos son altos (mayores a 100 mg/dl) o tus niveles de HDL —el colesterol bueno— son bajos (menores a 50 mg/dl)?

13) Para las mujeres: ¿Has padecido diabetes gestacional o síndrome de ovario poliquístico?

Si tu puntaje fue mayor a 5, entonces tienes una intolerancia a los carbohidratos avanzada o diabesidad, y necesitas seguir el plan de *Come grasa y adelgaza* hasta que tu puntaje sea menor a 5 (con base en tus análisis, tamaño de la cintura, azúcar en la sangre, presión arterial, etcétera). Si respondiste que sí a alguna pregunta, pero tu puntaje fue menor a 5, aún es posible que tengas una intolerancia a los carbohidratos y te beneficiaría seguir el plan de *Come grasa y adelgaza*. De hecho, a cualquier persona le vendría bien seguir el plan, dados todos sus beneficios adicionales a la pérdida de peso y el combate a la diabesidad. Incluso si tu puntaje fue de 0, vale la pena que sigas este plan y obtengas sus beneficios.

¿Padeces síndrome SDLP?

Además de la intolerancia a los carbohidratos, millones de personas alrededor del mundo padecen el síndrome SDLP (esto es, Sintiéndose de la patada). Lo que la mayoría de la gente no sabe es que esto está relacionado con la comida que comemos. La comida nos puede hacer bien o nos puede hacer daño. Los alimentos integrales, reales, bajos en azúcares y carbohidratos refinados, altos en grasas (de las buenas) y ricos en polinutrientes sanan nuestro cuerpo; por su parte, los alimentos ricos en carbohidratos, procesados y bajos en grasas nos hacen daño. Y no sólo es que te sientas mal; la inflamación subyacente y el desajuste hormonal que genera comer los alimentos incorrectos no estimula sólo los síntomas, sino también las enfermedades y el envejecimiento prematuro.

Responde al siguiente cuestionario para averiguar en dónde te encuentras en la escala de SDLP. Para la sección "Antes" del cuestionario, evalúa cada uno de los síntomas basado en tu perfil de salud de los últimos 30 días. Volverás a contestar el cuestionario tras los 21 días del programa de *Come grasa y adelgaza*. Sin embargo, si no tienes un puntaje de partida, dentro de 21 días te será difícil analizar qué tanta diferencia habrá en tus resultados de "Después".

ESCALA

0 = Nunca o casi nunca he experimentado este síntoma

1 = Padezco esto ocasionalmente; el efecto no es severo

2 = Padezco esto ocasionalmente; el efecto es severo

3 = Padezco esto con frecuencia; el efecto no es severo

4 = Padezco esto con frecuencia; el efecto es severo

TRACTO DIGESTIVO

__ Náusea o vómito

__ Diarrea

__ Estreñimiento

__ Distensión

__ Eructos o flatulencias

__ Acidez

__ Dolor estomacal o intestinal

Total antes ____

Total después ____

OÍDOS

__ Comezón en los oídos

__ Dolor de oído o infecciones

__ Secreción de los oídos
__ Zumbidos o pérdida del oído
    Total antes ____
    Total después ____

EMOCIONES

__ Cambios de humor
__ Ansiedad, miedo o nerviosismo
__ Ira, irritabilidad o agresividad
__ Depresión
    Total antes ____
    Total después ____

ENERGÍA / ACTIVIDAD

__ Fatiga o pereza
__ Apatía o aletargamiento
__ Hiperactividad
__ Inquietud
    Total antes ____
    Total después ____

OJOS

__ Comezón o lagrimeo en los ojos
__ Párpados inflamados, enrojecidos o pegajosos
__ Bolsas u ojeras
__ Vista borrosa o visión de túnel (sin incluir miopía o astigmatismo)
    Total antes ____
    Total después ____

CABEZA

__ Dolor de cabeza
__ Debilidad
__ Mareo
__ Insomnio

Total antes ____

Total después ____

CORAZÓN

__ Ritmo cardiaco irregular o arritmia

__ Palpitaciones

__ Dolor en el pecho

Total antes ____

Total después ____

ARTICULACIONES / MÚSCULOS

__ Dolor en articulaciones

__ Artritis

__ Rigidez muscular o limitaciones de movimiento

__ Dolor muscular

__ Sensación de cansancio o debilidad

Total antes ____

Total después ____

PULMONES

__ Congestión en el pecho

__ Asma o bronquitis

__ Falta de aliento

__ Dificultad para respirar

Total antes ____

Total después ____

MENTE

__ Mala memoria

__ Confusión, problemas de comprensión

__ Falta de coordinación

__ Dificultad para tomar decisiones

__ Tartamudeo o balbuceo

__ Arrastrar las palabras

__ Trastornos de aprendizaje

   Total antes ____

   Total después ____

BOCA / GARGANTA

__ Tos crónica

__ Arcadas, necesidad frecuente de aclararse la garganta

__ Dolor de garganta, pérdida de la voz, ronquera

__ Inflamación o descoloración en la lengua, encías o labios

__ Úlceras bucales o aftas

   Total antes ____

   Total después ____

NARIZ

__ Congestión nasal

__ Problemas en los senos paranasales

__ Rinitis alérgica (fiebre del heno)

__ Formación excesiva de moco

__ Ataques de estornudos

   Total antes ____

   Total después ____

PIEL

__ Acné

__ Sarpullidos, urticaria o piel reseca

__ Pérdida de cabello

__ Sonrojos o bochornos

__ Sudoración excesiva

   Total antes ____

   Total después ____

PESO

__ Atracones de comida o bebida

__ Antojo de algunas comidas

__ Sobrepeso
__ Comer compulsivamente
__ Retención de líquidos
__ Peso bajo
   Total antes ____
   Total después ____

OTROS
__ Enfermedades frecuentes
__ Ganas de orinar frecuentes o urgentes
__ Picazón o flujo genital
   Total antes ____
   Total después ____

TOTAL ACUMULADO ANTES _____
TOTAL ACUMULADO DESPUÉS _____

CLAVE DE RESULTADOS
Salud óptima: menos de 10 puntos
Toxicidad leve: 10 a 50 puntos
Toxicidad moderada: 50 a 100 puntos
Toxicidad severa: más de 100 puntos

Si tu puntaje en cualquiera de estos cuestionarios no fue maravilloso, no te asustes. Las buenas noticias son que puedes revertir la diabesidad, puedes superar el síndrome SDLP y puedes hacerlo todo a la vez que disfrutas la abundancia de alimentos naturales. Con el programa de *Come grasa y adelgaza* no sufrirás ni te sentirás privado de nada. Lo que este libro promete es que si comes más grasas adecuadas, te sentirás mejor, perderás peso, te verás mejor y estarás más sano de lo que has estado en toda tu vida, mientras disfrutas comida deliciosa, sabrosa y que te hará agua la boca.

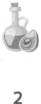

2

Desmenucemos nuestro miedo a la grasa

Una nueva verdad científica no suele imponerse convenciendo a sus oponentes, sino más bien porque sus oponentes desaparecen paulatinamente y (son sustituidos por) una nueva generación familiarizada desde el principio con la (nueva) verdad.
—Max Planck

La ciencia es un auténtico cementerio de ideas celosamente defendidas que alguna vez nos parecieron obvias y consonantes con el sentido común. Algunas ideas se enraízan tanto que parecen convertirse en leyes de la naturaleza. Hasta que son desacreditadas. Antes de Colón todos creían que el mundo era plano, y era cierto… hasta que dejó de serlo. A principios del siglo XVII la idea de que el Sol no giraba alrededor de la Tierra fue una herejía tal que llevó a Galileo a la cárcel. Pero, por supuesto, tenía razón. Darwin sostuvo que las especies no aparecían por generación espontánea ni por capricho de Dios, sino que evolucionaban gracias a la selección natural; incluso hoy, 150 años después, hay gente que rebate la teoría de la evolución.

Lo mismo ha sucedido con la grasa. Durante los últimos 50 años se nos han dicho muchas mentiras sobre la grasa, mismas que han moldeado la manera en que comemos, lo que compramos y cómo hacemos dieta, y todo esto ha traído consecuencias enormes y desastrosas para nuestra salud.

Todo comenzó con dos ideas sobre la grasa que resultaron ser falsas. De hecho, eran muy —muy— falsas. Ambas parecían consonantes con el sentido común, como lo era creer que la Tierra era plana. La primera de las dos era que todas las calorías operan de la misma manera en nuestro cuerpo.

Dado que las grasas tienen más del doble de calorías por gramo que los carbohidratos o las proteínas, la conclusión natural era que al comer menos grasa se bajaba de peso; que la grasa que comías se convertía en grasa en tu cuerpo.

La segunda idea era que, ya que los depósitos grasos de colesterol provocan enfermedades cardiacas y las grasas en la dieta (en especial las grasas saturadas) elevaban los niveles de colesterol, las grasas que comemos provocan enfermedades cardiacas. Parecería tener sentido, si no fuera porque el cuerpo es mucho más complejo de lo que esta conclusión simplista sugiere.

Carreras científicas e industrias enteras se han comprometido con estas falsas nociones a pesar de estar basadas en suposiciones incorrectas. Una vez que la gente acepta una manera de ver las cosas, es muy difícil cambiarla.

En el presente capítulo analizaremos cómo estas dos ideas llegaron a ser aceptadas como hechos dentro de la comunidad científica, y por qué están equivocadas. Explicaré cómo fue que el gobierno y la industria alimenticia se subieron a este tren para crear una tormenta de malas indicaciones.

Fue la tormenta perfecta de científicos recelosos apresurándose a llegar a conclusiones prematuras, agencias gubernamentales ansiosas por detener la expansión de la obesidad y las enfermedades cardiacas, y una voraz industria alimentaria ávida de ganancias que estuvo muy pronta a capitalizar el frenesí de lo bajo en grasas, lo que condujo a una alza en las cifras de obesidad, cardiopatías y diabetes.

Ésta es la historia de cómo la grasa se convirtió en el enemigo público número uno, y cómo esto desencadenó la más grande crisis de salud en la historia de la humanidad: obesidad y enfermedades crónicas provocadas por comer los alimentos incorrectos.

Desglosar la investigación alimenticia

Si existen, literalmente, millones de estudios (hay más de ocho millones en la base de datos de la Biblioteca Nacional de Medicina) hechos a lo largo de varias décadas con respecto a la obesidad, el metabolismo, la diabetes tipo 2 y las enfermedades cardiacas, ¿cómo es posible que la comunidad científica haya estado tan equivocada durante tanto tiempo?

El motor de la ciencia son las hipótesis, las ideas y los conceptos que deben ser probados o desacreditados. Debería de ser sencillo, y a veces lo es. Pero incluso frente a evidencia que los contradice, los científicos pueden ser muy reacios a cambiar su manera de ver las cosas. Edwin Friedman, un rabino y terapeuta familiar del siglo XX, dijo: "Los que temen al riesgo rara vez son persuadidos por la evidencia".

Por ejemplo, durante mucho tiempo la comunidad científica creyó que el estrés provocaba úlceras estomacales. A pesar de que encontraban con frecuencia bacterias en los pacientes con úlceras, las descartaban por considerarlas insignificantes. Incluso después de que el doctor Barry Marshall, un gastroenterólogo australiano, demostrara que podía curar las úlceras con antibióticos que mataran a la bacteria (llamada *Helicobacter pilori*), su teoría siguió siendo ignorada durante más de una década. Su teoría no fue aceptada hasta que él mismo se tomó un vaso de precipitados lleno de bacterias, se provocó una úlcera y la curó con antibióticos. El doctor Marshall ganó un premio Nobel por su descubrimiento.

Pero la biología —y en particular la biología humana— es increíblemente compleja. Es una vasta red de reacciones genéticas, hormonales y bioquímicas que varían de forma dinámica con la influencia del ambiente. Y el alimento es el principal regulador "ambiental" de ese complejo sistema que llamamos cuerpo. Los alimentos no son sólo calorías, también incluyen en cada bocado información que tiene una influencia enorme en nuestros genes, hormonas, sistemas inmunes, química cerebral e incluso nuestra flora intestinal.

No obstante, existe un factor aún mayor que contribuye a nuestra confusión con respecto a la comida: el complejo asunto de la investigación nutrimental. ¿Cómo es que llegamos a saber lo que sabemos, y cómo podemos saber qué información es correcta?

Lo primero que debemos entender es que toda la evidencia y todos los estudios no son iguales. Cuando era un joven estudiante de medicina creía en la infalibilidad de la ciencia. La ciencia era objetiva, sin sesgos y nos daba respuestas claras a las preguntas que formulábamos. Sin embargo, con el tiempo aprendí a analizar la información con más cuidado, a diseccionar los estudios y a ver los métodos y las cifras para entender qué preguntas se estaban haciendo, cómo se había diseñado el estudio y si se había realizado correctamente o no, así como a buscar quién financió el estudio e identificar cualquier conflicto de intereses.

El doctor John Ioannidis, del Centro de Investigación para la Prevención, de la Universidad de Stanford, ha impugnado la validez de la mayoría de los estudios nutrimentales. La mayoría de los estudios que llegan a conclusiones basadas en la observación de la dieta de las poblaciones ha sido desacreditada posteriormente por pruebas experimentales. En palabras del doctor Ioannidis: "Los críticos se han concentrado en los resultados negativos que arrojan los estudios de observación al ser confrontados con pruebas aleatorias subsecuentes (un registro de éxito de 0/52, según una evaluación) y así han perpetuado falacias".[1] ¡Un momento! Ninguno de los 52 estudios observacionales (de poblaciones) validó nociones anteriores sobre qué es lo que deberíamos comer cuando se les puso a prueba en experimentos con seres humanos de verdad.

Existen distintos tipos de estudios (por ejemplo, estudios observacionales, pruebas aleatorias controladas o estudios en animales), y las conclusiones que se pueden extraer de cada uno son distintas: algunos demuestran causalidad mientras que otros sólo muestran correlaciones. Cada tipo de estudio tiene sus pros y sus contras, y llegar a conclusiones definitivas basados en un solo tipo de estudio es imposible. Es importante considerar el peso de toda la evidencia y entender cómo se hizo cada uno. Por ejemplo, ¿el estudio requirió que las personas comieran ciertos alimentos y confiaron en que lo harían, o los investigadores proveyeron los alimentos y cruzaron los dedos para que los sujetos no hicieran trampa? Los estudios clínicos que única-mente dan instrucciones y sugerencias a los participantes sobre qué comer también difieren de los estudios metabólicos (de intervención), en los que los participantes son ingresados al hospital por periodos largos de tiempo, se les proveen todos los alimentos y su metabolismo es estudiado directamente.

También es importante saber qué población fue la que se estudió. ¿Fueron todos hombres blancos que pesaban 180 libras, o fue un gru-po de mujeres afroamericanas o de niños asiáticos? Existen diferencias considerables en cómo poblaciones con diferencias genéticas respon-den a diversas dietas. Si un estudio muestra un resultado para una po-blación, es posible que no sea válido para otra.

Otro problema es que la mayoría de las investigaciones sobre nu-trición se basa en grandes estudios de población y sus patrones ali-menticios, que se obtienen, casi siempre, a través de cuestionarios o recuentos de 24 horas sobre la dieta. ¿De verdad te puedes acordar de todo lo que comiste en los últimos siete o 30 días? ¿Y qué tan bien re-presenta eso lo que has comido los últimos cinco años, o incluso los pasados 30? Se ha demostrado que en las investigaciones las personas suelen exagerar o empequeñecer sus hábitos dependiendo de las re-comendaciones dadas. Por ejemplo, si piensas que comer carne es malo, probablemente dirás que comiste mucha menos de la que en realidad comiste.

Ésta es otra cosa que debemos tomar en cuenta: ¿quién financió el estudio? ¿Existe algún conflicto de interés? La ciencia está a la venta con más frecuencia de la que a los médicos les gusta aceptar. El traba-jo de los investigadores debe estar financiado y suele ser costoso (hablo de millones de dólares). El dinero suele venir de dos fuentes: el gobier-no y la industria privada (en este caso, las farmacéuticas o la industria alimentaria).

Sabemos que si un estudio es financiado por la industria alimentaria, será ocho veces más probable que arroje resultados positivos para los productos de la compañía inversionista.[2] Si el Consejo Nacional de los Lácteos paga un estudio sobre la leche, es más probable que el estudio muestre que la leche es benéfica. Si Coca-Cola financia un estudio sobre bebidas azucaradas, es más probable que los resultados digan que dichas bebidas no están relacionadas con la obesidad o alguna enfermedad. En estos casos es muy difícil encontrar investigaciones honestas, claras y objetivas, dado que, o el estudio fue diseñado para arrojar un resultado predeterminado, o los resultados son seleccionados y editados para reflejar la información deseada.

¿Ahora ves cómo todo esto se puede volver muy confuso?

No es fácil saber con certeza cuál es la "verdad". Estudios sobre las dietas veganas muestran que ayudan a la pérdida de peso, a revertir la diabetes y a reducir el colesterol. Las dietas altas en grasa y proteína animal parecen hacer lo mismo. Entonces, ¿deberíamos olvidarnos de todos los alimentos de origen animal y comer sólo cereales, leguminosas y verduras, o deberíamos comer carne y grasas sin sentir culpa, y dejar de lado todos los cereales y leguminosas? Un respetado científico denuncia las grasas saturadas mientras que otro de igual estatura las alaba. ¿A quién debemos creerle?

En esencia, cada científico (o cada persona que lee las investigaciones) con un punto de vista se apega a su posición con un fervor casi religioso. Y cada uno puede recurrir a estudios que validen su posición. Llamamos a esto "selección de datos". Después de leer miles de estudios sobre la nutrición humana durante 30 años, hasta yo me confundo. Pero puedo ver más allá de los encabezados porque sé leer entre líneas. Leo los métodos y analizo los datos reales para ver qué es lo que en verdad demuestran los estudios o, en muchos casos, lo que no demuestran.

Por ejemplo, el primer estudio que relacionó las grasas saturadas con las cardiopatías, realizado por Ancel Keys (y sobre el que se basaron cinco décadas de políticas sobre alimentación baja en grasa), observó sólo a 30 hombres de Creta y la dieta que habían llevado el día anterior, y eso lo relacionó con el hecho de que habían tenido menos ataques al corazón que personas de otros países en los que se consumían más grasas saturadas. ¡La evidencia era escueta, y eso es decir mucho!

Es muy difícil desentrañar los factores relevantes de los estudios poblacionales que no son experimentos reales. Si yo condujera un estudio sobre la relación entre el que despiertes y el que salga el sol, encontraría una correlación de 100%. Pero eso no significa que el que te levantes hace que el sol salga. Por ejemplo, cuando las personas asiáticas emigran de Asia a Estados Unidos, consumen más carne y son más propensas a enfermedades cardiacas o cáncer, pero también consumen mucho más azúcar. Entonces, ¿es la carne o el azúcar? Es difícil de saber. Estos estudios poblacionales sólo pueden mostrar correlaciones, no causas y efectos. Sin embargo, los medios de comunicación y los consumidores sobreinterpretan los resultados y los consideran su biblia.

Muchos estudios nutricionales experimentales suelen hacerse sólo con pequeñas cantidades de personas, lo que hace difícil llegar a conclusiones concretas. Peor aún, las dietas que usan para comparación (en el grupo de control) no representan una alternativa ideal. No puede ser muy provechoso comparar una dieta vegana tóxica de papas fritas, refresco, *bagels* y pasta con una dieta alta en grasas, alimentos integrales, verduras nutritivas, aceite de oliva, nueces y carne de animales alimentados con pasto; como tampoco sería de mucha ayuda comparar una dieta de carne de corral de engorda, alimentos con grasas trans y carente de frutas y verduras, con una dieta de alimentos integrales, basada en plantas de bajo índice glicémico o con una dieta vegana.

Entonces, ¿cómo entender la información contradictoria y muchas veces confusa para trascender la innecesaria polarización en las ciencias de la nutrición y encontrar un camino que conduzca a un peso y salud ideales? Debemos recolectar todas las piezas como si armáramos un rompecabezas, considerar todos los problemas y conflictos potenciales, y examinar la historia que los datos cuentan. He pasado cientos, si no es que miles, de horas estudiando las investigaciones, revisando miles de artículos científicos y hablando con decenas de expertos. He visto a decenas de miles de pacientes, revisado sus análisis de laboratorio y visto cómo han respondido a distintas intervenciones en su dieta y nutrición. He pasado el tiempo necesario navegando y descifrando toda la engorrosa ciencia para que tú no tengas que hacer el trabajo pesado. He hecho la tarea por ti y desarrollé este programa que te alejará del peligroso miedo a la grasa y te acercará a una dieta sana y sustentable que acelerará tu metabolismo y optimizará tu salud.

> Adoro este programa; la grasa me mantiene llena y elimina los antojos, y comer comida de verdad es delicioso. No parece una dieta, sino una nueva vida normal.
>
> —LISA PELLY

Lo que me da una perspectiva particular es un hecho concreto: no recibo dinero de ninguna parte interesada ni he pasado mi vida entera tratando de demostrar un punto de vista específico, ya sea lo bajo en grasas o en carbohidratos, o a favor o en contra del aceite de oliva, de lo vegano o de lo carnívoro. De hecho, a lo largo de mi vida he sido tanto vegano como omnívoro. He hecho dietas bajas en grasas y altas en carbohidratos, así como dietas altas en grasas y bajas en carbohidratos, y he usado cientos de miles de dietas distintas con mis pacientes durante 30 años de ejercer la medicina. En algunos momentos de mi carrera he defendido y recomendado dietas vegetarianas y bajas en grasa, pero conforme surgieron nuevas investigaciones que me convencieron de que la grasa es buena, cambié mis recomendaciones. No estoy casado con ninguna postura; tengo curiosidad por lo que hay detrás del dinero y de los egos que hacen las investigaciones. Me interesa sólo una cosa: ¿qué debemos comer para estar en forma, delgados y saludables? Quiero lo mismo para mí que para ti: quiero vivir una vida larga y saludable, y evitar enfermedades, así que no comería cosas que creyera que amenazan mi salud o mi longevidad.

El origen de la falacia de la grasa

Cuando comenzamos a estudiar las calorías, el peso y el metabolismo, existían dos ideas opuestas. La primera era que todas las calorías eran iguales. Ésta se basaba en un concepto físico sencillo: si quemamos 100 calorías de un refresco o de aceite de oliva en un laboratorio, se

LA FALACIA DE ENFOCARSE EN LOS NUTRIENTES Y NO EN LOS ALIMENTOS REALES

En este libro refutaré algunos de los mitos y creencias más sólidos que estorban al momento de hacer lo correcto para nuestro cuerpo y nuestra salud. Parte de la confusión con respecto a la nutrición se debe a algo llamado nutricionismo. El nutricionismo es la ciencia de desglosar los componentes de una dieta en sus partes individuales —como una vitamina o un tipo de grasa— y estudiar estos componentes de forma aislada. Este enfoque es benéfico al estudiar medicamentos, en los que puede existir una sola molécula diseñada para tomar un camino específico y atacar una enfermedad particular. Pero el caso no es el mismo al estudiar componentes nutricionales individuales. ¿Por qué? Porque la gente come alimentos y no componentes individuales. Come comida que contiene a veces decenas de ingredientes, varios tipos de grasa, proteínas, carbohidratos, vitaminas, minerales, fitonutrientes y más. Por ejemplo, el aceite de oliva, el cual la gente suele creer que es una "grasa monoinsaturada", contiene también cerca de 20% de grasa saturada y 20% de grasa omega-6 poliinsaturada, e incluso un poco de omega-3. La carne de res también tiene todo tipo de grasas. El mundo de la nutrición se está alejando del enfoque en los nutrientes individuales y comienza a enfocarse en los patrones de dieta, en los alimentos integrales y las complejas variedades de alimentos, que es como en realidad comemos.

obtendrá la misma cantidad de energía. Pero pensemos en esto de manera racional y aplicada a la biología humana: si comes la misma cantidad de calorías de col rizada que de gomitas, ¿tendrán el mismo efecto en tu cuerpo? ¿Se verá tu peso afectado de la misma forma sin importar el origen de dichas calorías? Se nos dice continuamente que la regulación de nuestro peso es tan fácil como contar las calorías que entran y las calorías que salen. Sólo come menos y haz más ejercicio y perderás peso. A esto se le conoce como la *hipótesis del equilibrio de energía*, la cual parece una de esas verdades universales y fundamentales, pero ahora sabemos que no es así.

La fórmula de calorías que entran y que salen para cuidar el peso se enquistó en los salones de clase y en las políticas gubernamentales, por lo que los contadores de calorías ganaron la batalla. Incluso los más recientes lineamientos para etiquetar los alimentos hacen énfasis en las calorías al ponerlas en letras grandes y negritas en las etiquetas. Existen nuevas leyes que les exigen a los restaurantes de comida rápida tener un marcador de calorías en sus menús. Parece razonable que si todas las calorías son iguales y la grasa contiene más del doble de calorías que los carbohidratos o las proteínas (nueve calorías por gramo vs. cuatro calorías por gramo), entonces la mejor manera de reducir las calorías es reducir el consumo de grasa. Podíamos comer mayores cantidades si comíamos pan y pasta en lugar de mantequilla, pues la mantequilla tiene mayor concentración de energía. Eso fue lo que me enseñaron y lo que creí hasta que las nuevas investigaciones pusieron esta idea de cabeza.

El doctor Frederick Stare, fundador del Departamento de Nutrición de la Escuela de Salud Pública de Harvard en 1942 y presidente de la misma hasta su retiro en 1976, contribuyó a arraigar la idea de que la obesidad no era más que un desbalance de energía. Sostenía que todas las calorías tenían el mismo impacto en el peso de una persona, "independientemente de si vienen de un huevo o de una berenjena, de toronja o ejotes, de leche descremada, whiskey o refresco, o de un filete". En sus libros, su columna y otros escritos, Stare incitaba a la gente a aceptar que "no hay comidas que engorden o adelgacen, sólo hay demasiada comida". Escribió que "todas las calorías son parecidas, sin importar su origen. Los pacientes no deben confundirse con las modas de dietas altas en carbohidratos, altas en grasas o altas en proteínas si están conscientes de que las calorías de sobra son calorías de sobra sin importar que provengan de proteínas, grasas, carbohidratos o alcoholes diversos".

La idea del balance de energía implica que la fuerza de voluntad es la clave para la pérdida de peso, que todo lo que se necesita es limitar las calorías e incrementar el ejercicio. La conclusión lógica a la que lleva este pensamiento erróneo es: si tienes sobrepeso es porque eres un tragón perezoso que no hace ejercicio y le encanta comer. El mensaje sutil es que la persona con sobrepeso quiere estar así. Su gordura es su propia culpa. Sin embargo, después de tratar a más de 20 000 pacientes, nunca he conocido a alguien que se levante y diga: "Vamos a ver cuántas libras puedo subir hoy". Por el contrario, la mayoría despierta con la intención de perder peso, pero no lo logra, y no debido a un defecto en su personalidad, sino como consecuencia de malos consejos basados en suposiciones científicas incorrectas.

Si tanto el gobierno (el Centro de Control y Prevención de Enfermedades) como la Asociación Estadounidense de Bebidas ofrecen en sus páginas de internet los mismos consejos de alimentación para la pérdida de peso, entonces debemos sospechar. En este modelo no existen los alimentos malos y los alimentos buenos. La solución para la obesidad y la regulación del peso es la moderación. De hecho, al testificar ante el Congreso y bajo juramento, el presidente de la Asociación Estadounidense de Bebidas afirmó sin inmutarse: "En una dieta bien balanceada se necesitan dos litros de líquidos al día. Las bebidas azucaradas pueden ser una parte saludable de dicho requerimiento. Yo rechazaría cualquier insinuación de que son dañinas en lo más mínimo". Ésa es una mentira descarada que toneladas de investigaciones contradirían, entre ellas el estudio de 2015 de la revista *Circulation* que demostró que las bebidas azucaradas matan a 184 000 personas al año a través de la obesidad, las cardiopatías y el cáncer.

Una caloría no es una caloría

La sabiduría convencional no se sostiene cuando se la compara con las investigaciones emergentes que nos demuestran que una caloría no es una caloría (cuando se come). Al vacío o en un laboratorio, las calorías de todos los alimentos liberan la misma cantidad de energía al ser quemadas, sean de aceite de coco o de miel. Pero al comer, los alimentos deben pasar por el cuerpo y pueden tener efectos realmente distintos en las hormonas, la química cerebral y el metabolismo. Las calorías de la grasa se queman de distinta forma a las del azúcar. Las calorías de las grasas aceleran tu metabolismo. Las grasas se tienen que quemar y no se almacenan con facilidad, puesto que no elevan la producción de insulina, la hormona de almacenamiento de la grasa. La grasa afecta el cerebro de tal manera que reduce el apetito, por lo que comemos menos durante el día. Por otro lado, las calorías del azúcar y los carbohidratos hacen lo opuesto: elevan la producción de insulina, incentivan el almacenamiento de grasa y se acumulan como grasa en el abdomen y los órganos. Asimismo, hacen que tu metabolismo sea más lento y aumentan el apetito y los antojos. Existe gran cantidad de investigaciones que apoyan esta noción.

Esta *hipótesis hormonal* o *metabólica* del aumento de peso respalda la idea de que la composición y la calidad de los alimentos que consumimos (y las hormonas y procesos bioquímicos que activan) determinan si subimos o bajamos de peso. En otras palabras, no es qué tanto comes sino qué comes lo que gobierna tu panel de control metabólico. La información inherente de los alimentos —los mensajes e información que contienen— es lo que nuestro metabolismo maneja. Así, los carbohidratos llevan al cuerpo a almacenar grasa (anabolismo),[3] mientras que las grasas lo conducen a quemarla (catabolismo).

> He perdido tanta grasa en el abdomen como pulgadas en la cadera. Habían pasado varios años desde que consumía tantas calorías mientras hacía "dieta", ¡y sigo perdiendo peso!
>
> —Barbara Chitkara

Esta idea en realidad fue muy bien descrita a principios del siglo XIX, y fue la base para gran parte de los consejos alimenticios de finales del siglo XIX y principios del XX. Los principales expertos en medicina de finales del siglo XIX creían que la mejor estrategia para lidiar con la obesidad era la restricción de carbohidratos; esto figuraba en los libros médicos de la época. Los padres de la medicina moderna, William Harvey, un médico inglés del siglo XIX, y William Osler, uno de los fundadores de la Universidad Johns Hopkins, recomendaban dietas bajas en carbohidratos para la pérdida de peso.

A pesar de que las evidencias históricas apuntaban hacia lo contrario, la idea del balance energético cobró importancia en los años cincuenta y sesenta. En Harvard, el doctor Frederick Stare continuó impulsando esta idea, incluso cuando reconocía que había fallas en su teoría: admitió que el alza crónica en los niveles de azúcar en la sangre se proyectaba cada vez más como uno de los factores importantes en el aumento de peso. A este fenómeno lo bautizó "obesidad de tipo metabólica", provocada por el consumo excesivo de azúcar. Esto echa por tierra la teoría de que todas las calorías son iguales.

Incluso si consumes menos alimentos y menos calorías, al comer carbohidratos o azúcares de sobra estimulas la insulina, la cual enciende la maquinaria de producción de grasa en el hígado y tu sistema de almacenamiento de grasas, con lo que aumentas de peso. La grasa en la dieta, por el contrario, no estimula la insulina, así que no almacenas grasas. Sin embargo, a pesar de entender este planteamiento defendido por otros científicos de la época, Stare era reacio a defender de forma vocal cualquier método de pérdida de peso que no fuera la actividad física y la restricción de calorías.

A principios del siglo XX el alemán especialista en diabetes Carl von Noorden creía en la hipótesis metabólica, pero después cambió de postura. En sus primeros trabajos sostuvo que la obesidad era una condición prediabética y dijo que "los individuos obesos de este tipo tienen ya un metabolismo alterado por el azúcar, pero en lugar de excretar el azúcar con la orina, la transfieren a las partes del cuerpo que producen grasa".[4] Este concepto se barrió por debajo del tapete sin importar la evidencia que lo apoyaba, y el debate se mantuvo vivo por años.

En 1953, en un reporte en el *New England Journal of Medicine* titulado "A Reorientation on Obesity", el doctor Alfred Pennington sostenía que la obesidad era causada por los efectos hormonales de los carbohidratos y podía ser tratada con la restricción de carbohidratos, sin ocuparse de las grasas y las proteínas.[5] Éste fue un giro de 180° con respecto a la idea de que la regulación del peso era sólo una cuestión de calorías que entran y que salen.

En 1977, un estudio publicado en el *American Journal of Clinical Nutrition* demostró que la composición de la dieta (alta en carbohidratos, baja o alta en grasas, baja en carbohidratos) puede tener efectos muy distintos en la biología humana sin importar que la cantidad de calorías consumidas fuera idéntica. Retuvieron a 10 hombres obesos en el ala metabólica de un hospital y controlaron sus dietas de manera estricta. A pesar de que se hizo con muy pocas personas, este tipo de estudio es relevante porque el consumo de alimentos y el consumo de energía fueron supervisados de forma por demás minuciosa. Durante dos semanas estos hombres llevaron una dieta alta en carbohidratos, consistente en 70% de carbohidratos, 20% de proteínas y 10% de grasas. Después, tras un periodo de descanso de siete días, se les cambió a una dieta alta en grasas que consistía en 70% de grasas, 20% de proteínas y 10% de carbohidratos. Cuando estuvieron en el régimen alto en grasas, los sujetos perdieron más peso que con la dieta alta en carbohidratos; de igual manera, tuvieron bajas mucho más significativas en los niveles de azúcar en la sangre, de insulina, de triglicéridos y de colesterol a pesar de haber consumido la misma cantidad de calorías.[6]

En 2002 el doctor Walter Willett, de la Escuela de Salud Pública de Harvard, resumió toda la investigación existente sobre la grasa y la obesidad (así como sobre la grasa y las cardiopatías) y no encontró relación alguna. Expresó que "las dietas altas en grasa no parecen ser la causa principal de la alta prevalencia de grasa corporal en nuestra sociedad y reducir el consumo de la misma no será la solución".[7]

¿Comer grasa provoca cardiopatías?

Además de restringir la grasa para perder peso, la comunidad científica aceptó y promovió con entusiasmo otra hipótesis: que la grasa provoca enfermedades cardiacas, una de las principales causas de muerte en el mundo. Sin embargo, la historia de la medicina está llena de grandes ideas que resultaron no ser tan grandiosas e incluso terminaron siendo peligrosas. La talidomida parecía una excelente manera de prevenir las náuseas del embarazo hasta que se descubrió que provocaba serias malformaciones congénitas. La terapia de remplazo hormonal en las mujeres era considerada tan efectiva para prevenir enfermedades cardiacas que el no recetarla era considerado mala praxis. Más de 50 millones de mujeres en la menopausia tomaron hormonas hasta que un estudio patrocinado por los Institutos Nacionales de Salud encontró que el remplazo hormonal en realidad incrementaba el riesgo de enfermedades cardiacas, apoplejías y cáncer de mama.

Antes de que sigas leyendo necesitas saber la verdad: **comer grasas saturadas no provoca afecciones cardiacas**.[8] Sé que esto puede parecer sorprendente dado que llevamos casi un siglo entero evitando todo, desde la mantequilla hasta las yemas de huevo, pues se nos ha dicho que no son buenas para nuestro corazón. Pero es mejor conocer la verdad y crear nuevos y más sanos hábitos para el futuro.

La teoría de que la grasa, y en particular la grasa saturada, es la causa de las enfermedades cardiacas tuvo su origen en dos descubrimientos. El primero fue que los conejos (los cuales, evidentemente, son muy distintos a los humanos) desarrollaron aterosclerosis (depósitos adiposos en las arterias) cuando se les alimentó con colesterol, el cual no existe en sus dietas a base de vegetales. El segundo fue que los países que parecían consumir más grasas saturadas y la mayor cantidad de grasa en general (como Finlandia y Estados Unidos, en comparación con Japón y Grecia) tenían índices más altos de enfermedades cardiacas. Dado que las grasas saturadas elevaban los niveles de colesterol en la sangre, se supuso que las grasas saturadas provocaban cardiopatías. De pronto, lo que era una hipótesis endeble, basada en observaciones de dudosa calidad y no en experimentos reales, se entendió como una verdad irrefutable.

Esta idea, gestada en 1953, fue creación de un científico muy expresivo y apasionado de la Universidad de Minnesota llamado Ancel Keys. Mucha gente cuestionó las conclusiones de Keys, pero él fue muy entusiasta al criticar a cualquier persona que dudara de él. Era un hombre dominante, persuasivo y carismático que logró convencer al mundo entero de su hipótesis.

La historia y el fracaso de la hipótesis de Keys —que la grasa es mala— está bien documentada en el libro *The Big Fat Surprise,* de Nina Teicholz.[9] Keys llegó a sus conclusiones basándose en observaciones de enfermedades cardiacas, tasas de mortandad y consumo de grasas en seis países, a pesar de que existía información disponible sobre 22 países de la Organización de Alimentos y Agricultura de la ONU y datos de la OMS. La forma de llevar registro de las dietas era cuestionable. Seleccionó seis países, los cuales él consideraba que proveían los mejores datos (o, tal vez, los que él sabía que le darían los resultados que esperaba), y encontró una correlación directa entre la cantidad de grasa en la dieta y las enfermedades cardiacas. No prestó atención a la información de los otros 16 países. Un estudio más reciente —de 2010—, elaborado por la Organización de Alimentos y Agricultura, encontró que "no existe evidencia probable ni convincente" de que una dieta alta en grasas provoque afecciones cardiacas.[10]

Cuando dos científicos que cuestionaron los resultados de Keys —el comisionado de salud del estado de Nueva York, el doctor Herman Hilleboe, y el doctor Jacob Yerushalmy, profesor de estadística de la Universidad de California en Berkeley— incluyeron a los 22 países en su análisis de 1957, no apareció correlación alguna entre la grasa de la dieta y las cardiopatías.[11] Sin embargo, a pesar de este hecho y de que los estudios observacionales o poblacionales no pueden demostrar causas y efectos, el estudio de Keys prevaleció.

El paso siguiente del doctor Keys fue el famoso Estudio de los Siete Países, lanzado en 1956, en el que una vez más seleccionó con cuidado los países que demostrarían su teoría y, convenientemente, omitió países como Francia y Suiza en los que había dietas altas en grasas y pocas enfermedades cardiacas. Estudió a 12 770 personas pero sólo evaluó la dieta de 499 de ellas, 3.9% del total. Eso no es ciencia confiable, es insuficiente para llegar a conclusiones concretas. Pero ése fue el tipo de conclusiones al que él dijo haber llegado y siguió refinando su teoría para enfocarse en la grasa saturada como el enemigo.

La teoría dice más o menos lo siguiente: el colesterol en la sangre se asociaba (mas no se comprobó que fuera un factor determinante) con el aumento en el riesgo de enfermedades cardiacas. Las grasas saturadas elevaban el colesterol. Por lo tanto, el enemigo son las grasas saturadas. Aunque sí se encontró una correlación entre las grasas saturadas y las cardiopatías en los países que Keys eligió, no hubo disminución alguna en las tasas de mortandad de los países con menor consumo de grasas saturadas. Y aunque sí se demostró una correlación entre las grasas saturadas y las cardiopatías entre países, al ver las diferentes regiones de dichos países —como las diversas regiones de Finlandia o las distintas islas en Grecia, como Corfú o Creta— se encontraron índices muy variables de cardiopatías. Algo parecía no encajar.

Había muchos problemas con la investigación de Keys, entre ellos la manera en la que registró los historiales alimenticios de las personas y la minúscula cantidad de personas de quienes recolectó dicha información para hacer su estudio poblacional, los cuales suelen requerir miles de participantes para poder extraer conclusiones. Estudió países europeos durante la posguerra, cuando las dietas se vieron afectadas por la escasez provocada por la guerra, así que el estudio no era representativo de las verdaderas dietas de dichas poblaciones. Todo esto se suma a muchas otras limitaciones graves en su investigación. En pocas palabras, diseñó el estudio para probar su hipótesis.

Confrontaciones a la hipótesis dieta-corazón

Una de las voces que Keys intentó silenciar fue la de John Yudkin, un médico inglés y profesor fundador del Departamento de Nutrición del Queen Elizabeth College en Londres. El doctor Yudkin era un adelantado a su época; ya desde 1964 había impugnado la aseveración sin pruebas de que la grasa en la dieta provocaba grasa en las arterias. Antes de la era de Atkins, advirtió sobre los peligros del consumo de grandes cantidades de azúcar y el riesgo de enfermedades cardiovasculares, y promovía la adopción de dietas bajas en carbohidratos y azúcares en su popular libro de 1972, *Pure, White and Deadly*. El doctor Yudkin llevó a cabo sus propios estudios para analizar los efectos de la sacarosa en los factores de riesgo coronarios y publicó con frecuencia cartas y reseñas en importantes revistas médicas en las que sostuvo que el enfoque de los esfuerzos de la salud pública —por lo menos en cuestiones de nutrición— debía ser el azúcar.

El doctor Yudkin escribió en el *American Journal of Clinical Nutrition* en 1981: "Ya desde 1957 la evidencia epidemiológica sugería que el consumo actual de sacarosa [azúcar] de los países occidentales podría ser la causa de la prevalencia de enfermedades coronarias". Él sostenía que una dieta alta en azúcares aumentaba los niveles de colesterol dañino y disminuía el buen colesterol, aumentaba la insulina y las hormonas del estrés (como el cortisol), e incluso incrementaba la coagulación, todos factores relacionados con infartos y derrames. Las dietas altas en azúcar, decía, conducían a diabetes, ceguera y daño neuronal y hepático, y explicaba por qué las personas diabéticas eran cuatro veces más propensas a sufrir infartos que las demás.

El doctor Yudkin procedió a postular que la causa subyacente de las enfermedades cardiacas es el azúcar, no la grasa, provocadas por los desbalances hormonales (de un exceso de insulina). Dijo que nos deberíamos concentrar en deshacernos del azúcar en lugar de la recomendación común de sustituir las grasas poliinsaturadas omega-6 con grasas saturadas.[12]

La conclusión del doctor Yudkin era que el enemigo es el azúcar y no la grasa. Explicó que los estudios que relacionaban la grasa con las enfermedades cardiacas eran el tipo de estudio que no podía demostrar causas y efectos, mientras que los verdaderos experimentos científicos probaban que era el azúcar la causante de todos los problemas asociados con las cardiopatías (niveles anormales de colesterol, inflamación, espesor de la sangre, etcétera).

Esto tiene todo el sentido del mundo cuando se entiende la bioquímica del colesterol en el cuerpo. (En el capítulo 5 aclaro la confusión con respecto al colesterol.) E incluso así, en 1961, la Asociación Estadounidense del Corazón adoptó como su mantra, basado en el trabajo de Keys, que la grasa es la causa de las afecciones cardiacas. La revista *Time* puso a Keys en la portada y lo nombró "Sr. Colesterol". Citaron su recomendación de reducir la grasa en nuestra dieta de 40 a 15% de las calorías, y las grasas saturadas de 17 a 4%, y sus consejos fueron tomados como verdad absoluta. En la conciencia colectiva ya no había vuelta atrás.

A pesar de la gran cantidad de información que demostraba que el colesterol y las grasas en la dieta podían no ser los verdaderos causantes de las enfermedades cardiacas —y que el azúcar y los carbohidratos refinados eran los verdaderos impulsores de las cardiopatías,[13] el aumento de peso[14] y la diabetes tipo 2—,[15] las asociaciones médicas y la industria alimenticia no cejaron en su promoción de una dieta baja en grasas como el mejor camino para la salud.

Posteriormente, en 1984, Keys publicó un estudio complementario en el que reanalizó los datos y no encontró asociación alguna entre la grasa saturada y las cardiopatías.[16] Sin embargo, para entonces la hipótesis dieta-corazón estaba ya muy enquistada, las políticas públicas puestas en marcha y la industria alimenticia se había dispuesto a producir alimentos sin grasa (altos en carbohidratos); no había marcha atrás.

El hallazgo más importante llegó en 1999, cuando todos los datos del estudio de los Siete Países del doctor Keys fueron reanalizados por el investigador principal italiano del proyecto, Alessandro Menotti. Él hizo un descubrimiento trascendente al observar todas las categorías de los alimentos y no sólo las grasas.[17] Encontró que el azúcar tenía una correlación más grande con las enfermedades cardiacas que la grasa. Muchos otros estaban cerca del rastro del azúcar y los carbohidratos como los causantes de las cardiopatías, entre ellos el doctor Pete Ahrens, uno de los padres de la investigación de los lípidos de la Universidad Rockefeller, así como el doctor John Yudkin. En 1986 el doctor Yudkin dijo: "Si tan sólo una pequeña porción de lo que ya sabemos sobre el azúcar fuera revelada en relación con cualquier otro material usado como aditivo alimenticio, su uso se prohibiría de inmediato". En otras palabras, el azúcar no sería aprobada como aditivo seguro por la Administración de Drogas y Alimentos (FDA, por sus siglas en inglés).

La dieta baja en grasas a base de plantas y las afecciones cardiacas

Algunos doctores y científicos —incluidos los doctores Dean Ornish, Neal Barnard, Caldwell Esselstyn y Colin Campbell— han hecho observaciones e investigaciones que demuestran que las dietas bajas en grasas pueden ser muy efectivas. El doctor Ornish, amigo y colega mío, ha impulsado la hipótesis dieta-corazón. Su Instituto de Investigaciones de Medicina Preventiva ha hecho investigaciones impresionantes en torno a la relación entre las dietas basadas en plantas y bajas en grasas, y la reversión de afecciones cardiacas y del cáncer de próstata, y el alongamiento de los telómeros (los extremos de nuestros cromosomas, los cuales suelen acortarse con la edad). Sin duda, una alimentación basada en alimentos integrales y plantas surte efecto. Él ha sido un defensor incansable del cambio de estilo de vida para prevenir y revertir enfermedades crónicas, y ha tenido un impacto profundo y beneficioso en muchas vidas.

La investigación del doctor Ornish con respecto a las enfermedades cardiacas es materia de controversia en la comunidad médica. Estudió una muestra pequeña, de 35 hombres, durante cinco años, y la intervención fue compleja: dejar de fumar, ejercicio, terapia de grupo, reducción del estrés y una dieta vegetariana muy baja en grasas (10%). Evidentemente, existió una mejora en la circulación sanguínea y se redujo la cantidad de infartos dentro del grupo tratado. Pero es muy difícil determinar cuál de todas esas intervenciones fue el factor más importante. ¿Fue dejar el tabaco, la reducción del estrés, el ejercicio, la terapia grupal (todas medidas que han demostrado reducir el riesgo de infarto) o la dieta vegetariana baja en grasas?

Existen indicios de que la dieta baja en grasas pudo haber tenido algunas consecuencias adversas en el metabolismo. El grupo de dieta baja en grasas subió un promedio de siete libras, y aunque su colesterol total (244 a 162) y LDL (el colesterol malo) (164 a 86) disminuyeron, sus triglicéridos aumentaron (de 166 a 258) y sus niveles de colesterol bueno disminuyeron (de 51 a 36). Todos éstos son indicadores negativos de una dieta alta en carbohidratos y están relacionados con la resistencia a la insulina y la prediabetes.[18]

La verdadera pregunta que debemos hacer es cómo se compararía la efectividad de este estudio si se hicieran las mismas intervenciones pero con una dieta de alta calidad y alta en grasas que incluyera productos animales orgánicos y alimentados con pasto o, incluso, una dieta alta en grasa basada en plantas. Este estudio nunca se ha hecho, por lo que no podemos saberlo a ciencia cierta. Pero el doctor Ornish tomó hombres que consumían la típica comida procesada y poco nutritiva de la dieta norteamericana, y los puso en una dieta de alimentos integrales, baja en grasa y basada en plantas. Esa dieta garantiza mejorar la salud de cualquiera. Sin embargo, no responde a si es o no la mejor dieta para perder peso y prevenir enfermedades. De hecho, en la mayoría de los estudios comparativos entre las dietas bajas en grasas y las bajas en carbohidratos con respecto a la pérdida de peso, las dietas bajas en carbohidratos y altas en grasas suelen salir airosas. En el estudio de Pérdida de Peso de la A a la Z en el que se compararon las dietas Atkins y Ornish (alta y baja en grasas) en 311 mujeres posmenopáusicas durante un año, el grupo de la dieta alta en grasas logró la pérdida de peso más rápida y significativa, y mostró mayores mejorías en factores de riesgo cardiovasculares.[19] Sin duda se requieren más estudios. Necesitamos comparar dietas altas en grasas con dietas veganas bajas en grasas. También necesitamos comparar las dietas veganas con la que llamo dieta pegana (hablaremos más de esto en el capítulo 10), la cual está constituida mayormente de plantas con cantidades moderadas de proteína animal magra. Pero la evidencia apunta indudablemente al hecho de que nuestra dieta procesada alta en azúcares (y no en grasa) es la impulsora de las enfermedades y de la obesidad, y que el camino a seguir es cambiar a una dieta de alimentos integrales rica en plantas, pero también con una mayor cantidad de grasas buenas. Incluso el doctor Ornish recomienda restringir el consumo de azúcar y de carbohidratos refinados, y agregar ácidos grasos omega-3 como parte de su programa.

Es evidente que la dieta baja en grasas, de alimentos orgánicos, baja en azúcar y basada en plantas del doctor Ornish redujo de forma más efectiva el riesgo de enfermedades cardiacas en comparación con una dieta de alimentos procesados, alta en azúcar y en carbohidratos. Lo que no sabemos es cómo esta dieta se compara con una alta en grasas y alimentos orgánicos, en su mayoría basada en plantas, que contenga frutos secos, semillas, aceite de oliva y de coco, y un poco de proteína animal alimentada con pasto y libre de antibióticos, hormonas y pesticidas. Es necesario hacer ese estudio. Existen notables diferencias genéticas en cómo las personas procesan las grasas o los carbohidratos, por lo que algunos pueden estar mejor con una dieta baja en grasas, mientras que a otros les irá mejor con una dieta alta en grasas; pero a todo el mundo le sienta mejor una dieta de alimentos integrales en contraste con la dieta occidental promedio, la peor dieta en el planeta que ahora exportamos al resto del mundo.

¿Cómo se pudieron equivocar los expertos?

Parece implausible que las principales asociaciones y organizaciones dedicadas a la creación de recomendaciones y políticas para la salud pública, lideradas por expertos mundiales, pudieran haberse equivocado de forma tan garrafal. Pero lo hicieron, y eso también es parte de cómo nos metimos en este gordo embrollo.

La Asociación Estadounidense de la Diabetes, que durante años recomendó dietas altas en carbohidratos para la diabetes tipo 2, ha empezado a recomendar a la gente limitar su consumo de carbohidratos. No obstante, sigue sugiriendo que los diabéticos tengan una dieta baja en grasas,[20] a pesar de la apabullante evidencia que demuestra que la restricción de carbohidratos combinada con dietas más altas en grasas (de hasta 70%) es realmente efectiva para tratar y revertir la diabetes tipo 2.[21]

He asistido a reuniones de la ADA en las que todos los participantes promueven productos dietéticos, bajos en calorías y endulzados artificialmente en *stands* patrocinados por la industria alimentaria. A pesar de que sabemos que los endulzantes artificiales en realidad son causa de la diabetes tipo 2[22] y el aumento de peso, el metabolismo lento, el aumento del apetito[23] y la alteración de la flora intestinal o las bacterias que incentivan la obesidad y la diabetes tipo 2,[24] siguen siendo recomendados por la ADA, por médicos especialistas en diabetes y nutriólogos certificados. Así es, ¡los endulzantes artificiales te engordan y causan diabetes!

La Asociación Estadounidense del Corazón (AHA, por sus siglas en inglés) hizo una alianza con los Institutos Nacionales de Salud (NIH, por sus siglas en inglés), y juntos patrocinaron la mayoría de las investigaciones hechas sobre dieta y enfermedades cardiacas. Su enfoque ha sido, de manera casi exclusiva, la hipótesis dieta-corazón: la idea de que la grasa, la grasa saturada y el colesterol en la dieta eran las causas de las cardiopatías porque elevaban los niveles de colesterol. Sin embargo, a pesar de que en un seguimiento a largo plazo del famoso Estudio Framingham el LDL (colesterol malo) fue el indicador de colesterol menos asociado con el riesgo de infarto, la AHA sigue promoviendo en su página web las mismas recomendaciones anticuadas para reducir el consumo de grasa:

- Consume productos lácteos libres de grasa, de 1% de grasa o bajos en grasa.
- Elige carnes magras y pollo sin piel, y prepáralos sin grasas trans o saturadas agregadas.
- Para bajar el colesterol, reduce el consumo de grasas saturadas a no más de 5 o 6% de las calorías totales. (Para alguien que come 2 000 calorías diarias, eso sería aproximadamente 13 gramos de grasas saturadas.)
- Reduce el consumo de alimentos que contengan aceites vegetales parcialmente hidrogenados para reducir las grasas trans en tu dieta. (Algo bueno y en lo que sí tienen razón.)

Las políticas de la AHA están determinadas en parte por la fuente de sus ingresos. Recibe millones de dólares anuales para dar su aprobación a algunos alimentos industriales altamente procesados, como cereales de avena bajos en grasas y altos en fibra, a pesar de que éstos suelen contener seis tipos de azúcar.[25]

Estas directrices siguen vigentes sin importar las numerosas y extensas reseñas de las investigaciones que no encontraron vínculo alguno entre las grasas en la dieta, en particular las grasas saturadas,[26] y las enfermedades cardiacas.[27] El doctor Ronald Krauss, quien fue presidente del comité de directrices de la AHA en los años noventa y en la actualidad es director de investigación en aterosclerosis en el Instituto de Investigación del Hospital Infantil de Oakland, desafió la firme creencia de que las grasas saturadas eran la fuente de las enfermedades cardiacas. A pesar de sus protestas, siguieron disminuyendo el límite aceptable de grasas saturadas en la dieta, y al final él terminó por renunciar al comité. El doctor Krauss ha demostrado que las grasas saturadas en realidad mejoran el tipo de colesterol (pues lo transforman de pequeño, denso y peligroso a ligero, suave y benigno).[28] Ha demostrado que, en efecto, son las azúcares y los carbohidratos refinados los que provocan el tipo de patrón de colesterol arterogénico más peligroso.[29]

La Academia de Nutrición y Dietética (AND), la organización para nutriólogos certificados cuya misión es dar consejos de nutrición a los pacientes, también está en el equipo de lo bajo en grasa. Hace poco hablé en uno de sus congresos anuales en Filadelfia y me sorprendió ver los enormes aparadores en los que la industria alimentaria promovía cualquier cantidad de alimentos procesados bajos en grasas y con mucha azúcar. Una de las divisiones de California de la AND realizó una comida hace poco (obligatoria para todos los asistentes) patrocinada por McDonald's. La AND tuvo 38 patrocinadores de la industria alimentaria en 2011; entre ellos se encuentran Coca-Cola, PepisCo, Nestlé, la Asociación Nacional de Carne de Rancho y Mars, entre muchos otros. Su fuente de ingreso más grande son las contribuciones de corporaciones, las cuales representan casi 40% de sus ingresos totales.[30]

Esto nos hace preguntarnos: ¿por qué impulsarían el consumo de alimentos verdaderos cuando reciben tanto dinero de la industria alimentaria?

El papel del gobierno

No podemos echarle toda la culpa a la comunidad científica por nuestra fobia a la grasa ni por la epidemia global de obesidad que ocasionó. La comunidad científica es sólo una de las patas del trípode que nos trajo hasta donde estamos.

En los años setenta, cuando el aumento en las tasas de obesidad y enfermedades cardiacas se volvió evidente, algunos políticos bienintencionados hicieron audiencias sobre alimentación y salud para poder aconsejar a los ciudadanos estadounidenses.

Mark Hegsted, profesor de nutrición de la Universidad de Harvard, estuvo a la cabeza del grupo de científicos que en 1977 —bajo el auspicio del selecto Comité de Nutrición y Necesidades del senador George McGovern— promulgó la primera lista de Metas Alimentarias de Estados Unidos, ancestro de las Directrices Alimenticias para los Estadounidenses. Estas directrices, que el gobierno federal actualiza casi cada cinco años, consolidaron la filosofía de lo bajo en grasas como la dieta oficial del país, a pesar de que el testimonio de muchos científicos sostenía que la evidencia para apoyar una dieta baja en grasas era insuficiente.[31] Una revisión reciente de los estudios aleatorios controlados (no estudios poblaciones) que existían antes de que se desarrollaran las directrices actuales en 1980 no pudo encontrar evidencia que relacionara la grasa con las enfermedades cardiacas.[32]

Hegsted se oponía con fuerza a las grasas saturadas. Sus investigaciones habían demostrado que al manipular las cantidades de grasa en la dieta de una persona se podía elevar o disminuir sus niveles totales de colesterol. Hegsted vio en sus experimentos que las grasas saturadas elevaban los niveles de colesterol total y de LDL (colesterol "malo"), que las grasas poliinsaturadas disminuían el nivel de colesterol total y que las grasas monoinsaturadas parecían no tener mucho efecto. Lo que no se demostró fue su relación con las cardiopatías; además, en aquel entonces no sabíamos que el HDL, los triglicéridos y el tamaño de las partículas de LDL importaban más que el colesterol total.

El reporte de las Metas Alimentarias exhortaba a los estadounidenses a incrementar su consumo de carbohidratos de 55 a 60% del total de calorías diarias, reducir el consumo de grasas de 40 a 30% del total y limitar las grasas saturadas a no más de 10% del total de calorías diarias. También sugería limitar el consumo de colesterol a cerca de 300 miligramos diarios. En su defensa, el gobierno también recomendó una reducción de 40% en el consumo de azúcar (pero no de carbohidratos refinados), en comparación con lo que los estadounidenses consumían en aquel entonces, para que representara 15% de sus calorías diarias.

A la gente se le dijo que podía protegerse de las enfermedades cardiovasculares, diabetes y otros padecimientos crónicos si comía más frutas, verduras, pollo, pescado y cereales, y si reducía su consumo de grasas saturadas de la carne, huevos, mantequilla y leche entera. Se les dijo que tenían que comer alimentos bajos en grasas, como leche descremada, y que debían sustituir las grasas saturadas de los productos animales con grasas poli y monoinsaturadas de los aceites vegetales.

En 1992 el Departamento de Agricultura de los Estados Unidos publicó la ahora infame Pirámide de Alimentos. Los carbohidratos estaban bien plantados en la base de la pirámide, y a los estadounidenses se les dijo que debían comer entre seis y 11 porciones de pan, arroz, cereal y pasta diarias. Las grasas estaban en la punta, y se nos advirtió que debíamos comerlas lo menos posible. De pronto, la pasta era un alimento saludable y la grasa era satanizada.

En 2010 MyPlate, el nuevo ícono de educación alimenticia del gobierno estadounidense, remplazó a la pirámide, con lo que hubo una pequeña mejora. Pero ésta aún recomienda una dieta baja en grasas, e incluye una recomendación de comer más lácteos, a pesar de que existe muy poca evidencia que confirme los beneficios que la gente solía asociar con ellos.[33] Walter Willett, director del Departamento de Nutrición de la Escuela de Salud Pública de Harvard, argumenta: "Por desgracia, al igual que en las anteriores pirámides del Departamento de Agricultura, MyPlate combina la ciencia con la influencia de grandes intereses agropecuarios, y ésa no es la receta para una alimentación saludable".[34]

La industria alimentaria ha tenido una gran influencia en las recomendaciones y directrices de alimentación de los gobiernos de todo el mundo. En 2014 el *British Medical Journal* publicó una serie de reportajes de investigación que "hacían pública la evidencia del increíble entrometimiento de la industria del azúcar, así como de las compañías responsables por muchos de los productos culpados por la crisis de obesidad, con importantes expertos en salud pública por medio del financiamiento de sus investigaciones, pagos de consultoría y otras formas de pago".[35]

En 2003 la Organización Mundial de la Salud (OMS) recomendó la disminución del consumo de azúcar a menos de 10% del total de calorías, y el cabildeo del azúcar invadió la Casa Blanca. Tommy Thompson, secretario de Salud y Servicios Humanos del gobierno de George Bush, voló a Ginebra para advertirle a la OMS que, de publicar su reporte, el financiamiento de 406 millones de dólares del gobierno de Estados Unidos a la OMS se detendría.[36] No fue sino hasta 12 años después, en 2015, que la OMS tuvo el valor suficiente para declarar que "los adultos y los niños [deberían] reducir su consumo diario de azúcares a menos de 10% del consumo energético total. Una reducción posterior por debajo de 5%, o aproximadamente 25 gramos (seis cucharaditas) al día, otorgaría beneficios de salud adicionales".[37]

Conversando con la otrora secretaria de Agricultura, Ann Veneman, le pregunté por qué no podíamos frenar el uso de 4 000 millones de dólares en vales de comida para comprar refrescos, o por qué no podíamos cambiar las Directrices Alimentarias de Estados Unidos para que se asemejen más a lo que la ciencia dice hoy en día. Su respuesta me dejó frío: "La industria alimentaria tiene tomado por el cuello al Congreso y a la Casa Blanca". Por desgracia, la misión del Departamento de Agricultura es crear una política de nutrición saludable y promocionar y vender productos agropecuarios a los estadounidenses, y no necesariamente dar las recomendaciones más correctas a nivel científico. Existe aquí un conflicto inherente; hay un auténtico carrusel de empleos entre el Departamento de Agricultura, la industria agropecuaria y la industria alimentaria. Los estadounidenses deberían exigir la creación de un nuevo Departamento de Alimentos coordinado por el Departamento de Salud y de Servicios Humanos, que es el que paga los platos rotos de las recomendaciones alimenticias dañinas a través de Medicare y Medicaid.

En 2015 el Comité Consultor de Directrices Alimentarias de Estados Unidos, de manera más que discreta, dio fin a la era de ensalzar las dietas bajas en grasa para bajar de peso o mejorar la salud. Después de revisar todas las investigaciones, este grupo de científicos no logró encontrar razón alguna para limitar el total de grasa o colesterol en la dieta. Por fin, a finales de 2015, esto se puso de manifiesto en las directrices oficiales.[38] Estos hallazgos fueron subrayados en una discusión en el *Journal of the American Medical Association* hecha por el doctor David Ludwig, de Harvard, y el doctor Dariush Mozaffarian.[39] El doctor Mozaffarian dijo: "Las dietas bajas en grasas han tenido consecuencias no deseadas al alejar a las personas de dietas sanas altas en grasas y acercarlas a alimentos ricos en azúcares adicionadas, almidones y cereales refinados. Esto ha contribuido a las epidemias hermanas de obesidad y diabetes en Estados Unidos. Realmente necesitamos gritar a los cuatro vientos que el concepto de la dieta baja en grasas está muerto. No tiene beneficios para la salud".

Tras 60 años de temerle a la grasa, ¡presto! ¡La bruja ha muerto!

La industria alimentaria se sube al tren de lo "bajo en grasas"

Sin dudarlo un instante, la industria alimentaria se suma a cualquier moda o recomendación en boga. Con la oleada de recomendaciones alrededor de lo bajo en grasas, la industria se dio a la tarea de darles un giro rotundo a sus productos. Remplazaron las grasas saturadas con "aceites vegetales saludables", como la margarina y la grasa vegetal. La gran ironía, por supuesto, es que las grasas hidrogenadas (o grasas trans) resultaron ser una de las únicas grasas que sí están relacionadas con las enfermedades cardiacas.

Asimismo, tomaron investigaciones defectuosas y las consiguientes recomendaciones gubernamentales igualmente defectuosas, y erigieron una industria de un billón de dólares con alimentos que parecían ser sanos a primera vista, pero que, en realidad, eran todo menos saludables. Convirtieron los alimentos bajos en grasas en una codiciable meta para la mayoría de los estadounidenses: galletas bajas en grasa, yogurt endulzado bajo en grasa, aderezo para ensaladas bajo en grasa y muchos, muchos más. El gran problema es que estos alimentos están inundados de azúcar. Cuando les quitas la grasa, éstos saben a cartón, y por eso les agregaron azúcar. Esta azúcar y no la grasa, como ya sabes, es la principal causa de obesidad y enfermedades cardiacas.

¡Uy!

El azúcar es la nueva grasa

A finales de los setenta, en confabulación con los grandes de la industria agropecuaria (nombres de la calaña de Monsanto y Cargill), e impulsada por los nuevos subsidios a la agricultura que promovían enormes aumentos en la producción de maíz y soya, la industria alimentaria les puso jarabe de maíz alto en fructosa a 600 000 alimentos industriales procesados, de los cuales 80% contenían azúcares añadidas. Estos alimentos saturados de azúcar y con alto índice glicémico son muy adictivos y disparan la producción de insulina, lo que a su vez lleva al almacenamiento de grasa, aumento de apetito, metabolismo lento y perfil de colesterol asociado con enfermedades cardiacas. La insulina también es la principal causa de inflamación, y ahora sabemos que es el verdadero factor detrás de las cardiopatías.

Comer alimentos bajos en grasas se convirtió en una virtud, al tiempo que nos despachábamos platos de pasta gigantes, *bagels* enormes y mantecadas del tamaño de gatos pequeños. Pero el precio a pagar por satanizar a la grasa y remplazarla con azúcar y alimentos que se transforman en azúcar en nuestro cuerpo fue muy alto. Desde que pusimos toda la carne en el asador (o toda la pasta, más bien) y seguimos con prestancia los consejos malintencionados y malhechos del gobierno desde principios de los ochenta y empezamos a comer todos los productos que la industria alimentaria diseñó para aprovechar la locura de lo bajo en grasas, hemos pasado de no tener un solo estado en el país con una cifra de obesidad mayor a 20% a no tener un solo estado con una cifra menor a 20%; ahora la mayoría de los estados del país tienen una proporción de obesidad mayor a 25% e incluso de 35%. Hoy en día, 70% de los adultos y 40% de los niños tienen sobrepeso.

En la década de los ochenta nuestro consumo de azúcar (incluida el azúcar de mesa y el jarabe de maíz alto en fructosa) era de 126 libras por persona al año (lo cual ya era bastante). Ahora es de 152 libras por persona al año. Nuestro consumo de harina, la cual eleva los niveles de azúcar en la sangre más que el azúcar de mesa, es cercano a las 146 libras por persona al año. ¡Eso es un promedio combinado de una libra por persona al día! Existen miles de alimentos procesados en el mercado y casi todos tienen azúcares añadidas. El yogurt bajo en grasas que comes en la mañana tiene más azúcar que una lata de refresco y la salsa de tomate para pasta tiene más azúcar por porción que dos galletas Oreo. Este incremento de la cantidad de azúcar ha ido perfectamente de la mano con la epidemia de obesidad.

Antes de 1980 casi no existía el jarabe de maíz alto en fructosa en nuestras dietas. Hoy es nuestra principal fuente de calorías, pues los estadounidenses consumen más de 50 libras al año. El jarabe de maíz alto en fructosa es particularmente peligroso porque —a diferencia del azúcar, que está compuesta de glucosa y fructosa en igual medida— puede contener hasta 75% de fructosa, que es un factor contribuyente a la obesidad, cáncer, diabetes, hígado graso y afecciones cardiacas. Si bien es técnicamente cierto que el consumo de azúcar de mesa ha disminuido porque los subsidios del gobierno han hecho que el jarabe de maíz alto en fructosa sea muy barato, y las tarifas diseñadas para proteger a los agricultores hacen que el azúcar sea cara, el consumo total de endulzantes se ha incrementado de manera brutal en los últimos 35 años, y este incremento es paralelo con nuestra epidemia de obesidad y diabetes. El consumo de productos altos en fructosa es lo que impulsa la producción y almacenamiento de grasas en tu hígado, a través de un proceso llamado lipogénesis.

Según nuevas encuestas gubernamentales, el consumo de bebidas endulzadas (refrescos, cafés y tés endulzados, bebidas energéticas, etcétera) representa el 20% de nuestro consumo total de calorías. Ésas son pésimas noticias, pues las bebidas endulzadas son las principales causantes de obesidad y diabetes tipo 2. Una lata de refresco al día incrementa el riesgo de que un niño tenga obesidad en un 60%. Una lata de refresco al día aumenta el riesgo de que una mujer tenga diabetes tipo 2 en un 80%. Durante las últimas décadas el consumo de azúcar ha explotado en México, en especial por los refrescos. Hoy, uno de cada 10 niños mexicanos padece diabetes tipo 2 (al que solíamos llamar diabetes del adulto). Lo que es impresionante es que las compañías refresqueras aún insisten en que las bebidas endulzadas pueden ser parte de una dieta sana, siempre y cuando el consumo total de calorías se balancee con la cantidad adecuada de ejercicio. Esto va en contra de las montañas de evidencia científica que dicen lo contrario.

El azúcar es también una de las principales causas de cardiopatías. Quienes exhiben los mayores índices de consumo de azúcar tienen también un incremento de 275% en el riesgo de infartos, mientras que aquellos con los índices más bajos (que siguen siendo bastante altos) tienen un incremento de riesgo de 30%. Si piensas que el refresco es malo para ti sólo si te hace subir de peso, piénsalo de nuevo. Incluso si eres delgado y tomas refrescos sin subir una sola libra, el riesgo de que padezcas enfermedades cardiacas aumenta considerablemente.

La redención de la grasa

Ahora sabes la historia completa de cómo llegamos al punto de satanizar la grasa y endiosar el azúcar, y las terribles consecuencias que eso implica. Algunos científicos fanáticos convencieron al gobierno de cambiar sus políticas, y la industria alimentaria obedeció sin dudar para cumplir con la demanda de alimentos bajos en grasas. Sacaron la grasa, pero en su lugar metieron azúcar y carbohidratos refinados. Se les unieron los diseñadores de políticas públicas y una industria alimentaria que estaba más que feliz de llenar nuestros platos de alimentos bajos en grasas y llenos de azúcar.

Pero ése no es final de la historia. ¡Para nada!

La evidencia ha dejado de señalar a la grasa como la causa subyacente del aumento de peso y las enfermedades cardiacas, y ha empezado a poner el reflector sobre los verdaderos culpables: los carbohidratos y el azúcar. La era de lo bajo en grasas está en las últimas. Incluso las directrices del gobierno han comenzado a cambiar.

Las Directrices Alimenticias de Estados Unidos de 2015 redujeron la presión con respecto a la grasa y eliminaron oficialmente de sus recomendaciones los límites en el consumo de colesterol. Los huevos están de regreso. Las asociaciones profesionales han comenzado a dar marcha atrás. Hasta la Asociación Estadounidense del Corazón y la Asociación Estadounidense de Cardiología han dejado de lado el mensaje de lo bajo en grasas y nos han dicho que podemos dejar de preocuparnos por completo del colesterol que comemos.[40] Aún se enfocan en las grasas saturadas, pero muchos científicos están cuestionando los supuestos peligros de las grasas saturadas.[41]

Con paso lento pero seguro, el curso ha comenzado a cambiar hacia una mirada más balanceada sobre lo que es bueno y lo que no. En la tercera parte de este libro nos adentraremos en qué deberíamos comer, con base en lo que ahora sabemos. *Come grasa y adelgaza* navega a través de las confusas investigaciones y aclara las enlodadas aguas. Aprenderás qué grasas (y alimentos) benefician la salud, ayudan a perder peso sin esfuerzo, previenen cardiopatías y cáncer, mejoran tu humor y funciones cerebrales, y ayudan a prevenir e incluso revertir las etapas tempranas de la demencia.[42] Todo esto mientras comes comida deliciosa y muy satisfactoria, porque lo que hace que más disfrutemos la comida es la grasa.

Como ya he dicho, yo mismo estuve confundido durante mucho tiempo, pero tras leer más de 1 000 artículos científicos y tratar a más de 20 000 pacientes, tengo una idea mucho más clara sobre qué es lo bueno, lo malo y lo feo de las grasas. Te ayudaré a entender el mundo de las grasas alimenticias para que puedas tomar las decisiones correctas.

SEGUNDA PARTE

Separemos la grasa de la gracia

No hay nada más difícil de emprender, más peligroso de llevar a cabo y con menos garantías de éxito, que tomar la iniciativa en la introducción de un nuevo orden de cosas, porque la innovación tiene como enemigos a todos aquellos que se beneficiaron de las condiciones antiguas. La gente teme y desconfía de la persona que promueve el cambio y no cree en nuevas ideas hasta que no tiene una larga experiencia con ellas.

—Nicolás Maquiavelo, *El príncipe*

3

Comer grasa *no* engorda

Si crees que todas las calorías son iguales (y ahora ya sabes que no lo son), entonces sería lógico que no tuvieras problemas para satanizar la grasa y culparla del aumento de peso. Parece una operación lógica sencilla: como las grasas tienen el doble de calorías por gramo que los carbohidratos o las proteínas, entonces, si comes menos grasas comerás menos calorías y perderás peso. Suena lógico, ¿no? Por desgracia, no funciona así por varias razones.

Que todas las calorías son iguales en términos de los efectos que tienen en tu peso y metabolismo es uno de los mitos más añejos en la medicina actual. Son iguales en un laboratorio, cuando se queman en un vacío, pero no cuando las comes. Las nuevas políticas públicas exigen a los restaurantes señalar el contenido calórico de cada uno de sus platillos, y a las compañías productoras de alimentos a mostrar las calorías por porción en letras grandes y negritas. Pero ésa es la estrategia equivocada, porque implica que el número de calorías es lo único que importa. La realidad es que las diferentes calorías afectan tu expresión de genes, hormonas, química cerebral, sistema inmune, metabolismo y flora intestinal de forma distinta. Si bien es provechoso contar las calorías de los alimentos procesados y la comida rápida (porque están llenos de calorías malas) —y te puede desalentar de zamparte una comida de 1 200 calorías—, si consumes alimentos de verdad no es necesario llevar la cuenta de las calorías.

El metabolismo no funciona como una ecuación. No se trata de balancear la "energía" ni las calorías que entran y las calorías que salen. Si así fuera, si comieras 100 calorías de sobra diarias, que es más o menos una mordida grande, después de un año subirías 10 libras. Tras 10 años subirías 100 libras. Eso simplemente no pasa. Incluso si tuvieras el récord mundial de conteo de calorías no podrías hacer bien las operaciones para controlar tu peso.

Es por eso que el peso y el metabolismo no son problemas matemáticos. La calidad de los alimentos que comes es mucho más importante que la cantidad. Si la comida se tratara sólo de las calorías, no importaría qué alimentos consumes, siempre y cuando mantuvieras el consumo por debajo de cierto número de calorías. Pero no es así. ¿Por qué?

Los alimentos no son sólo una fuente de energía o calorías; *los alimentos son información*. Contienen instrucciones que afectan todas las funciones biológicas de tu cuerpo. Son el material que lo controla todo. Lo que comes afecta la expresión de tus genes (determina qué genes se ponen en acción para provocar o prevenir enfermedades) e influye en tus hormonas, química cerebral, sistema inmune, flora intestinal y metabolismo en todos los niveles. Trabaja rápido, en tiempo real, con cada mordida. Ésta es la novedosa ciencia de la *nutrigenómica*.

El concepto de que una caloría es una caloría por fin está siendo estudiado a profundidad por la Nutrition Science Initiative,[1] encabezada por el doctor Peter Attia y Gary Taubes (autor de *Good Calories, Bad Calories*). El instituto está financiando estudios rigurosos y más amplios, llevados a cabo por los mejores investigadores del mundo para responder la pregunta de una vez por todas y silenciar a quienes niegan la evidencia, y mira que quedan muchos. Incluso han reclutado algunos científicos que están en desacuerdo con la hipótesis de que las calorías no son todas iguales para que ellos mismos se convenzan de que están equivocados.

Esta idea no es nueva. La doctora Ann Louise Gittleman, experta en nutrición y ex directora del famoso Centro Pritikin para la Longevidad (defensor de lo bajo en grasas-alto en carbohidratos), fue la primera persona en el país en escribir sobre la importancia de las grasas en su exitoso libro *Beyond Pritikin*, publicado en 1988. Durante años, ella ha sido una pionera y una voz solitaria en la promoción de la importancia de las grasas correctas. Identificó los errores de la ciencia de ese entonces y, en sus siguientes 30 libros, nos imploró que comiéramos más grasa. Tristemente, hicimos caso omiso de su premonitorio consejo.

Cada vez más científicos confirman que las calorías que provienen de las grasas son mejores para perder peso y mejorar el metabolismo. Kevin Hall, del Instituto Nacional de la Salud, encontró que en un ala metabólica en la que cada onza de alimento, cada movimiento y cada caloría quemada son cuidadosamente vigilados, quienes comieron más calorías de grasa (en comparación con la misma cantidad de calorías de carbohidratos) quemaron más de 100 calorías adicionales diarias. En un año eso representa una pérdida de peso de 10 libras. También reportó que, en estudios de imágenes y función cerebral, comer más grasa apaga los centros del apetito y los antojos del cerebro.[2] Parece que el cerebro es lo que más importa cuando se trata de controlar la ingesta, preferencia de sabores y el metabolismo, y que las grasas en la dieta pueden tener un impacto significativo en el proceso de quema de calorías.

Por qué comemos de más

La mayoría de nosotros asume que comer de más hace que aumentemos de peso. Parece una conclusión lógica, ¿no? Sin embargo, en un artículo brillante publicado en el *Journal of the American Medical Association*, el doctor David Ludwig, profesor de Harvard, expone las razones para adoptar una nueva perspectiva respecto a la obesidad y el metabolismo.

Lo que él dice, simplemente, es que lo estamos viendo al revés. No es comer más y ejercitarnos menos lo que nos hace engordar, sino que el sobrepeso nos hace comer más y ejercitarnos menos. Básicamente, tus células de grasa "se ponen hambrientas" y te hacen comer de más. Esto está descrito en su libro *Always Hungry?* Cuando tienes sobrepeso, tus hormonas y tu química cerebral hacen que estés cansado y hambriento.[3]

Esto pone de cabeza todo lo que pensábamos y contradice todas las recomendaciones establecidas para bajar de peso. En lugar de concentrarnos en las calorías y las cantidades, el doctor Ludwig sugiere que nos enfoquemos en la calidad y la composición de nuestra dieta (la cantidad y el tipo de proteínas, grasas y carbohidratos) para permitirle a la inteligencia natural del cuerpo regular el hambre, la actividad, el metabolismo y el peso. Olvídate de la fuerza de voluntad, ¡usa la ciencia para reducir tu apetito, tener energía y acelerar tu metabolismo!

Así es como esto se desarrolla en tu biología:

Primero, cuando intentas restringir el consumo de calorías y ejercitarte más, tu cuerpo está programado para percibir una situación de inanición. Eso hace que te sientas cansado (para que te muevas menos y conserves energía) y hambriento (para que comas más), y frena tu metabolismo (¡para que no te mueras!). Esta fórmula de "comer menos, ejercitarse más" no le funciona muy bien a la mayoría de la gente. Puede funcionar durante un periodo corto, sin duda; pero menos de 10% de la gente que pierde peso puede mantenerse así por un año,[4] y es casi un hecho que sufrirá un rebote y recuperará el peso perdido.

Segundo, cuando comes carbohidratos y azúcar, la insulina se dispara y el azúcar en la sangre disminuye. La insulina lleva la mayoría del combustible disponible en tu sangre a las células de grasa, en particular a las células de grasa en tu zona media, también conocida como la panza. Así que tu cuerpo necesita combustible y eso estimula a tu cerebro[5] para que te haga comer más.[6] Podrías tener suficiente energía acumulada como para un año en tu tejido graso y aún sentirías que mueres de hambre.

La única salida de este círculo vicioso es comer mucha grasa y dejar el azúcar y los carbohidratos refinados. Una dieta alta en grasas y baja en carbohidratos deriva en un metabolismo más rápido y una pérdida constante de peso.

do decirte —y la última
s que casi toda la biolo-
calidad y el tipo de co-
alta en grasas, baja en
y alimentos naturales
a tantas personas. Casi
que durante 21 días,
erfecta de reiniciar el
programa de 21 días,
erás más en el capí-
uántos grados de li-
en tu dieta más
, verduras almido-
e alimentación sa-

n grasa

jas en carbohi-
nes parecen ser
tos funcionan
ratos. Revise-
las dietas al-
llegué a esta

Peso de la A
sociation en
ervó a 311
. El grupo
sentidos.
ctores de
a bueno,
ación de

ace que suel-

nuestro cuerpo
está el concepto
concepto de par-
ral. No existe una
mplia gama de dis-
sas, carbohidratos o
estas todavía, sí tene-
recomendaciones bási-

ocitos. Estas pequeñas cé-
o se te caigan los pantalo-
o de moléculas que estarán
peso y pueden pavimentar
diacas, cáncer o demencia.
lulas adiposas son en realidad
as hormonas, igual que la tiroi-
o graso también es parte del sis-
los blancos (macrófagos), y las
mensajeros inflamatorios llama-
n tiene una relación directa con los
químicos del cerebro. Es un órga-
ee una reserva de energía cuando el
nto o poca azúcar en la sangre. Tus cé-
ducir más grasa a partir de los carbo-
eños glóbulos activos de grasa están en
l resto de todo tu cuerpo, con el estóma-
hígado, las hormonas y mucho más. Esta
ones y mecanismos de retroalimentación
facilidad.

Sin embargo, lo más importante que pue
pista en este camino a resolver el misterio— e
gía de las células adiposas es controlada por la
mida que consumes. Es por ello que una dieta
carbohidratos (poco glicémica), alta en fibra
(como la de *Come grasa y adelgaza*) les funciona
todo el mundo se beneficiará de probar este enf
en especial si padecen diabesidad. Es la forma p
sistema. Entonces, cuando hayas completado el p
llegarás a la etapa de transición, de la cual aprend
tulo 14. Durante la fase de transición podrás ver c
bertad metabólica tienes y decidirás si incluir
carbohidratos saludables —como cereales integrale
nadas o frijoles—, todo dentro de los parámetros d
ludable que conocerás con este programa.

Dietas altas en grasa *vs.* dietas bajas e

Se ha investigado y escrito mucho sobre las dietas ba
dratos y altas en grasa para perder peso, y las conclusio
claras: las dietas altas en grasas y bajas en carbohidra
mejor que las dietas bajas en grasas y altas en carbohid
mos algunos de los importantes estudios que comparar
tas y bajas en grasas para que puedas ver cómo y por qu
conclusión.

Ya mencioné en el capítulo 2 el Estudio de Pérdida de
a la Z publicado en el *Journal of the American Medical A*
2007.[7] Fue un estudio que duró 12 meses en el que se ob
mujeres posmenopaúsicas, con sobrepeso pero sin diabete
alto en grasas tuvo mucho mejores resultados en todos lo
Perdieron casi el doble de peso y mejoraron en todos los f
riesgo cardiovasculares. Su perfil de colesterol pasó de malo
con menos triglicéridos, mayor índice de HDL y una menor re

colesterol total-HDL, que es el mejor índice para predecir infartos. El LDL, o colesterol malo, incrementó un poco, pero cambió de partículas pequeñas, densas y peligrosas a partículas ligeras y poco densas; en otras palabras, el índice total era mayor, pero el tipo de colesterol no era del que produce infartos. La tensión arterial, la resistencia a la insulina y el azúcar en la sangre mejoraron con la dieta alta en grasas.

Otro estudio importante, la prueba DIRECT, publicado en el *New England Journal of Medicine* en 2008,[8] dio seguimiento a 322 personas con obesidad moderada y le dio a cada grupo una dieta con restricciones de calorías y baja en grasas, una dieta mediterránea, una dieta con restricción de calorías, o una dieta baja en carbohidratos, alta en grasas y sin restricciones de calorías. ¿Y adivina qué? El grupo al que se le dijo que no se preocupara por las calorías y que comiera más grasas perdió más de 66% adicional de peso. Más sorprendente aún, la proporción colesterol total-HDL se redujo 20% en el grupo alto en grasas, pero sólo 12% en el grupo bajo en grasas. El grupo alto en grasas también exhibió muchas mejorías en cuestión de HDL, triglicéridos, insulina y glucosa, inflamación e incluso con respecto al hígado graso.

El Proyecto Diógenes demostró que una dieta baja en carbohidratos y alta en proteínas funcionaba mejor para mantener el peso perdido.[9] Otros estudios[10] y extensas revisiones de dietas altas en grasa y bajas en carbohidratos muestran que éstas son mejores coadyuvantes de la pérdida de peso[11] y la salud cardiovascular.[12] A las personas también les parece más fácil mantenerse en una de estas dietas porque las grasas hacen que la comida sepa mejor y sea más satisfactoria.

Un muy importante estudio realizado por el doctor David Ludwig y publicado en *Lancet* comparó el efecto de una dieta con alto índice glicémico con una opuesta en el metabolismo de las ratas.[13] Encontró que los cambios en la composición de la dieta (cambios en la proporción de grasas, proteínas y carbohidratos) producían obesidad en animales genéticamente normales, incluso cuando las dietas tenían el mismo número de calorías. Alimentó a cada grupo de ratas con la cantidad de comida que les permitiría mantener el mismo peso corporal. Las ratas alimentadas con dietas con alto índice glicémico (altas en azúcares y carbohidratos refinados) aumentaron de peso con una cantidad idéntica de calorías. De hecho, su grasa corporal incrementó 70% (mayormente en el abdomen) en comparación con las ratas con dieta alta en grasas. También exhibieron menor masa muscular, más apetito, mayores niveles de insulina y más factores de riesgo cardiovasculares.

Otro estudio sobre ratas alimentadas con una dieta cetogénica (muy baja en carbohidratos y muy alta en grasas) también demostró que la pérdida de peso fue mucho mayor que la de las ratas alimentadas con una dieta alta en carbohidratos, a pesar de que ambos grupos consumieron la misma cantidad de calorías;[14] los genes que incrementan la quema de grasas y reducen el almacenamiento de las mismas se activaron. Las ratas que llevaron la dieta alta en grasas también incrementaron la quema de calorías y el gasto de energía, y revirtieron la prediabetes.

¡Qué bien por las ratas! Pero ¿qué pasa con las personas? En experimentos humanos, las personas que llevaron dietas altas en grasas tuvieron un metabolismo mucho más veloz. Las dietas bajas en grasas y altas en carbohidratos pusieron toda la energía de los alimentos en las células (por los incrementos en la insulina) y esto alentó su metabolismo. El grupo que llevó la dieta más alta en grasas exhibió un metabolismo más rápido incluso al consumir la misma cantidad de calorías.[15] Eso significa que quemaron más calorías hasta cuando veían la televisión o dormían.

Otro estudio en humanos, hecho por el doctor Ludwig y sus colegas, en el que compararon dietas altas en grasas y bajas en carbohidratos con dietas bajas en grasas en un ambiente de ingesta controlado, arrojó los mismos resultados.[16] Éste fue un "estudio mixto": durante la mitad del estudio los participantes tuvieron una dieta alta en grasas, baja en carbohidratos y con bajo índice glicémico; después, durante la otra mitad tuvieron una dieta baja en grasas, alta en carbohidratos y con alto índice glicémico. También hubo otro grupo que llevó una dieta moderada en grasas. Esto permitió a los investigadores estudiar los efectos de dietas diferentes en el metabolismo de cada persona.

La dieta baja en grasas consistía en 60% de carbohidratos, 20% de proteínas y 20% de grasas; por su parte, la dieta alta en grasas estaba estructurada con 60% de grasas, 10% de carbohidratos y 30% de proteínas. El contenido calórico era idéntico en ambas dietas. El grupo alto en grasas quemó 300 calorías más al día que el grupo bajo en grasas. El grupo alto en grasas también tuvo la mayor cantidad de mejoras en cuanto a colesterol, PAI-1 (que determina la probabilidad de padecer coágulos en la sangre e infartos) y resistencia a la insulina.

Sabemos que dentro del mundo de la ciencia suele haber muchos sesgos. Pero la Cochrane Collaboration, una red global independiente de investigadores, profesionales, pacientes, proveedores de servicios y otras personas interesadas en la salud, la cual no recibe dinero de las industrias y no está vinculada a ningún gobierno, hizo una revisión de las dietas con bajo índice glicémico que suelen ser altas en grasas.[17] Concluyeron que las dietas con bajo índice glicémico y altas en grasas son mucho mejores que las dietas bajas en grasas e hipocalóricas para perder peso y mejorar la salud. El último clavo en el ataúd de la discusión entre las dietas altas en grasas y las dietas bajas en grasas con respecto a la pérdida de peso lo puso un estudio hecho por investigadores de Harvard con 53 pruebas aleatorias controladas distintas que duraron un año o más. Encontraron que las dietas altas en grasas y bajas en carbohidratos funcionaban mucho mejor para perder peso cuando se les comparaba con dietas bajas en grasas.[18]

Una dieta baja en grasas hace que desees alimentos dañinos

Cuando llevas una dieta baja en grasas, baja en calorías y alta en carbohidratos, quieres comer mayores cantidades[19] y comer más calorías y alimentos con más carbohidratos.[20] Los alimentos con más carbohidratos te hacen querer más carbohidratos.

Lo fascinante es que incluso *antes* de subir de peso (y de acumular muchas de esas perezosas y terribles células adiposas), ocurren cambios metabólicos significativos como resultado de una dieta más alta en carbohidratos y baja en grasas. Estos cambios en las células grasas del abdomen dan comienzo al proceso de aumento de peso. La grasa corporal, en especial la del abdomen, no es sólo un exceso de equipaje con calorías almacenadas para ser usadas después. La grasa corporal es un tejido metabólico complejo que es vital para regular tu apetito, el ritmo de quema de calorías y tu peso.

En un ingenioso experimento realizado con un grupo de niños, los científicos pusieron a prueba los efectos de las grasas y los carbohidratos en los hábitos de alimentación al darles a niños de sexto grado papas fritas o pedazos de queso. Se les dijo a los niños que podían comer tanto como quisieran.[21] Los dos grupos tenían un apetito similar al comenzar el estudio, según medidas estándar del apetito. Si nos basamos en la idea de que aumentarás de peso si comes más alimentos altos en grasas, como el queso, que contiene más calorías por gramo (nueve calorías por gramo en comparación con las cuatro calorías por gramo de los carbohidratos), los niños que comieron queso debieron de haber consumido más calorías. Comes más calorías (porque la grasa tiene una mayor densidad calórica) y subes más de peso. Lógica sencilla, ¿no? Pero no funciona así en el complejo mundo de la biología. Si los carbohidratos te hacen comer más, el grupo que comió las papas debió de haber comido más calorías. ¿Qué fue lo que pasó? Los niños del grupo que comió papas consumieron tres veces más calorías que los niños del grupo que comió queso. Y los niños que tenían sobrepeso consumieron aún más calorías. Evidencia adicional de que las células adiposas están "hambrientas".

Cuando se combinó el queso con verduras, los niños comieron incluso menos calorías totales. Esto fue más evidente en los niños con sobrepeso u obesidad. Cuando combinamos alimentos ricos en nutrientes, naturalmente comemos menos, incluso con células adiposas hambrientas. La clave aquí es que los alimentos con alta densidad de nutrientes (los verdaderos alimentos integrales) son satisfactorios, mientras que los alimentos procesados y vacíos (alimentos con pocos nutrientes) son menos satisfactorios a pesar de contener más calorías.

Esto corresponde con una revisión de las investigaciones hechas sobre el consumo de carbohidratos en los niños, el cual demostró que los niños que consumen más carbohidratos comen más y tienen mayor apetito.[22] Si comes muchos carbohidratos, tienes mayor apetito y consumes más alimento y más calorías al día que si incluyes grasas en tu alimentación.[23]

Cuando se ve el panorama completo, la ciencia muestra un claro patrón de evidencia de que los carbohidratos nos hacen engordar, mientras que las grasas nos ayudan a adelgazar. Alimentos como el arroz blanco, las papas y las bebidas azucaradas promueven la obesidad y las enfermedades que ésta conlleva. Los alimentos ricos en grasas (y calorías), como los frutos secos, los pescados grasos y el aceite de oliva, e incluso los alimentos altos en grasas saturadas, promueven la pérdida de peso y reducen el riesgo de enfermedades si se reduce el consumo de azúcares y carbohidratos refinados.

Inquietudes respecto a las dietas altas en grasas y bajas en carbohidratos

Mi postura respecto a la dieta Atkins solía ser que funcionaba siempre y cuando uno no tuviera inconveniente con el estreñimiento, el mal aliento o la insuficiencia renal (dado su alto contenido de proteína animal). Atkins se enfocaba en las grasas y las proteínas, y no lo suficiente en las verduras y los alimentos de origen vegetal. Es cierto que existen algunas preocupaciones que deben tenerse en cuenta si no sigues el plan detalladamente comiendo más fibra, verduras y sal, como el estreñimiento, el desbalance de electrolitos por los bajos niveles de sodio (o sal), mareos y calambres, pero todas son fáciles de prevenir y arreglar.

Cuando reduces el consumo de cereales y leguminosas, y comes más grasa, tu consumo de fibra puede desplomarse. Sin embargo, con el plan de *Come grasa y adelgaza* comerás un montón de verduras, frutos secos y semillas, y algo de fruta, todos alimentos con mucha fibra. También consumirás fibra adicional, llamada PGX®. Tomarás ocho vasos de agua diarios porque vas a perder muchos líquidos al desintoxicarte de toda el azúcar y los alimentos procesados. Esos alimentos son inflamatorios y te

Recientemente, un estudio publicado en *Cell Metabolism* que hizo Kevin Hall, del Instituto Nacional de la Salud, captó mucha atención en los medios e internet, pues parecía probar de una vez por todas que las dietas bajas en grasas son mejores para la pérdida de peso que las dietas bajas en carbohidratos. Sin embargo, en realidad no hizo tal cosa. Había serios problemas con el estudio y cosas que los medios no mencionaron.

Éstas son las consideraciones importantes:

- Fue un estudio de muy corta duración (sólo seis días) en el que sólo se estudió a 19 personas mantenidas en un ala metabólica en la que todos los alimentos fueron provistos y vigilados; las personas no pudieron autorregular su consumo basadas en el apetito o hambre, así que el estudio no se basó en experiencias de la vida diaria. Mostró lo que ocurre en un vacío, no en la vida real.
- La dieta baja en carbohidratos no era para nada tal; de hecho, 29% de las calorías eran carbohidratos. Una verdadera dieta baja en carbohidratos tendría menos de 10% de calorías de carbohidratos.
- La dieta baja en grasas tenía demasiado pocas (7% más o menos), lo cual es casi imposible de sostener en la vida real.
- El grupo bajo en carbohidratos en efecto mostró un incremento en la quema de grasa, lo cual es bueno. Asimismo, tuvo una

hacen retener líquidos, por lo que cuando dejas de comerlos pierdes agua. También, cuando comes menos carbohidratos quemas glicógeno (el almacén de azúcar en el músculo). Ya que el glicógeno te hace retener líquidos, cuando éste se quema, pierdes dichos líquidos.

Cuando dejas los carbohidratos también bajas tus niveles de insulina. Eso hace que tus riñones expulsen sal o sodio, porque la insulina hace que retengas sodio (y por consiguiente agua).[25] Esto puede provocar calambres musculares. La mejor solución es agregarle una o dos cucharaditas de sal de mar a tu dieta diaria. Y también necesitarás más potasio (como dos gramos diarios); éste lo obtendrás del caldo de hueso y verduras que recomiendo en el capítulo 13.

pérdida mayor de grasa corporal, lo cual también parece algo bueno. Sin embargo, fue un estudio demasiado corto; otros estudios han demostrado que toma más tiempo adaptarse a una dieta más alta en grasas. Además, otros estudios de mayor duración que compararon grasas y carbohidratos demuestran que una dieta alta en grasas conlleva una pérdida de peso mayor.

- Un nuevo y extenso estudio de larga duración (de un año, no de seis días) sobre dietas bajas en carbohidratos y altas en grasas, llamado prueba CENTRAL, se está llevando a cabo mientras escribo esto.[24] Los resultados preliminares muestran que la dieta baja en carbohidratos y alta en grasas tiene muchas ventajas sobre la dieta baja en grasas. La dieta alta en grasas mejoró la composición corporal (más músculo, menos grasa). También ayudó a reparar el hígado graso y a disminuir la peligrosa grasa en el abdomen y los órganos (grasa visceral). El estudio sólo proporcionó parte de la comida, por lo que los participantes se atuvieron a la dieta.

Lamento que todo sea tan confuso, pero al ver toda la evidencia y analizar experiencias de la vida real, es evidente que en personas de verdad en el mundo real (no como ratones de laboratorio con la ingesta de alimentos controlada) las dietas más bajas en carbohidratos y altas en grasa ayudan más a la saciedad, a la pérdida de peso y a la aceleración del metabolismo.

Quizá te preocupe que disminuir la ingesta de carbohidratos pueda afectar tu desempeño atlético. Muchos atletas se llenan de carbohidratos antes de competir para reabastecerse de glicógeno, que es glucosa almacenada en los músculos. Sin embargo, muchos estudios demuestran que una vez que te has adaptado a una dieta más baja en carbohidratos, la resistencia físico-atlética no se ve afectada en lo absoluto. Los ejercicios anaeróbicos, como las carreras cortas o el levantamiento de pesas, pueden verse perjudicados por la falta de almacentamiento de grasas, pero los carbohidratos incluidos en este programa te ayudarán a mantener suficientes almacenes de glicógeno para prevenir esto. Toma algunas semanas adaptarse a una dieta más baja en carbohidratos y más

MÁS ALLÁ DE LA COMIDA: OTRAS CAUSAS DE LA OBESIDAD Y DAÑOS EN EL METABOLISMO

John Muir dijo: "Cuando intentamos escoger alguna cosa por sí misma, siempre la encontramos unida a lo demás en el Universo". Y así es también en la biología humana. La metodología de la medicina funcional parte del entendimiento del cuerpo como un sistema dinámico en el que todo está conectado, en el que existe una red de interacciones entre los sistemas del cuerpo. En cada uno de estos sistemas pueden ocurrir desbalances que contribuyen a desórdenes de la regulación del peso y del metabolismo.

Un doctor de medicina funcional o proveedor de servicios de salud te puede ayudar a descifrar tus desbalances. En 2014 inauguramos el Centro Clínico Cleveland de Medicina Funcional en Lenox, Massachusetts, el cual ha ayudado a miles de personas a identificar las razones de origen de sus problemas de salud.

Para ayudarte a comprender todas las causas de aumento de peso y obesidad, he creado un libro electrónico especial llamado *Beyond Food: Other Causes of Obesity and Damaged Metabolism*. Puedes descargarlo en <www.eatfatgetthin.com> [en inglés]. También existe una guía complementaria gratuita de tratamientos y pruebas, *How to Work with Your Doctor to Get What You Need* [también en inglés], en la que explico cómo evaluar y estudiar estas causas, y cómo lidiar con ellas tú mismo o junto con tu proveedor de servicios de salud. En *Beyond Food* enumero las ocho principales razones de la resistencia a la pérdida de peso y qué hacer al respecto:

1) Desbalances nutricionales: sobre y desnutrición
2) Desbalances de la microbiota intestinal: bichos malos y aumento de peso
3) Inflamación y función inmune: avivar el motor del almacenamiento de grasas
4) Toxinas ambientales: envenenar tu metabolismo
5) Problemas con tu sistema de producción de energía (tu metabolismo)
6) Mala comunicación: componer los mensajeros hormonales del cuerpo
7) ¿Son mis genes los que hacen que no me quede la ropa?
8) "Contagiarse de obesidad": el papel de nuestras redes sociales en el peso y la salud

alta en grasas, así como para hacer que tu cuerpo empiece a quemar grasas en lugar de carbohidratos, que es lo que sucede cuando sigues el programa de *Come grasa y adelgaza*. Debes también asegurarte de comer suficiente proteína —aproximadamente 0.68 gramos por libra de peso corporal al día, entre 100 y 120 gramos en promedio—, pues comer proteína en cada comida del día ayuda a generar músculo. Sin embargo, el excedente de proteína se puede transformar en azúcar en el torrente sanguíneo si no estás activo ni te ejercitas, así que, si no eres muy activo, es probable que necesites menos proteínas. Hablaremos más al respecto en el capítulo 13.

En los siguientes capítulos te ayudaré a desmentir algunos otros mitos y a aclarar algunas confusiones sobre la grasa, tanto en la dieta como en el cuerpo. Llegaremos a la verdad de los hechos en todas las áreas, desde si las grasas saturadas causan cardiopatías (*spoiler*: no, no lo hacen), hasta cuáles son los aceites que son buenos para ti y cuáles son los aceites poco sanos que se llevaron toda la atención gracias a algunas ingeniosas campañas publicitarias. A mi manera de verlo, la forma de salir de este gordo embrollo es descubrir la verdad y aceptar una forma de comer que le abra las puertas a la grasa y la acepte como elemento clave para perder peso y mejorar la salud.

4

Los jugosos detalles de la grasa

La grasa es un tema complicado que enciende muchos debates entre los científicos y expertos en nutrición; pero hay algo en lo que todos están de acuerdo: no existe la "grasa" así como así. Existen muchos tipos de grasas: algunos buenos, algunos malos según distintos factores y otros que son la maldad encarnada (o engrasada).

Los alimentos suelen contener una gran variedad de grasas. Por ejemplo, la mantequilla contiene grasa saturada, grasas omega-3, grasas omega-6 y grasas monoinsaturadas. Algunos alimentos grasosos, como los frutos secos, contienen también proteínas y carbohidratos, los cuales modifican los efectos que las diferentes grasas tienen en tu cuerpo. La grasa saturada, por ejemplo, es mala cuando se come con carbohidratos, pero cuando se consume sola no lo es tanto. ¿Ves a lo que me refiero cuando digo que es fácil confundirse cuando hablamos de grasas?

Ya que todo el mundo sólo ve una parte de la historia, científicos igualmente brillantes pueden tener diferentes puntos de vista con respecto a la grasa. Algunos dicen que los aceites vegetales omega-6 son sanos, mientras que otros sugieren que son letales. Algunos promueven los beneficios de las grasas saturadas; otros vociferan sus peligros. Existe una manera de ver más allá de todas estas posturas contradictorias.

Existe una nueva manera de entender la biología humana que cuenta una historia holística de cómo todo está interconectado. Una buena parte de nuestras investigaciones sobre nutrición está constituida de estudios poblacionales que sugieren conexiones, pero no las demuestran. Por ejemplo, yo podría diseñar un estudio para ver si el sexo lleva a la aparición de los bebés, pero si sólo incluyera parejas mayores de 50 años, mi conclusión sería que el resultado del sexo no son los bebés. Suena bobo, sí, pero muchas investigaciones están hechas así. Tener una teoría que abarque más terreno nos permite entender mejor la información. Pero ¿cuál es esa teoría?

En la *biología de sistemas* se pueden cartografiar las interacciones y conexiones en tiempo real entre el entorno, la dieta y la genética. La medicina funcional es la aplicación práctica de este enfoque. En el centro de este enfoque está encontrar las causas de raíz de los desbalances que provocan enfermedades, mismos que derivan de la interacción entre dieta, entorno y genética. Ésta es la medicina personalizada, medicina que entiende que todos somos genética y bioquímicamente únicos, pero que también somos altamente adaptables y que como especie hemos sobrevivido y nos hemos desarrollado en diversos hábitats y medios, y con muchas dietas muy distintas. En el capítulo 10 revisaremos lo que he llegado a entender como los principios fundamentales de una dieta humana óptima, la cual puede variar enormidades de cultura a cultura y puede ser adaptada a distintas preferencias, pero que está cimentada en un marco teórico básico de lo que tiene sentido desde una perspectiva histórica y evolucionista.

La ciencia está descubriendo el papel multidimensional de los alimentos en la salud. La comida no es sólo calorías; es información que rige tus funciones de forma constante. Hemos evolucionado de la mano con nuestros alimentos en nuestro ambiente y los usamos para regular todos los procesos corporales, incluida nuestra expresión genética, la inflamación, el estrés oxidativo (daño provocado por el oxígeno, como cuando una manzana o un auto se oxidan; imagínatelo si te oxidaras por dentro), las funciones hormonales, la función inmune, el equilibrio de la flora intestinal, la desintoxicación, el metabolismo y muchos, muchos más. Profundizar en nuestra dieta histórica nos puede guiar hacia el espectro de comida que nos puede hacer bien.

Aunque *Come grasa y adelgaza* es sobre la grasa, qué es, qué tipos debemos comer y cuánta deberíamos comer, existen grandes diferencias en las dietas de distintas poblaciones. Por ejemplo, los japoneses consumen grasa equivalente a 15% de sus calorías totales, mientras que las culturas mediterráneas 40% y en las islas del Pacífico y los guerreros masái consumen en su mayoría grasas saturadas. Sin embargo, ninguna de esas poblaciones tiene altos índices de enfermedades de la modernidad —como obesidad, diabetes, cardiopatías, cáncer y demencia—, como sí los tenemos en Estados Unidos.

Lo que más importa es la calidad de nuestra dieta. Alimentos reales, integrales, frescos, sin adulterar y sin modificar: ése debe ser el punto de partida. Además de lo que comemos hay otros factores que contribuyen al aumento de peso y a la obesidad —nuestros genes, niveles de actividad, niveles de estrés, flora intestinal y toxinas y obesógenos (toxinas que causan obesidad) ambientales— y que modifican nuestro riesgo de enfermedades e incluso nuestra respuesta a distintos alimentos; pero no deja de ser cierto que el mayor contribuyente a nuestro peso y a nuestra salud es lo que comemos.

Una revisión de la investigación que se ha hecho evidenciará que, para muchas culturas tradicionales en todo el mundo, la grasa es algo deseable, especial y necesario. Los tibetanos le ponen mantequilla al té. En China se vende la grasa de cerdo como un manjar, y se le prefiere por sobre la carne. Las culturas tradicionales siempre han preferido los órganos de los animales, pues son más ricos en grasas. Los indios de las planicies se comían primero el hígado y los órganos de los búfalos. Y la mayoría de nosotros prospera con una dieta alta en grasas, en especial las personas con prediabetes y diabetes tipo 2, o lo que me gusta llamar diabesidad.

Nuestras dietas hoy en día son muy diferentes de lo que eran hace 12 000 o 14 000 años, cuando éramos cazadores-recolectores. La revolución agrícola y la domesticación de animales llevaron a que remplazáramos los alimentos tradicionales con cereales y lácteos. Sin embargo, la comida seguía siendo orgánica, integral y provenía de animales alimentados con pasto. Gracias a la Revolución industrial, nuestra dieta se ha transformado más en los últimos 100 años que en los 10 000 anteriores. La Revolución industrial ha permitido la manipulación genética de las cosechas a través del aumento de la hibridación y modificación genética, la ganadería intensiva en espacios de engorda confinados, el refinamiento de aceites vegetales, de semillas y de cereales, el desarrollo de grasas trans y el jarabe de maíz alto en fructosa, la disminución alarmante de las grasas omega-3 que se obtenían de alimentos naturales, el aumento de aceites omega-6 refinados, el uso de sustancias químicas dañinas (pesticidas, herbicidas, fertilizantes, antibióticos y hormonas) y el agotamiento de los nutrientes del suelo. La calidad de nuestra dieta ha empeorado de forma notable. Desde una perspectiva que entiende la comida sólo como fuente de energía y calorías, nada de esto importaría, pero la ciencia ha descartado esta perspectiva tan simplista y ha revelado un entendimiento poderoso del papel de los alimentos en todos nuestros procesos biológicos, desde la regulación de qué genes se encienden y qué genes no, a la regulación de hormonas, la producción de mensajeros inmunológicos y neurotransmisores, el equilibrio de la flora intestinal e incluso la estructura y composición de nuestras células, tejidos y órganos.

Adentrémonos en el amplio mundo de las grasas, para que puedas entender los diferentes tipos que existen y cómo afectan tu biología.

Introducción a las grasas: lo bueno, lo malo y lo feo

A todo esto, ¿qué es la grasa?

Se puede pensar la grasa de dos formas. La primera, por su estructura química, que es como la nombramos y clasificamos (ésa es la parte sencilla). La segunda es en términos de su biología y cómo afecta nuestra salud. Aquí viene la parte más científica y técnica, así que ten paciencia.

Primero, la química. La grasa, o como la llamamos en la jerga nutricional, "los ácidos grasos", es una cadena de átomos de carbono, oxígeno e hidrógeno con un grupo carboxilo (más átomos de carbono, hidrógeno y oxígeno) en una punta. Los ácidos grasos se clasifican según la cantidad de átomos de carbono en la cadena, así como por la cantidad de enlaces dobles que existen en la molécula. Hay grasas de cadena corta y grasas de cadena larga. Y hay grasas con muchos enlaces dobles (poliinsaturadas) o sin uno solo (saturadas). Las moléculas de ácidos grasos suelen juntarse en grupos de tres y forman una molécula llamada triglicérido. Los triglicéridos son producidos en su mayoría en el hígado a partir de los carbohidratos que comemos.

Estas distintas estructuras químicas les dan a las grasas diferentes propiedades. Por ejemplo, las grasas saturadas se encuentran en los cocos, los mamíferos y otros animales de sangre caliente. Son suaves cuando existen en el cuerpo de animales vivos, pero duras a temperatura ambiente o fuera del cuerpo, como la mantequilla o la manteca. Las grasas omega-3 se encuentran en las aguas frías y en los peces árticos. Son líquidas a temperatura ambiente y pueden mantenerse fluidas cuando los peces nadan en aguas muy frías.

Los ácidos grasos tienen un papel estelar en muchas funciones corporales importantes, como la regulación de la inflamación, las hormonas, el humor, la función nerviosa y más. La mayoría piensa en ellos como una forma de almacenamiento de energía. Si no hay glucosa disponible para tener energía, el cuerpo usa los ácidos grasos como combustible para las células.

Quemar grasas para obtener energía es en realidad mejor y más sostenible para la salud; de hecho, es lo que prefieren tus músculos y corazón. Las cetonas que se producen cuando comes grasa (en especial las grasas del aceite de coco o de triglicéridos de cadena media) son mejores para tu cerebro e incluso se pueden usar en la prevención y tratamiento del Alzheimer.[1]

Hemos creído por mucho tiempo que el cerebro puede funcionar sólo con azúcar, pero ahora sabemos que esto no es cierto y que el cerebro puede quemar grasas o cetonas (producidas por la descomposición de grasas).

Éstos son los cuatro tipos de ácidos grasos:

1) Saturados (AGS)
2) Monoinsaturados (AGMI)
3) Poliinsaturados (AGPI): omega-3 y omega-6
4) Grasas trans (AGT)

Lo que los define es su estructura: una grasa saturada no tiene enlaces dobles (entonces está *saturada* de hidrógeno), un ácido graso monoinsaturado tiene un enlace doble y un ácido graso poliinsaturado tiene más de un enlace doble. Las grasas trans son grasas con una forma peculiar y no suelen ser parte de la biología humana; sus enlaces dobles se encuentran del lado opuesto de la cadena (o el lado "trans") donde se encontrarían en las grasas naturales. A tu cuerpo no le gustan para nada. La estructura química de los enlaces dobles en las grasas poliinsaturadas es inestable cuando entra en contacto con varios elementos, como la luz, el calor y el oxígeno, y esto las hace más propensas a dañarse y ser tóxicas para la salud. La cosa se complica más porque hay varios subtipos de grasas saturadas, poliinsaturadas e incluso de grasas trans. Algunas grasas poliinsaturadas pueden ser dañinas y otras saludables, y lo mismo se puede decir de las grasas saturadas.

A esta complejidad se suma el hecho de que la mayoría de los alimentos contienen combinaciones de diferentes tipos de grasas. Decimos que algo es "saturado" o "monoinsaturado" cuando en realidad la grasa de los alimentos está compuesta de diferentes tipos de ácidos grasos; solemos enfocarnos en el tipo de grasa más abundante cuando nos referimos a algún alimento.

Por ejemplo, el aceite de coco —al que llamamos grasa saturada— está hecho en 90% de grasa saturada; el resto son grasas poliinsaturadas y monoinsaturadas. También le llamamos grasa saturada a la mantequilla, aunque sólo tiene 60% de ácidos grasos saturados y el resto son grasas poli y monoinsaturadas. Más allá de las complejidades, veamos con más detalle cada una de las categorías de grasas y cómo afectan nuestra biología, nuestro peso y nuestra salud.

UNA BREVE NOTA SOBRE EL COLESTEROL

El colesterol es complejo y confuso. Lo estudiaremos a detalle en el capítulo 5, pero lo que debes saber por ahora es que lo que creíamos que era el colesterol "malo", el LDL, en realidad se presenta en dos formas, de las cuales sólo una es mala. Existen partículas de LDL que son grandes, esponjosas y como pelotas de playa, y otras que son pequeñas, duras y densas como pelotas de golf. Las que provocan las enfermedades cardiacas son las pequeñas y densas. Cuando comes azúcares y carbohidratos refinados tienes más de las partículas de LDL densas y pequeñas. Cuando comes grasas saturadas obtienes más de las partículas esponjosas y ligeras, que no están asociadas con riesgos de enfermedades cardiacas. La historia completa es un poco más complicada, pero visualizarla así es lo más conveniente y te ayudará a entender la discusión sobre las grasas saturadas que viene a continuación. Los nuevos análisis de colesterol no sólo pueden medir la cantidad de colesterol total o de LDL, sino también el tipo de partículas que tienes, sean buenas o malas.

Grasas saturadas (AGS)

Dado que las grasas saturadas tienen tan mala reputación, quiero entrar en detalle para que las entiendas mejor. Después de todo, ésa es la diferencia entre una vida con o sin mantequilla.

Las grasas saturadas se clasifican según su estructura química. La pregunta esencial es si los carbonos en la cadena del ácido graso suman un número par o impar. Esto es importante porque las cadenas grasas impares suelen ser buenas para ti, mientras que las pares pueden conllevar más riesgos (aunque las cadenas pares más cortas, como el ácido láurico del coco, son benéficas). Yo sé que es complicado; lo siento. Por favor, no mates al mensajero.

Los principales tipos de grasas saturadas son *láurica*, *mirística*, *palmítica* y *estearata*, que son cadenas grasas pares (pero existen más). Las carnes y los lácteos de animales alimentados con cereales son fuentes ricas en palmíticos. También contienen estearata, que es la grasa saturada que no tiene efectos negativos en los niveles de colesterol. El aceite de palma es en su mayoría palmítico. La mantequilla de cacao es en su mayoría estearata, y el aceite de coco y de palma son mayormente láuricos y un poco de mirísticos.

Cada una de estas grasas saturadas tiene diferentes efectos en el cuerpo. El ácido láurico del coco incrementa el LDL más que los demás (en comparación con el resto de las grasas saturadas), pero también incrementa el HDL (el colesterol bueno) más que los demás, y eso es algo bueno. El efecto total es una mejora en tu perfil de colesterol, pues mejora la proporción colesterol total-HDL (que es mucho mejor indicador de un infarto que sólo el nivel de LDL). También incrementa el nivel de partículas esponjosas y ligeras de LDL (mientras que el azúcar y los carbohidratos refinados aumentan las partículas pequeñas y densas de LDL, que son las verdaderas causantes de las enfermedades cardiacas). Por otro lado, la estearata no tiene efecto sobre el LDL, pero eleva el HDL y mejora el perfil total de colesterol.

Lo que confunde a mucha gente, científicos incluidos, es que pensamos que las grasas saturadas que comemos se convierten en grasas saturadas en la sangre, pero el sorprendente hecho es que las grasas saturadas en la *dieta* no elevan las grasas saturadas en la *sangre*. Los carbohidratos y el azúcar (y el exceso de proteína) son los que hacen que tu hígado produzca las grasas saturadas en tu sangre. Los niveles más altos de estearatas y palmíticos en la sangre están asociados con mayores riesgos cardiacos. No obstante, éstos se producen mayormente a partir del consumo de carbohidratos y azúcar, y no de grasa. De hecho, comer alimentos con estos tipos de grasas —como la carne o el aceite de palma— tiene muy poco efecto en el nivel de grasa saturada en tu sangre; resulta que estos tipos de grasa no están asociados con el aumento en el riesgo de enfermedades cardiacas.

Las grasas saturadas son grasas esenciales que dotan de firmeza y estructura a las membranas celulares y a los tejidos; es como si mantuvieran el contenido de las células en su lugar. Si comemos muchos aceites inestables poliinsaturados omega-6 (de semillas, cereales o leguminosas, como aceite de maíz, soya o girasol), nuestras células se vuelven muy flojas y no funcionan tan bien. Las peores grasas para nuestras células son las grasas trans, que son duras y literalmente se insertan en nuestras membranas celulares, lo que causa que no funcionen adecuadamente y sean susceptibles a enfermedades, pues esto afecta la permeabilidad de la membrana celular (que les permite a las células comunicarse con otras células). En resumen, deja a tus células un poco sordas y con algo de ceguera.

Las grasas saturadas tienen varias funciones importantes en el organismo:[2]

- Las grasas saturadas como el ácido láurico (del coco) y el ácido linoleico (de la mantequilla) fortalecen el sistema inmune y ayudan a la comunicación entre las células, lo que te protege del cáncer.
- Ayudan al funcionamiento de tus pulmones. Las grasas saturadas en tu cuerpo producen algo llamado sufractante, lo que ayuda al aire a atravesar las membranas pulmonares. Los niños a los que se les da mantequilla y leche entera presentan menos asma que los niños que consumen leche baja en grasas y margarina.[3]
- Son necesarias para que produzcas hormonas como la testosterona y el estrógeno.[4]
- Son esenciales para que tus nervios y sistema nervioso funcionen de manera correcta.
- Ayudan a suprimir la inflamación, sin importar la creencia popular de que la producen. Cuando se comen junto a grandes cantidades de azúcar o carbohidratos refinados (como pan con mantequilla o galletas), las grasas saturadas sí pueden producir inflamación. También pueden provocar inflamación si tienes deficiencia de omega-3. Lo que debes saber aquí es que las grasas saturadas *son causa de inflamación sólo cuando se consumen junto con carbohidratos refinados o azúcar, o cuando no consumes grasas omega-3*.[5]
- Las grasas animales saturadas contienen vitaminas solubles en grasa y nutrientes esenciales que necesitamos para estar sanos,[6]

como vitamina A, D y K$_2$, que es la forma animal de la vitamina K. En comparación con quienes consumen la dieta estándar estadounidense, que es muy pobre en nutrientes, las sociedades de cazadores-recolectores, que llevaban dietas muy altas en nutrientes, tenían niveles de estos nutrientes 10 veces superiores a los de un estadounidense promedio.[7]

Podría seguir y seguir enumerando los beneficios de las grasas saturadas...

Varios ácidos grasos saturados importantes proveen excelentes fuentes de energía para el cuerpo: el ácido láurico, encontrado en el coco; el ácido mirístico, encontrado en el aceite de coco y en las grasas lácteas, y el ácido palmítico, presente en el aceite de palma, la carne y las grasas lácteas.[8] El ácido palmítico cumple una función en la regulación de hormonas, y tanto el ácido palmítico como el mirístico ayudan a la comunicación entre células y a la función inmune.[9]

Una buena función cerebral depende de las grasas saturadas. De hecho, la mayor parte de tu cerebro está hecha de grasas saturadas y omega-3. Un estudio demostró que el consumo de grasas saturadas tiene el potencial de reducir el riesgo de demencia 36%.[10] De hecho, las grasas saturadas ayudan al cerebro en la renovación y regeneración de neuronas.

Grasas monoinsaturadas (AGMI)

Éste es el asunto: los AGMI son buenos para ti. Las poblaciones que consumen mucho aceite de oliva y frutos secos, como Grecia e Italia, tienen los índices más bajos de enfermedades cardiacas en el mundo (exceptuando a Japón, que tiene un índice de consumo de AGMI bajo).

Las principales fuentes alimentarias de AGMI son las aceitunas, el aceite de oliva, el aguacate, la manteca, el sebo (de res o de oveja), algunos tipos de pescado y muchos frutos secos, entre ellos las macadamias, almendras, pecanas y nueces de la India, por nombrar algunas.

Las grasas monoinsaturadas también se encuentran en los lácteos y los alimentos animales.

Para nuestros ancestros preagrícolas, las grasas monoinsaturadas representaban cerca de la mitad del consumo total de grasas y entre 16 y 25% del consumo total de calorías de la carne, médula y frutos secos. Los hadza, una de las pocas sociedades de cazadores-recolectores que quedan en el planeta, abren los huesos de los animales que cazan y chupan la médula, que está compuesta en más de 50% de grasas monoinsaturadas. Actualmente, la carne de ganado alimentado con cereales no tiene muchos AGMI, pero los animales criados en pastizales tienen tanto como los animales salvajes, que es mucho.[11]

Comer más grasas monoinsaturadas tiene grandes beneficios para tu corazón y tu sistema cardiovascular, por lo que la mayoría de los cardiólogos recomienda una dieta mediterránea; hasta la Asociación Estadounidense del Corazón está de acuerdo. Un consumo mayor de AGMI se asocia con una mejoría en los indicadores de colesterol, así como una menor oxidación de LDL (la cual es necesaria para que el LDL le haga daño al cuerpo) y un menor riesgo de coagulación sanguínea y apoplejías.[12]

Las grasas monoinsaturadas son ricas en vitamina E y otros antioxidantes. Mejoran la sensibilidad a la insulina y, por lo tanto, el riesgo de diabetes; reducen el riesgo de cáncer de mama, el dolor en personas con artritis reumatoide; promueven la pérdida de peso, y reducen la grasa abdominal.[13]

Sin embargo, algunas grasas monoinsaturadas son producidas de tal manera que terminan siendo poco saludables y hasta tóxicas para el cuerpo. Por ejemplo, el aceite de canola ha sido laudado como un aceite sano durante años. El proceso para producirlo, al igual que otros aceites vegetales, incluye la aplicación de altas temperaturas y el uso de fuertes solventes químicos durante el proceso de refinación. En un artículo titulado "The Great Con-ola" (La gran estafa de la canola), la Fundación Weston A. Price explica: "Como todos los aceites vegetales modernos, el aceite de canola pasa por el proceso de refinamiento cáustico, blanqueamiento y desgomado, los cuales conllevan altas temperaturas o químicos de seguridad dudosa. Y dado que el aceite de canola es rico en ácidos grasos omega-3, que se avejentan rápido y adquieren un olor desagradable cuando entran en contacto con oxígeno o están a altas temperaturas, debe ser desodorizado".[14] Evita el aceite de canola y quédate con el aceite de oliva extravirgen (y orgánico, idealmente), los aguacates y las almendras.

Grasas poliinsaturadas (AGPI): ácidos grasos omega-6 y omega-3

Existen dos tipos principales de AGPI; los ácidos grasos omega-6 y omega-3. Estas grasas son consideradas "esenciales". Cuando los científicos nombran un nutriente como "esencial", no sólo están diciendo que es muy importante o agradable consumirlo. En la jerga nutricional llamamos esencial a algo sin lo cual te enfermas o mueres. Es esencial porque no lo producimos en el cuerpo, y por lo tanto tenemos que comerlo o tomarlo como suplemento.

Las grasas poliinsaturadas (AGPI) tienen un papel clave en las funciones celulares, inmunes y hormonales. Son grandes reguladores de la salud y las enfermedades. Las grasas omega-3, un tipo de AGPI, constituyen gran parte de las membranas celulares y regulan la función de la insulina, la inflamación e incluso los neurotransmisores, razón por la cual son fundamentales para prevenir y tratar la diabetes, depresión, artritis y enfermedades autoinmunes.

Algunos ejemplos de aceites poliinsaturados son los de soya, canola, cártamo, girasol, linaza y de pescado, pero no todos ellos son buenos. Otros alimentos que son fuentes de AGPI incluyen los frutos secos; las semillas de girasol, ajonjolí, calabaza y chía, y el pescado.

Sin embargo, recuerda que es importante entender que, como con las grasas monoinsaturadas, el procesamiento o cocción de los aceites poliinsaturados afecta su capacidad de sanar o enfermar. Por ejemplo, los AGPI desarrollan radicales libres dañinos cuando son sometidos a altas temperaturas, y éstos pueden dañar tus tejidos y promover todo tipo de enfermedades, en especial las relacionadas con la edad avanzada como las cardiopatías, diabetes, cáncer y demencia. De hecho, el LDL es dañino sólo si ha sido oxidado y dañado por radicales libres. Entonces, los dos ácidos grasos esenciales encontrados en los alimentos son:

- AL – ácido linoleico (omega-6): encontrado en aceites de semillas y verduras comerciales y algunas nueces y semillas. Sí necesitamos las grasas omega-6 del AL en moderación, pero sólo de alimentos integrales como nueces y semillas o de aceites vegetales prensados en frío (y sólo en pequeñas cantidades).
- AAL – ácido alfa-linolénico (omega-3): encontrado en carne de órganos, yema de huevo de gallina de pastoreo, nueces de macadamia, nueces y aceite de linaza.

Existen otros derivados de omega-3 y omega-6 de cadenas más largas que pueden ser sintetizados en el cuerpo, considerados "ácidos grasos condicionalmente esenciales". Pero la mayoría de la gente necesita obtenerlos de fuentes alimenticias porque sus cuerpos no son buenos para convertir el AAL en las formas activas de las grasas omega-3 llamadas EPA y DHA. Así que también considero esenciales los siguientes:

- DHA – ácido docosahexaenoico (omega-3 que puede hacerse de AAL, pero sólo entre 5 y 10% del AAL puede convertirse en DHA): presente en pescados o algas, o animales silvestres o de pastoreo.
- EPA – ácido eicosapentaenoico (omega-3 que también puede derivar del AAL, y una grasa buena antiinflamatoria): encontrado en el pescado o en animales salvajes o de pastoreo.
- AA – ácido araquidónico (ácido graso omega-6 que puede derivarse del AL y es bueno para la flexibilidad y permeabilidad de la membrana celular): presente en alimentos de origen animal, como el pescado, pollo, huevos y carne.
- AGL – ácido gama linoleico (ácido graso omega-6 derivado del AL): encontrado en el aceite de onagra, borraja o cáñamo.

Ácidos grasos omega-6

Las grasas omega-6 suelen tener mala reputación, pues tienden a causar inflamación en el cuerpo. Pero no todas son dañinas. Las grasas omega-3 son antiinflamatorias. El problema comienza cuando el equilibrio se rompe en favor de más omega-6 y menos omega-3.

Evolucionamos para tener una buena proporción de ácidos grasos omega-6 y omega-3, de aproximadamente de 1:1 a 4:1. Pero nuestra dieta moderna nos provee demasiados omega-6 (que se encuentran en alimentos procesados, aceite de maíz y de cártamo, y carne criada de forma convencional) y muy pocos omega-3 (encontrados en peces grasosos atrapados en la naturaleza, aceite de pescado y carnes alimentadas con pasto).

Cuando hay demasiado omega-6 y no hay suficiente omega-3 en la célula, las cosas pueden salir muy mal. Se ha demostrado que un desequilibrio puede deprimir las funciones del sistema inmune, contribuir al aumento de peso y causar inflamación.[15]

La doctora Artemis Simopoulos, una de las principales investigadoras de las grasas omega-3, explica que "cantidades excesivas de ácidos grasos poliinsaturados (AGPI) omega-6 y una muy alta proporción de omega-6 a omega-3, como se puede ver en las dietas occidentales actuales, promueve la patogénesis de muchas afecciones, entre ellas enfermedades cardiovasculares, cáncer y enfermedades inflamatorias y autoinmunes, mientras que niveles elevados de AGPI omega-3 (una proporción baja de omega-6 a omega-3) produce efectos supresores".[16]

En un artículo publicado en *Biomedicine and Pharmacotherapy*, la doctora Simopoulos reseña a detalle los riesgos de ir en contra de nuestro equilibrio evolutivo de grasas omega-3 y omega-6.[17] El aumento en el consumo de grasas omega-6 oxida el LDL (colesterol malo), lo vuelve rancio y más propenso a provocar enfermedades cardiacas. También hace que la sangre sea más pegajosa y más propensa a coágulos, y bloquea la absorción de las grasas omega-3 buenas en las membranas celulares. Todas son malas noticias para tu salud.

Recuerda que los alimentos son información que influye en la expresión de tus genes, y esto es especialmente cierto cuando se trata de alimentos que contienen ácidos grasos omega-3 y omega-6. Las grasas omega-3 reducen la expresión de genes y moléculas inflamatorios en el cuerpo, mientras que las grasas omega-6 promueven la expresión de genes inflamatorios. Las grasas omega-6 están muy presentes en aceites vegetales refinados, como los de maíz, cártamo y soya. Aunque estos aceites han sido considerados alternativas "sanas" a las grasas saturadas, ahora sabemos de los peligros para la salud que conllevan (revisa el capítulo 6 para saber más). Definitivamente no deberían ser parte de tu dieta.

Los aceites sin refinar son una mejor opción; sin embargo, la proporción de grasas omega-6 a omega-3 sigue siendo importante. Los aceites poliinsaturados sin refinar con mejor proporción son los de linaza, nuez de nogal y cáñamo, pero asegúrate de no calentarlos.[18] Los aceites sin refinar son extraídos en frío o prensados por extractor; ninguno de estos dos procesos usa los químicos o solventes que se usan en el refinamiento de aceites.

Veamos las grasas omega-6 más a detalle.

Omega-6 de cadena media: ácido linoleico (AL)

El ácido linoleico es hoy en día la grasa más abundante en nuestras dietas, y se presenta en alta concentración en la mayoría de los aceites vegetales y de semillas, en particular los de soya, cártamo, girasol, maíz y algodón. Desde hace 100 años se ha consumido en cantidades sin precedentes. El consumo de aceite de soya se ha incrementado 1 000 veces desde 1900. Dado que este aceite disminuye el colesterol malo, o LDL, la mayoría de los médicos lo adoran y recomiendan intercambiarlo por las grasas saturadas. Pero la cosa no es tan simple. Hay demasiadas grasas omega-6 en la soya y otros aceites vegetales y de semillas que compiten con las omega-3 en tu cuerpo e interfieren con los beneficios que aportan estas últimas al corazón. Lo que es peor, estos aceites se pueden dañar muy fácil al entrar en contacto con el oxígeno; dentro del cuerpo pueden volver rancio y peligroso el LDL.[19] Estas grasas oxidadas son conocidas como metabolitos oxidativos de ácido linoleico. Usar estos aceites para freír, y en especial para freír carbohidratos (como para hacer papas a la francesa), los hace aún más dañinos.

El ácido linoleico, en su mayoría proveniente del aceite de soya, representa cerca de 90% de nuestro consumo total AGPI o 7% de nuestra ingesta total de energía. Eso es muchísimo aceite inestable en nuestra dieta. Los humanos preagrícolas que vivían en África consumían sólo 3% de AL de carne de animal silvestre. Otros humanos ancestrales que vivían en áreas de costa habrían consumido menos de 1%. No existe un precedente histórico para nuestro consumo actual de AL, y éste ha sido llamado un "masivo experimento humano sin control".[20]

Las poblaciones con un consumo tradicionalmente bajo de AL presentan riesgos muy bajos de enfermedades cardiacas. Existen estudios contradictorios, pero cuando es separado de dietas que también incluyen grasas omega-3, el ácido linoleico por sí solo parece aumentar el riesgo. El único estudio aleatorio y controlado que redujo el AL a niveles preindustriales encontró una reducción de 70% en la incidencia de enfermedades cardiacas y muerte.[21] El AL no debería ser una parte importante de tu dieta, a pesar de las recomendaciones comunes de remplazar las grasas saturadas con ácido linoleico omega-6 de aceites vegetales. Hablaremos más sobre las grasas omega-6 en el capítulo 6.

Omega-6 de cadena larga: ácido araquidónico (AA)

El ácido araquidónico se encuentra en huevos, carne de res, cerdo, aves, hígado, peces tropicales y peces de criadero. Es uno de los componentes más importantes de todas tus membranas celulares, incluyendo las de tus vasos sanguíneos, plaquetas y células del sistema inmune. Dentro del cuerpo puede convertirse en todo tipo de metabolitos, llamados *prostaglandinas* y *leucotrienos*, algunos de los cuales promueven la inflamación y la coagulación. Estos metabolitos son

AGL: UN OMEGA-6 DE CADENA LARGA

Una fuente provechosa de grasas omega-6 es el ácido gamma-linolénico (AGL). El AGL es un omega-6 de origen vegetal abundante en las semillas de una flor mediterránea conocida como borraja u onagra. A pesar de pertenecer a la familia omega-6, se metaboliza distinto a las otras grasas omega-6. Estudios recientes revelan el poder de este nutriente para combatir la inflamación crónica, el eccema, la dermatitis, el asma, la artritis reumatoide, la aterosclerosis, la diabetes, la obesidad y hasta el cáncer.[22] El AGL tiene muy poca presencia en nuestra dieta. La mayoría de la gente tiene una deficiencia de AGL y podría beneficiarse de tomar suplementos de borraja o de aceite de onagra. Sólo necesitas un poco de AGL para obtener sus beneficios.

necesarios para mantener un equilibrio con el efecto antiinflamatorio de las grasas omega-3. Esto no quiere decir que las grasas omega-6 son completamente malas y las omega-3 completamente buenas. El asunto es el equilibrio. Los animales salvajes y de pastoreo tienen un buen equilibrio de AA y omega-3, mientras que la producción industrial de animales ha llevado a un incremento de AA y la desaparición casi absoluta de los omega-3. Es necesaria una cierta cantidad de AA, pero en exceso es dañina.

Ácidos grasos omega-3

Si consideramos que el cuerpo necesita menos grasas omega-6 de las que se encuentran en la dieta occidental promedio y necesita con urgencia más grasas omega-3, es vital para nuestra salud enfocarnos en obtener una ingesta constante de estas últimas. Las mejores fuentes alimenticias de las grasas omega-3 son los pescados y mariscos silvestres de aguas frías, aceites de pescado de buena calidad y carne y lácteos de animales alimentados con pasto.

Los beneficios de las grasas omega-3 están bien documentados y estudiados. He aquí una lista de afecciones para las que estas grasas son de ayuda:[23]

- Colesterol elevado
- Hipertensión
- Cardiopatías
- Diabetes
- Artritis reumatoide
- Osteoporosis
- Depresión
- Trastorno bipolar
- Esquizofrenia
- Déficit de atención e hiperactividad
- Deterioro cognitivo
- Trastornos de la piel, como el eccema y la psoriasis
- Síndrome de intestino irritable
- Asma
- Degeneración macular
- Cólicos menstruales
- Cáncer de colon
- Cáncer de mama
- Cáncer de próstata

Las dietas ricas en grasas buenas ayudan a tu función cerebral. El cerebro está hecho principalmente de fosfolípidos, la forma más básica de las grasas. Por lo tanto, los ácidos grasos esenciales omega-3 le dan la fluidez apropiada a las membranas de tus neuronas.

Un estudio sobre el papel de los ácidos grasos omega-3 en la depresión mostró que éstos eran más efectivos que un placebo tanto en adultos como en niños en estudios controlados pequeños y en un estudio abierto de la depresión bipolar.[24] Un estudio realizado por el doctor S. Jazayeri publicado en el *Australian and New Zealand Journal of Psychiatry* en el que se compararon los efectos terapéuticos del EPA y la fluoxetina (Prozac) en trastornos depresivos mayores mostró que el EPA es tan efectivo como el Prozac en el tratamiento del trastorno.[25] Así es: los ácidos grasos omega-3 pueden aliviar los síntomas de la depresión con la misma eficacia que las medicinas más recetadas hoy en día.

Aquí hay más detalles sobre cada una de las grasas omega-3:

Omega-3 de cadena media: ácido alfa-linolénico (AAL)

El ácido alfa-linolénico es la mayor fuente vegetal de grasas omega-3. Se encuentra en el aceite de soya, la linaza, las semillas de chía y cáñamo, los frutos secos y el aceite de canola, así como en hortalizas de hoja verde (en menor cantidad). Los aderezos de ensalada con base de aceite de soya y la mayonesa son las principales fuentes de AAL, pero también vienen acompañados de grandes cantidades de ácido linoleico omega-6 (AL), así que mi recomendación es evitar el aceite de soya. Las grasas omega-3 del AAL protegen la salud, y en pequeñas cantidades (entre 5 y 10%) pueden convertirse en omega-3 de cadena larga (EPA y DHA), que son más beneficiosas. Sin embargo, en dietas ricas en AL, el AAL no puede ser convertido en EPA ni DHA. En un estudio longitudinal, el AAL se asoció con una reducción de 73% en la incidencia de infartos y muertes prematuras, pero sólo cuando al mismo tiempo se redujo el AL.[26]

Omega-3 de cadena larga: EPA y DHA

Hoy en día 90% de los estadounidenses presenta una deficiencia de estas grasas esenciales que fueran una parte vital de nuestra dieta evolutiva. Suelen provenir de alimentos de animales salvajes, aunque los pollos alimentados con comida que contiene grasas omega-3 también producen huevos con grasas omega-3. Se encuentran en pescados grasos de aguas frías como sardinas, caballa, arenques, trucha, salmón, anchoa, ostiones y atún (aunque es mejor alejarse del atún por su alto contenido de mercurio). También se encuentran más en animales de caza como venado, antílope y alce. Se encuentran en menores cantidades en animales de ganado alimentados con pasto o de pastoreo, y en camarones, mejillones, calamares y vieiras. El DHA también se encuentra en las algas, la única forma vegetal de las grasas omega-3 de cadena larga.

Como ya lo hemos dicho, estas increíbles grasas tienen muchos beneficios. La mayoría de los estadounidenses exhibe deficiencias de grasas omega-3, y hasta 25% de ellos no consume grasas omega-3 de cadena larga (EPA/DHA). La mayoría de nuestros ancestros que vivía al interior del continente consumía cerca de 660 miligramos diarios de EPA y DHA, aproximadamente seis veces más que el estadounidense promedio. Quienes vivían en áreas costeras consumían mucho más. Las poblaciones con ingestas altas de EPA y DHA tienen menor riesgo de cardiopatías, diabetes y obesidad. Los beneficios se incrementan cuando la ingesta es de hasta 20 veces la de un estadounidense promedio.

Grasas trans (AGT)

En el ancho mundo de las grasas, como puedes ver, pocas cosas son blancas o negras. Sin embargo hay una excepción a esta regla: las grasas trans. Aquí no hay lugar a discusión: salvo por un tipo muy particular, las grasas trans son una cosa horrenda.

También conocidas como grasas hidrogenadas, las grasas trans son en su mayoría creaciones humanas y se encuentran en los alimentos procesados, mantecas y margarinas, comidas fritas y productos comerciales horneados.

Ya nadie duda de los peligros de las grasas trans, pues en 2013 por fin fueron etiquetadas por la FDA como "inseguras para la alimentación humana". El 1° de enero de 2006 la FDA exigió que el contenido de grasas trans fuera expresado de forma clara en todos los alimentos. Esta declaración fue todo un logro, en particular para la Escuela de Salud Pública de Harvard, que llevaba desde principios de los noventa abogando por la transparencia respecto de las grasas trans en alimentos y suplementos.[27] Sin embargo, ¡ten cuidado! Un producto cuya etiqueta dice "sin grasas trans" puede tener un contenido de hasta 0.5 gramos de grasas trans. Por ejemplo, la crema batida, cuya etiqueta dice que no contiene grasas trans, en realidad está mayormente hecha de grasas trans, pero como es casi todo aire, tiene menos de 0.5 gramos por porción.[28] Desde 2013 la FDA ha comenzado el proceso de sacar las grasas trans de la lista de alimentos "generalmente reconocidos como seguros"[29] después de la demanda del doctor Fred Kummerow, el investigador de 99 años que señaló los peligros de las grasas trans por primera vez en 1957. Todas estas acciones son buenas noticias y son pasos que se han dado en la dirección correcta; pero, por desgracia, las grasas trans no saldrán de nuestros alimentos en el corto o mediano plazo porque su prohibición es gradual y lenta. Las compañías de alimentos tienen tres años para eliminarlas de sus productos o pueden pedirle a la FDA un permiso para usarlas. Y no hay garantías de que vayan a ser remplazadas con mejores grasas u otros compuestos.

No obstante, sí hay un tipo de grasa trans que se puede comer y que incluso es saludable. Los lácteos y la res contienen ALC (ácido linoleico conjugado), una grasa trans natural y distinta que tiene efectos benéficos en la salud y el metabolismo.

Históricamente, no consumíamos ninguna grasa trans, y ahora en algunas poblaciones de países occidentales las grasas trans constituyen más de 5% del consumo de calorías. Fueron creadas alrededor de 1890 por científicos que desarrollaron el proceso de hidrogenación. Era un proceso barato y se pensaba que eran más sanas que la mantequilla, pero

VEO, VEO GRASAS TRANS

Es importante estar al tanto de los lugares en los que las grasas trans nos pueden seguir acechando: productos horneados (pasteles, galletas, galletas saladas), botanas (palomitas de microondas, papas fritas), comidas congeladas, sustitutos de mantequilla, margarina, crema para café, betunes prefabricados y, por supuesto, la comida rápida.[30] Mantén las grasas trans lo más lejos de ti evitando las comidas procesadas y empacadas, la comida rápida, pidiendo en los restaurantes que tu comida sea cocinada con mantequilla o aceites sanos, como de coco o de oliva, y buscando las palabras "aceite parcialmente hidrogenado" en las etiquetas. La buena noticia es que muchos productores de alimentos están eliminando las grasas hidrogenadas de sus productos en un esfuerzo por mantener el negocio.

son mucho peores. No deberían ser consumidas por los humanos ni por ningún otro ser vivo. Hasta las moscas lo saben; nunca aterrizarían en un bote de manteca vegetal.

De acuerdo con la FDA, "las grasas trans se crean cuando se agrega hidrógeno a un aceite vegetal (un proceso llamado hidrogenación) para hacerlo más sólido".[31] Solidificar algunos aceites era de ayuda para su almacenamiento y transportación. A principios del siglo xx había abundancia de soya y escasez de mantequilla. La creación de la margarina derivada del aceite de soya resolvió ese problema. "Las grasas hidrogenadas que se vendían en Inglaterra como el Crisco o el Spry comenzaron a remplazar la manteca de cerdo en la producción de pan, tartas, galletas y pasteles en 1920."[32] Los productores de alimentos habían encontrado una grasa que costaba poco dinero producir y con una larga vida en el estante.

Para los años sesenta, los productos con grasas trans eran usados en los alimentos industrializados y sustituían las grasas animales (mantequilla y manteca de cerdo) tanto en Estados Unidos como en otros países. Y dado que las grasas trans eran consideradas grasas no saturadas, los promotores de la "salud" promocionaban la idea de que la margarina era mejor para nosotros que la mantequilla.

Sin embargo, existían desde 1981 sugerencias en la literatura científica de que podría haber conexiones entre las grasas trans y las afecciones coronarias. Según la Escuela de Salud Pública de Harvard, un estudio realizado en Escocia en ese año especulaba sobre el hecho de que existe una correlación entre las grasas trans y las enfermedades cardiovasculares. Otro estudio hecho por Harvard en 1993 encontró una relación notable entre los aceites parcialmente hidrogenados y el riesgo de infartos. Este estudio calculó que si tan sólo remplazas 2% de las grasas trans en tu dieta con grasas saludables, podrías reducir el riesgo de enfermedades cardiacas en un tercio.[33]

En 1994 se estimó que las grasas trans causaban 30 000 muertes al año en Estados Unidos por cardiopatías.[34] Incluso así, el consumo de grasas hidrogenadas ha aumentado de forma significativa durante los últimos 50 años. Apenas ahora ha empezado a disminuir.

El peligro de las grasas trans se reduce a esto: incrementan las partículas densas, pequeñas y peligrosas de LDL, y disminuyen el HDL (el colesterol bueno). Esto a su vez provoca inflamación, enfermedades cardiacas, diabetes, demencia y muerte súbita. También aumenta el riesgo de cáncer.

Otro regalo no deseado que nos dan las grasas trans es la obesidad. Existe una fuerte correlación entre las grasas trans y los problemas de peso. Un estudio del Centro Médico Bautista de Wake Forest demostró que las dietas altas en grasas trans aumentan la grasa en el abdomen y el peso sin que haya un incremento en el consumo total de calorías. Este estudio también respaldó la relación entre las grasas trans y las enfermedades cardiacas y las diabetes.[35] Los estudios de Harvard de las últimas tres décadas también han probado que comer grasas trans estimula la obesidad y la resistencia a la insulina, lo que lleva a la prediabetes y a la diabetes tipo 2.[36]

Pero la tenebrosa historia de las grasas trans no termina aquí. El nexo entre el cáncer y las grasas trans también es una preocupación importante. Un estudio sobre los ácidos grasos trans y el cáncer de colon mostró que las mujeres posmenopáusicas con niveles mayores de grasas trans en sus dietas tenían el doble de riesgo de padecer cáncer de colon.[37] Un estudio publicado en el *American Journal of Epidemiology* encontró que comer grasas trans puede llevar a la producción de pólipos precancerosos,[38] y otro estudio publicado en la misma revista encontró que el riesgo de que una mujer padezca cáncer de mama se duplicaba si presentaba niveles altos de grasas trans en la sangre.[39]

• • •

Ahí está: el universo de las grasas en toda su complejidad. Con el nuevo conocimiento que has adquirido, ahora tienes el poder para tomar decisiones más sanas sobre qué grasas comer y cuáles evitar. En los próximos capítulos te daré más guías para ayudarte a responder, de una vez por todas, la pregunta "¿Qué debo de comer para mantenerme sano, prevenir enfermedades y perder peso?"

5

La sorprendente verdad
sobre la grasa y las cardiopatías

Durante mucho tiempo, la grasa ha sido señalada como el villano en la historia de las enfermedades cardiacas. La suposición original —que la grasa en general es mala para el corazón— ha sido sustituida con la idea de que las grasas saturadas son malas y las grasas poli y monoinsaturadas son buenas. En lo único en lo que todos estamos de acuerdo es en que las grasas trans son malas y que las grasas monoinsaturadas (como el aceite de oliva) pueden conservar su papel como héroes de la película. Pero existen nuevas evidencias que sugieren que no todas las grasas poliinsaturadas (como los aceites vegetales) son tan heroicas como parecían ser, y que las grasas saturadas merecen ser reivindicadas.

¿Qué dicen las investigaciones?

Investigadores de todo el mundo, tanto en estudios experimentales como poblacionales, y en reseñas de todas las investigaciones hechas sobre el tema, suelen llegar con frecuencia a la misma conclusión. En 2015 los prominentes investigadores de la grasa Patty Siri-Tarino, Ronald Krauss y otros más revisaron todos los datos más recientes en un artículo titulado "Saturated Fats versus Polyunsaturated Fats versus

Carbohydrates for Cardiovascular Disease Prevention and Treatment".[1] En él abordaron todas las controversias alrededor de las grasas saturadas, las poliinsaturadas y los carbohidratos, y no encontraron *ningún nexo entre la grasa total en la dieta o las grasas saturadas y las enfermedades cardiacas.* Esto era en el contexto de una típica dieta poco saludable como la que consume la mayoría de los estadounidenses. Algunos datos sugieren que cambiar las grasas poliinsaturadas por las saturadas puede ser beneficioso, pero los estudios son contradictorios.

Un gran estudio aleatorio controlado llamado Predimed (Prevención con Dieta Mediterránea), reportado en el *New England Journal of Medicine* en 2013, mostró que las grasas añadidas en realidad reducían el riesgo de infartos y muerte súbita en 30%.[2] Eso es casi el mismo porcentaje que brinda la estatina. Éste fue uno de los experimentos nutricionales más grandes y mejor ejecutados jamás. Hay quienes dicen que la dieta baja en grasas no era suficientemente baja en grasas, pero no deja de ser verdad que las grasas añadidas fueron beneficiosas.[3] Los investigadores estudiaron a más de 7 000 personas que tenían riesgo de infarto pero que nunca habían sufrido uno. Se le indicó al grupo de control llevar una dieta reducida en grasas. A un grupo se le dio un litro adicional de aceite de oliva a la semana, y a otro se le indicó que debía comer una combinación de nueces, almendras y avellanas (30 gramos al día). No restringieron las calorías para compensar el exceso de grasa. El estudio tuvo que ser detenido tras casi cinco años, pues se volvió evidente que privar al grupo de control de grasas incrementaba el riesgo de que tuvieran infartos o murieran; el grupo que comió grasas estaba protegido de los infartos.

Hubo muchos estudios anteriores a éste que no encontraron relación alguna entre la grasa y las enfermedades cardiacas, incluido el estudio Lyon Diet Heart Study, publicado en 1994.[4] Este estudio demostró que una dieta mediterránea más alta en grasas y rica en grasas omega-3 disminuía el riesgo de morir de forma prematura, ya fuera por enfermedades cardiacas o cualquier otra causa, como derrames, cáncer y demás. En este estudio, el grupo que más disminuyó las grasas omega-6 e incrementó las grasas omega-3 tuvo los mejores resultados. En otra pequeña prueba experimental controlada aplicada a 264 hombres que ya habían sufrido infartos, el grupo con la dieta baja en grasas comió un tercio menos de grasas y 500 calorías menos al día, y obtuvieron un colesterol y peso más bajos que el grupo de control, pero aun así no se mostró ningún beneficio en la reducción de la reincidencia de infartos o de muerte.[5]

La Women's Health Initiative fue otro estudio que no mostró beneficio alguno en la prevención de enfermedades cardiacas al reducir las grasas en la dieta. El estudio, que fue uno de los más amplios jamás realizados en su tipo, observó a 49 000 mujeres durante ocho años y costó cientos de millones de dólares. No se encontró ningún beneficio de la reducción de grasas en la dieta para la prevención de enfermedades cardiacas. El estudio comenzó en 1991, cuando todo el mundo seguía a bordo del tren de lo bajo en grasas, y fue diseñado para disminuir las grasas de 38 a 20% de las calorías diarias totales. Las mujeres en el grupo bajo en grasas redujeron la grasa a sólo 29% de su dieta (porque es muy difícil restringir tanta grasa en la dieta de las personas y que estén satisfechas con la comida), pero de todas maneras no hubo mejoras en este grupo respecto de los índices de cardiopatías (a pesar de disminuciones considerables en el LDL, el colesterol malo),[6] cáncer de mama,[7] cáncer de colon[8] y obesidad.[9] Algunas personas dicen que las mujeres del estudio no redujeron su consumo de grasas lo suficiente como para llegar al resultado deseado; pero si había un resultado que podía aparecer, el estudio hubiera mostrado algo. Sin embargo, no demostró nada. Nada. Nadita. Nada de nada.

Esta situación fue similar a la de un estudio anterior muy grande llamado MRFIT (Prueba de Intervención Múltiple de Factores de Riesgo), el cual también se diseñó para estudiar los efectos de las grasas saturadas en el desarrollo de cardiopatías. De nuevo, no se encontraron diferencias en los resultados respecto de las enfermedades en el grupo que restringió el consumo de grasas saturadas.[10]

No dejan de surgir pruebas de que las grasas saturadas no son la amenaza para el corazón que creíamos. El famoso Estudio de la Salud de Enfermeras tampoco encontró una conexión entre la grasa y las enfermedades cardiacas, ni entre las grasas y el aumento de peso en más de 80 000 mujeres observadas durante más de 20 años.[11] Sí existió un incremento en el riesgo con las grasas trans y una disminución del riesgo con las grasas poliinsaturadas, pero no quedó claro si fueron las grasas omega-3 o las omega-6 las que resultaron ser benéficas.

Un grupo de científicos independientes, la Cochrane Collaboration, revisó el efecto de las grasas alimenticias en el desarrollo de cardiopatías y no encontró una correlación.[12] Otro estudio a largo plazo y propuesto para ser de gran escala, con 43 000 hombres, el Estudio de la Salud de Médicos, no pudo encontrar un nexo entre las grasas totales o las grasas saturadas y las afecciones cardiacas.[13] Este estudio concluyó que la conexión entre las dietas altas en grasas y con grasas saturadas y las enfermedades cardiacas no era la grasa misma, sino que las personas que seguían dietas altas en grasas comían menos verduras y fibra, más azúcares y más alimentos procesados y refinados. El estudio también encontró que las cantidades mayores de grasas omega-3 se asocian con la disminución del riesgo de cardiopatías.

Estos amplios estudios, realizados a lo largo de décadas y con costos de cientos de millones de dólares, sin duda hubieran encontrado una correlación entre las grasas y las enfermedades cardiacas si la hubiera. El único culpable al que pudieron señalar fue a las grasas trans.

El consenso científico actual es que la cantidad total de grasas de tu dieta no influye en el riesgo de padecer enfermedades cardiacas y tener sobrepeso; sin embargo, a pesar de esto, muchos médicos y nutriólogos siguen aferrados a esta idea anticuada. También sigue arraigada en la cultura popular, por lo que existen miles de productos bajos en grasas en los estantes de tiendas y supermercados. Hace poco traté a una paciente que había batallado con su peso durante 30 años y que era fanática de lo bajo en grasas. Su dieta consistía en aderezos de ensaladas bajos en grasas y ricos en azúcares, yogurt bajo en grasas y pan (bajo en grasas, claro está). Hervía sus verduras y no les ponía aceite de oliva, y comía mucha fruta. Evitaba las semillas, el aguacate y todos los alimentos grasosos, pero sin conseguir resultados. Le recomendé grasas saludables, como los aguacates y el aceite de coco y, a pesar de su adipofobia, se adhirió al plan. En tan sólo cuatro días bajó casi seis libras y sus niveles de energía se dispararon, su incapacidad para pensar con claridad desapareció, el dolor en sus articulaciones se fue y su escurrimiento nasal paró. Continuó perdiendo peso sin hambre, privaciones ni restricción de calorías o grasas.

La Asociación Estadounidense del Corazón, el Colegio Estadounidense de Cardiología y el Comité de Directrices Alimentarias de Estados Unidos han abandonado la misión de bajar las grasas. En 2015 el Comité de Directrices Alimentarias dijo que "reducir el consumo total de grasas (remplazando las grasas totales con carbohidratos) no disminuye el riesgo de enfermedades cardiovasculares". Pero luego las cosas se complican un poco. Estas organizaciones siguen aferradas a dos ideas sobre la grasa sin evidencia científica que las respalde: una, que las grasas saturadas provocan enfermedades cardiacas, y dos, que las grasas poliinsaturadas (aceites vegetales) nos protegen y debemos incrementar su consumo.

¿Deberíamos o no comer grasas animales, como la mantequilla? Durante más de 60 años las grasas saturadas han sido vistas como el villano porque, en efecto, incrementan los niveles de LDL y el nivel de colesterol total en la sangre. La idea de que el LDL o el colesterol total son causa de enfermedades cardiacas surgió de estudios muy escuetos, muy viejos y muy mal hechos. Pero ya desde 1996, en el cenit de la locura por lo bajo en grasas, en un estudio de 10 años en 43 757 personas, investigadores de Harvard no pudieron encontrar una correlación entre las dietas ricas en grasas saturadas y el colesterol, si tomaban en cuenta la cantidad de fibra en la dieta. En otras palabras, cuando se consumen grasas saturadas con mucha fibra y bajos niveles de azúcar y carbohidratos refinados, no existe correlación con las cardiopatías; sólo es un problema que surge cuando se consumen también grandes cantidades de azúcar y carbohidratos.

Por desgracia, no podemos reescribir la historia ni los pésimos estudios que llevaron a la gente a satanizar las grasas saturadas y creer el dogma de que "la mantequilla es mala". Así que nos cambiamos a la margarina, hecha de aceite vegetal, hasta que nos dimos cuenta de que las grasas trans que contiene son, de hecho, las únicas que se ha demostrado que causan infartos. También se nos dijo que debíamos cambiar las grasas saturadas por grasas poliinsaturadas (como aceites vegetales), pues disminuían el colesterol. Pero disminuir el colesterol no es la consideración más importante cuando se trata de reducir los riesgos de infarto (más sobre esto después). Y las investigaciones no hacían distinciones entre las grasas poliinsaturadas omega-6 y omega-3, que tienen efectos muy distintos en el cuerpo. Nuevos análisis muestran que los beneficios de los AGPI provienen de las grasas omega-3 de pescados, frutos secos y semillas, y no de los aceites vegetales con omega-6.

El avance en las grasas saturadas

Después llegó el estudio que lo cambió todo. Una revisión exhaustiva encabezada por el doctor Rajiv Chowdhury en 2014 observó 72 de los mejores estudios sobre las grasas y las enfermedades cardiacas (más de 600 000 personas de 18 países), y llegó a la conclusión de que no existía nexo alguno entre las grasas totales o las grasas saturadas con las afecciones cardiacas. El estudio tampoco respaldó las muy propagadas políticas y directrices para aumentar el consumo de grasas poliinsaturadas (aceites vegetales).[14] Lo que sí encontró fue que las grasas trans aumentaban el riesgo de enfermedades cardiacas mientras las grasas omega-3 lo disminuían.

Los investigadores observaron tres tipos de estudios. Revisaron 32 estudios poblacionales con 512 420 personas para ver hábitos de dieta; 17 estudios con 25 721 individuos que medían el nivel de distintos tipos de grasas en la sangre, que es un mejor indicador de lo que está comiendo la gente que los recuerdos de sus alimentos, y 27 pruebas aleatorias controladas en las que 105 085 personas evaluaron suplementos alimenticios de ácidos grasos omega-3. Para un cerebrito como yo, encontrar este estudio fue como sacarse la lotería.

Permíteme desenredar un poco lo que está enterrado en este vanguardista estudio, porque dice muchísimo sobre qué es lo que en realidad está pasando en la historia de las grasas y las cardiopatías. La parte más bella del estudio es cómo desmenuzó todos los distintos tipos de grasas saturadas y poliinsaturadas, y cómo cada una influye en el desarrollo de cardiopatías. Esto fue algo radical, pues se suele agrupar a todas las grasas saturadas en el mismo rincón como si fueran un solo tipo de grasa terrible.

La verdad es que las grasas saturadas tienen muchas variedades, de las cuales cada una tiene efectos distintos. Hay grasas saturadas de cadenas pares e impares, y diferentes tipos de grasas poliinsaturadas, no sólo omega-3 y omega-6 sino varios tipos de omega-6. Y el que éstas fueran medidas en la sangre de personas de verdad y no sólo con dudosos diarios de comidas (¿en verdad recuerdas lo que comiste a medio día hace una semana?) hace que el estudio sea digno de ponerle mucha atención.

¿Cuál es la historia que nos cuentan estos niveles de ácidos grasos? Ten paciencia; aquí es donde están todos los pequeños pedazos de información que explican realmente lo que está en la raíz de todo este cuento del colesterol, las grasas y las grasas saturadas y poliinsaturadas.

Primero, veamos lo que descubrieron sobre las grasas saturadas. Como ya sabes, hay muchos tipos de grasas saturadas: ácido mirístico, ácido pentadecanoico, ácido palmítico, ácido margárico, ácido esteárico, ácido láurico y otros más. Se clasifican como de cadena par o impar. Algunos provienen de la dieta; otros se producen en su mayoría en el hígado. Aquí es donde se pone interesante la cosa. Los tipos de grasas saturadas que circulan en la sangre y se asocian con las cardiopatías son los ácidos grasos esteárico y palmítico de cadena par, y ¿adivina qué?: la mayoría de los ácidos grasos palmítico y esteárico en el cuerpo se produce en el hígado por comer carbohidratos. No vienen de la ingesta de grasas. Así es; los carbohidratos y el alcohol (una forma de azúcar), y no las grasas saturadas, son los que disparan la producción e incremento de ácido palmítico y esteárico. Ésta es una noticia un tanto sorprendente. (Un apunte sobre el alcohol: éste no provoca la secreción de insulina y en pequeñas cantidades puede proteger contra enfermedades cardiacas.)

Otro hallazgo interesante fue que las grasas de cadenas impares, como el ácido margárico, que vienen de grasas lácteas como la mantequilla, mostraron reducir el riesgo de enfermedades cardiacas. ¡Así como lo lees! La mantequilla reduce el riesgo de infartos. Los animales alimentados con pasto tienen más de estas grasas de cadena impar que protegen el corazón.

El estudio mostró también que no hay ningún beneficio de las grasas omega-6 contenidas en los aceites vegetales; de hecho, encontró que éstas tienden a causar enfermedades cardiacas. También demostró que las grasas omega-3 del pescado o de los suplementos alimenticios son las que más protegen contra las afecciones cardiacas.

Por otro lado, la grasa omega-6 llamada ácido araquidónico fue la única de las omega-6 que redujo el riesgo de enfermedades cardiacas. No se encuentra en los aceites vegetales, sino que se produce en el cuerpo y se encuentra también en altas concentraciones en las aves, los huevos y la res. Uno de los autores principales del estudio, Dariush Mozaffarian, de la Universidad Tufts, ya había publicado un estudio en el que recomendaba cambiar las grasas saturadas por aceites vegetales poliinsaturados.[15] Esta vez llegó a otra conclusión: "La evidencia actual no apoya con claridad las recomendaciones cardiovasculares que impulsan el consumo cuantioso de ácidos grasos poliinsaturados y el bajo consumo de grasas saturadas totales".

Esto pone las cosas de cabeza, ¿no? Hagamos un recuento:

- Las grasas saturadas (ácido palmítico y esteárico) en la sangre que provocan infartos son resultado de comer azúcar y carbohidratos, no grasas.
- Las grasas saturadas (ácido margárico) que vienen de los lácteos y la mantequilla reducen el riesgo de enfermedades cardiacas.
- Las grasas omega-6 de aceites vegetales no aportan beneficio alguno y pueden incrementar el riesgo de infarto.
- Las grasas omega-6 de las aves, huevos y res (ácido araquidónico) parecen proteger la salud.
- Las grasas omega-6 del pescado son las más protectoras.

¿Cuál es la conclusión entonces? Evita casi todos los aceites vegetales. Come más mantequilla, pescado, pollo, huevos y carne. Y aléjate del azúcar y los carbohidratos. ¡Qué equivocados estábamos!

Por supuesto, éste no fue el único estudio que limpió el enlodado nombre de las grasas saturadas. Hay una montaña de estudios que han sido ignorados por las asociaciones médicas y por quienes crean las políticas alimentarias. En una revisión de 21 estudios con casi 350 000 personas en un periodo de 23 años, no se encontró ningún vínculo entre las grasas saturadas y el incremento en el riesgo de infartos, derrames o muerte prematura.[16] Uno de los autores principales de este trabajo fue el doctor Ronald Krauss, alguna vez a la cabeza del Comité de Directrices Alimentarias de la Asociación Estadounidense del Corazón. Él luchó por cambiar su convicción sobre los peligros de las grasas saturadas y terminó por dejar la asociación por esta diferencia de opiniones. Otros científicos han alzado la voz para hacer notar que las recomendaciones existentes no reflejan la evidencia científica. El doctor Robert Hoenselaar mostró en Holanda que "los resultados y conclusiones sobre el consumo de grasas saturadas en relación con las cardiopatías que han hecho los principales comités de recomendaciones no reflejan la información disponible en la literatura científica".[17]

Un grupo diverso de científicos publicó un análisis en la revista *Open Heart*. Encontraron todas las pruebas aleatorias controladas que comparaban dietas altas y bajas en grasas realizadas hasta 1983, que es la fecha aproximada en la que el gobierno comenzó a recomendar la disminución de grasas, grasas saturadas y colesterol en la dieta. Ninguna de estas pruebas mostró que una reducción en el consumo de grasas totales, grasas saturadas o colesterol implicaba una reducción en el riesgo de enfermedades cardiacas. Afirmaron que los gobiernos de Estados Unidos y el Reino Unido eran culpables de decirles a sus ciudadanos (276 millones de personas en total) que debían de reducir el consumo de grasas totales y saturadas en sus dietas sin tener evidencia del tipo de pruebas más indispensable, que son las pruebas aleatorias controladas.[18]

Nuestras recomendaciones alimentarias se basan en la idea de que las grasas saturadas en nuestra dieta incrementan los niveles de colesterol. Pero incluso esta idea ha sido puesta en tela de juicio. En una reseña publicada en 2014, los autores resaltaron que hay muy poca información para afirmar que las grasas saturadas en la dieta causan aumentos en el colesterol.[19] Lo que encontraron fue sorprendente: las grasas saturadas son una fuente de problemas sólo en caso de una deficiencia de omega-3 (que afecta a más de 90% de la población). En otras palabras, cuando hay suficientes grasas omega-3 en tu dieta, el efecto de las grasas saturadas en tus niveles de colesterol puede ser neutral o benéfico.[20]

Esta conclusión fue confirmada por un dramático estudio publicado en *Lipids* en 2010, el cual comparaba los efectos de una dieta muy baja en carbohidratos y alta en grasas con grandes cantidades de omega-6 o grandes cantidades de grasas saturadas. Los investigadores examinaron los niveles de grasas, colesterol e inflamación en la sangre antes y después de los distintos cambios en la dieta.[21]

Las dietas fueron controladas porque los investigadores proveyeron todos los alimentos (recordemos que cuando los participantes aportan sus propios alimentos siempre hay variables desconocidas). Cuando midieron los niveles en la sangre de factores importantes para la salud cardiovascular (incluidos los marcadores de niveles de grasas saturadas en la sangre, colesterol e inflamación), encontraron que incluso duplicar el consumo de grasas saturadas no producía efecto alguno.

Así es, comer el doble o más de grasas saturadas no tuvo impacto en los niveles de grasas saturadas en la sangre. Lo que es aún más sorprendente es que el grupo que consumió más grasas saturadas, en ausencia de azúcar o carbohidratos refinados, presentó niveles más bajos de inflamación. Recuerda, éste no fue un estudio poblacional, sino un experimento de verdad en el que todos los alimentos fueron provistos por los investigadores y se midieron las respuestas reales e inmediatas del cuerpo a las distintas dietas, así que los resultados son muy confiables.

Las grasas saturadas y la inflamación

Existe evidencia de que las grasas saturadas provocan inflamación a los humanos y animales, lo cual no es bueno porque la inflamación es una causa subyacente de enfermedades cardiacas, obesidad, diabetes tipo 2, cáncer y demencia. Pero hay algunos matices que se deben aclarar. Parece que las grasas saturadas producen inflamación sólo en dos contextos: cuando se consumen niveles bajos de ácidos grasos omega-3 y cuando se consumen muchos carbohidratos. Si eliminas los carbohidratos de tu dieta y le sumas alimentos y suplementos ricos en omega-3, las grasas saturadas no serán un problema.

La información sobre las grasas omega-3 y cómo interactúan con las grasas saturadas es interesante. Se estima que hasta 90% de los estadounidenses consume niveles insuficientes de grasas omega-3. Yo hago estudios de omega-3 en mi consultorio y lo veo todos los días. Cuando no tienes suficientes grasas omega-3 en tu dieta y comes grasas saturadas, esas grasas estimulan la producción de ácido araquidónico, el cual se convierte en moléculas inflamatorias llamadas eicosanoides. (Existen eicosanoides inflamatorios y antiinflamatorios.) *Demasiadas grasas saturadas sin omega-3 es una pésima idea.*

No obstante, si le agregas un poco de omega-3 a tu dieta, las grasas saturadas *reducirán* la inflamación al inhibir los genes que producen citoquinas (moléculas inflamatorias) y estimular la producción de eicosanoides antiinflamatorios. Cuando se consumen en una dieta rica en omega-3, las grasas saturadas promueven una disminución de triglicéridos[22] y un incremento de HDL, o colesterol bueno, además de contribuir a la formación de partículas ligeras y esponjosas de LDL.[23]

En un estudio sobre hombres y mujeres con sobrepeso, los investigadores encontraron que, incluso con una dieta alta en grasas (55%) y en grasas saturadas (25%), no existía impacto alguno en los marcadores de inflamación o el estrés oxidativo, dos factores que sabemos contribuyen a las cardiopatías y al envejecimiento en general.[24]

En otros estudios, las grasas saturadas parecen contribuir a la inflamación sólo en conjunto con exceso de carbohidratos o muy poca fibra, si no es que no hay conexión alguna.[25] (La clave para comer más grasa, como veremos en la tercera parte, es también comer más fibra.) En un estudio en el que a las mismas personas se les dio mantequilla o aceite de soya en diferentes momentos, no hubo incremento en los marcadores de inflamación.

Lo que llama la atención todavía más es que las grasas saturadas fueron las únicas que pudieron revertir el daño hepático causado por la inflamación en ratas cuando se les administró azúcar en forma de alcohol.[26] Las grasas poliinsaturadas no tuvieron efecto alguno. En este estudio, las grasas saturadas —en su mayoría triglicéridos de cadena media del aceite de coco— demostraron ser terapéuticas en el tratamiento del daño hepático, aun durante el consumo continuo de alcohol. (Eso no significa que puedes tomar tanto como quieras; el alcohol no deja de ser azúcar.) Si consideramos que la esteatohepatitis no alcohólica (conocida normalmente como hígado graso), provocada por exceso de azúcar y carbohidratos, ya es la enfermedad hepática más común y la causa principal de trasplantes de hígado, entonces reducir nuestro consumo de carbohidratos e incrementar el de grasas saturadas puede ser parte de la solución.

El punto que es el golpe de nocaut: las grasas saturadas reducen la inflamación si se acompañan de una dieta baja en carbohidratos y rica en fibra y omega-3, y reducir la inflamación es la clave para la salud y la pérdida de peso.

Las grasas saturadas y los carbohidratos

Como ya lo hemos revisado, las grasas saturadas que comes no incrementan tus niveles de grasas saturadas en la sangre. Duplicar e incluso triplicar la cantidad de grasas saturadas en tu dieta no influye en las grasas saturadas en tu sangre. Los que hacen que tus niveles de grasas saturadas en la sangre se disparen son los carbohidratos. Muchos estudios confirman que los niveles en la sangre de grasas saturadas (ácidos palmítico, esteárico y palmitoléico) tienen una importante correlación con

¿LAS GRASAS SATURADAS PROVOCAN DERRAMES?

Un estudio realizado en 60 000 personas en Japón mostró que un consumo mayor de grasas saturadas reducía el riesgo de derrames.[27] Así que, basados en este estudio, deberíamos recomendar el consumo de grasas saturadas para prevenir el riesgo de enfermedades y derrames, no condenarlo.

el desarrollo de la diabetes tipo 2[28] y las cardiopatías.[29] Pero estas grasas en la sangre no provienen de las grasas que comes. Son producidas por tu hígado en respuesta a los carbohidratos en tu dieta.

Un grupo de investigadores de la Universidad Estatal de Ohio llevó a cabo un estudio muy elegante para probar esta idea en un grupo de personas prediabéticas con sobrepeso.[30] A los participantes del estudio se les dieron seis dietas distintas, cada una de tres semanas. En la primera parte del estudio incrementaron la cantidad de carbohidratos, comenzando con 50 gramos y llegando hasta los 350 gramos diarios, y redujeron las grasas saturadas. En otra parte del estudio incrementaron las grasas saturadas y redujeron los carbohidratos. *No hubo diferencia en los niveles de grasas saturadas* en la sangre a pesar de duplicar la cantidad de grasas saturadas en la dieta de 46 a 84 gramos diarios. Los investigadores encontraron niveles más altos de grasas saturadas en la sangre (en particular de ácido palmítico) sólo cuando los participantes estuvieron en la parte del estudio alta en carbohidratos.

El hígado produjo estas grasas dañinas cuando los participantes perdieron peso. Entonces fueron los carbohidratos, y no las grasas, los que elevaron los niveles de grasas saturadas en la sangre. Estos estudios bien realizados nos muestran una y otra vez que en dietas bajas en carbohidratos las grasas saturadas no son dañinas y hasta pueden ser benéficas.

Otro interesante estudio encontró que las grasas saturadas consumidas en una dieta baja en carbohidratos no influían en los niveles sanguíneos de colesterol ni en el perfil de colesterol, pero si se consumían en una dieta rica en carbohidratos empeoraban las cosas.[31] Así que debemos dejar el pan y seguir con la mantequilla; por lo menos mejoraríamos nuestro colesterol.

Les he dado dietas altas en grasas y bajas en carbohidratos a miles de pacientes y he visto de primera mano los cambios positivos en los factores de riesgo conocidos de enfermedades cardiacas, como el perfil general de colesterol, nivel de azúcar en la sangre, nivel de insulina, inflamación, función hepática, hormonas y grasa abdominal.

Las grasas saturadas y el colesterol

La obsesión con el colesterol, y el LDL en particular, como el único causante de las enfermedades cardiacas está completamente equivocada. ¿Por qué como doctores y pacientes nos enfocamos tanto en el LDL? Es sencillo: la industria farmacéutica, que vale muchos billones de dólares, impulsa la venta del tipo de medicamento más popular del mercado: las estatinas. El principal uso de las estatinas es reducir el LDL (colesterol malo), que resulta no ser lo más importante para prevenir las enfermedades cardiacas. Hablaremos más sobre las estatinas dentro de poco, pero primero debemos desmentir uno de los más grandes mitos de la medicina moderna: el nexo entre el colesterol y las enfermedades cardiacas.

La idea de que las grasas saturadas elevan el colesterol es la principal razón por la cual hemos satanizado la carne y la mantequilla. La lógica era que si el colesterol elevado provoca infartos, y las grasas saturadas incrementan el colesterol, entonces reducir las grasas saturadas en la dieta debería reducir los infartos y las muertes. Parece tener sentido, si no fuera por una cosa: la apabullante cantidad de evidencia que lo contradice.[32]

Necesitamos una breve lección de bioquímica para entender el metabolismo del colesterol en el cuerpo. Tenme paciencia, porque esto es realmente importante.

La mayor parte del colesterol que flota en tu sangre se produce en el hígado. El hígado entra en acción en respuesta al azúcar y los carbohidratos. Este proceso se llama lipogénesis. Cualquier persona que haya tomado un curso de bioquímica sabe esto (o debería); es ciencia

DATOS SOBRE LAS GRASAS SATURADAS

- No han sido relacionadas con las enfermedades cardiacas a pesar de que esta creencia ha durado más de medio siglo y ha costado miles de millones de dólares en investigaciones.
- En realidad mejoran el perfil general de colesterol cuando se consumen en una dieta baja en carbohidratos, pues disminuyen los triglicéridos, incrementan el HDL y reducen la cantidad de partículas pequeñas y peligrosas de LDL.
- Sólo son un problema en una dieta alta en carbohidratos, baja en fibra y con pocas grasas omega-3.
- En muchos estudios resultan ser neutrales o benéficas para combatir la inflamación
- Comparadas con dietas bajas en grasas y altas en carbohidratos, las dietas más ricas en grasas y en grasas saturadas tienen mejores resultados respecto de todos los factores de riesgo de enfermedades cardiacas (y en el estímulo de la pérdida de peso).
- Algunas grasas saturadas en la dieta (de lácteos) reducen el riesgo de enfermedades cardiacas.
- Los niveles en la sangre de algunas grasas saturadas sí se asocian con las cardiopatías, pero son los carbohidratos los que elevan esos niveles, no las grasas saturadas que comemos.

elemental. Pero de alguna manera este hecho ha sido absolutamente ignorado por la mayoría de los doctores y científicos que estudian el colesterol.

Las dietas altas en carbohidratos incrementan la producción de triglicéridos, disminuyen el buen colesterol (HDL) y aumentan el número de partículas de LDL.[33] También disminuyen el tamaño de tus partículas de colesterol, o las partículas pequeñas de LDL.[34] No es el LDL lo que es malo, sino el LDL pequeño. Este tipo de perfil lipídico se llama aterogénico; en otras palabras, causa aterosclerosis o endurecimiento de las arterias, lo que se encuentra detrás de las cardiopatías, derrames y muchos casos de demencia. Si reduces el consumo de grasas es posible que reduzcas el LDL (colesterol malo), y eso puede parecer algo bueno, pero es en realidad algo malo. Menos colesterol no siempre es mejor colesterol.

Al cambiar tu dieta de grasa a carbohidratos también cambias de partículas de LDL ligeras, esponjosas e inofensivas a partículas de LDL densas, pequeñas y peligrosas. En un estudio, se comparó una dieta baja en grasas con una alta en grasas con una cantidad idéntica de proteínas. La dieta baja en grasas (alta en azúcar y carbohidratos refinados) llevó a niveles mucho más altos de triglicéridos en personas tanto esbeltas como con sobrepeso.[35] En otro análisis de más de 60 estudios, los investigadores encontraron que un incremento en el consumo de grasas saturadas incrementaba tanto el LDL (que no es algo malo si son las partículas más grandes) como el HDL, mientras que disminuía los triglicéridos y aumentaba el tamaño de las partículas de LDL.[36] Todos estos cambios son benéficos, no dañinos. De hecho, no es el valor típico del LDL (que es el paso de tu colesterol medido en miligramos por decilitro) lo que tiene correlación con las enfermedades cardiacas; es la cantidad y tamaño de las partículas de LDL.[37]

El número de LDL que tu doctor mide es sólo el peso del LDL en tu sangre (en miligramos por decilitro). Piensa en esto como una caja que tiene un cierto peso. Dentro de la caja puede haber muchas pelotas de golf (partículas pequeñas y peligrosas partículas de LDL) o pocas pelotas de playa (partículas grandes y benignas de LDL). La mayoría de los doctores nunca miden esto, pero es lo que tiene la mayor correlación con las enfermedades cardiacas. Los doctores deberían solicitar un perfil de lípidos llamado RMN (resonancia magnética nuclear). En estos estudios el colesterol es puesto en una máquina miniatura de resonancia magnética para estudiar el número y tamaño de las partículas. Los otros estudios se deben quedar en el siglo XX. ¡Mejor pide una RMN!

El factor principal en el estímulo del hígado para la producción de partículas de colesterol densas y pequeñas es el azúcar y los carbohidratos refinados. Parece difícil de creer que hayamos estado tan equivocados por más de 50 años, pero es la verdad. El azúcar, y no la grasa, es el gran promotor de las enfermedades cardiacas (y de los derrames, la obesidad, la diabetes tipo 2 y la demencia). De hecho, todo el esfuerzo que hemos hecho para reducir las enfermedades cardiacas

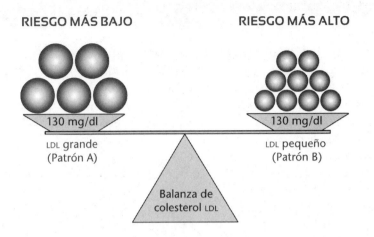

RIESGO MÁS BAJO **RIESGO MÁS ALTO**

130 mg/dl   130 mg/dl

LDL grande   LDL pequeño
(Patrón A)   (Patrón B)

Balanza de
colesterol LDL

Puedes tener exactamente el mismo valor de LDL (130 mg/dl), que es el peso, pero éste puede estar formado de numerosas partículas peligrosas diminutas (patrón B) o unas pocas partículas más grandes, ligeras y esponjosas (patrón A).[38]

disminuyendo el LDL (colesterol malo) al restringir las grasas saturadas y recetar estatinas ha tenido consecuencias que no deseábamos.

En lo que respecta al colesterol, el tipo de grasas que comes es más importante que la cantidad. Las grasas trans o hidrogenadas, así como los aceites vegetales refinados (AGPI omega-6), promueven el colesterol anormal, mientras que las grasas omega-3 del pescado y las grasas monoinsaturadas encontradas en los frutos secos y el aceite de oliva mejoran el tipo y la cantidad de colesterol que produce tu cuerpo.

En realidad, la fuente más grande de colesterol no es la grasa, es el azúcar. El azúcar que consumes se convierte en grasa en tu cuerpo. Y el peor de los culpables es el jarabe de maíz alto en fructosa. El consumo del jarabe de maíz alto en fructosa, que está en los refrescos, jugos y alimentos procesados, es la principal causa alimentaria de la mayoría de problemas con el colesterol que los doctores vemos en nuestros pacientes. La fructosa es problemática porque cuando se consume en grandes cantidades (sin la fibra que se encuentra en las frutas) enciende la fábrica de colesterol del hígado, llamada lipogénesis.[39]

Un estudio publicado en el *American Journal of Clinical Nutrition* observó el impacto del azúcar en el colesterol. Los investigadores realizaron

EL COLESTEROL ES... ¿EL HÉROE?

¿Piensas que el colesterol es tu enemigo? Piénsalo dos veces. El colesterol es una sustancia adiposa producida por el hígado que es necesaria para miles de funciones corporales. El cuerpo lo usa para construir tus membranas celulares y para cubrir tus vainas nerviosas, así como gran parte de tu cerebro. Es un material de construcción clave para la producción de hormonas; sin él no podrías mantener niveles adecuados de testosterona, estrógeno, progesterona y cortisol. Lo que es más, sin colesterol te morirías. De hecho, las personas que tienen los niveles de colesterol más bajas al envejecer tienen mayor riesgo de morir. En ciertas circunstancias, tener niveles más altos de colesterol puede aumentar tu expectativa de vida.

un metaanálisis de 39 pruebas aleatorias controladas sobre el consumo de azúcar. En general, el estudio mostró que las personas que comen mayores cantidades de azúcar tenían niveles considerablemente mayores de triglicéridos, LDL y colesterol total. Este efecto se presentó incluso cuando no hubo cambios de peso con las dietas más altas en azúcar y carbohidratos. Poniéndolo de otra forma, no fue el aumento de peso lo que empeoró el colesterol, sino el azúcar.

Así que la verdadera preocupación no es la cantidad de colesterol en tu sangre, sino el tipo de grasas y azúcares y carbohidratos en tu dieta. Claro está que muchas personas interesadas en la salud saben que el colesterol total o el LDL no son tan críticos como los siguientes factores:

- Tus niveles de HDL (colesterol bueno) vs. niveles de LDL (colesterol malo) (el HDL idealmente debería ser mayor a 60 mg/dl)
- Tus niveles de triglicéridos (idealmente menores a 100 mg/dl)
- Tu proporción de triglicéridos – HDL (idealmente menor a 1:1 o 2:1)
- Tu proporción de colesterol total – HDL (idealmente menor a 3:1)

Otra preocupación es si el colesterol en tu sangre está rancio u oxidado; si lo está, el riesgo de desarrollar placa arterial es real. El colesterol rancio u oxidado es resultado del estrés oxidativo y los radicales libres, los cuales desencadenan un círculo vicioso de inflamación y depósitos de grasa o placa bajo las paredes arteriales. Esto puede ocurrir con más frecuencia al consumir grasas omega-6 porque son inestables y se oxidan con más facilidad. El colesterol es como la curita del cuerpo y cuando hay inflamación intenta parcharla. Ése es el verdadero peligro: cuando las partículas pequeñas y densas de LDL se oxidan se vuelven peligrosas porque comienzan con la acumulación de colesterol o placa en tus arterias.

No tiene nada de malo disfrutar el colesterol alimenticio del tipo correcto en la cantidad que sea, porque éste no influye en los niveles de colesterol en la sangre ni en el riesgo de enfermedades cardiacas. En Europa, Australia, Canadá, Nueva Zelanda, Corea del Sur y la India no existe un límite superior para la cantidad de colesterol considerada segura en la dieta, y en Estados Unidos por fin se empiezan a poner al corriente. El Grupo de Trabajo de Directrices Prácticas de 2013 del Colegio Estadounidense de Cardiología y la Asociación Estadounidense del Corazón no recomendó disminuir las grasas totales en la dieta, sino sólo las grasas saturadas.[40] Además, se han rendido por completo después de décadas de recomendar reducir el colesterol en la dieta, lo cual nos tenía a todos comiendo claras de huevo desabridas y evitando los camarones y la langosta. De hecho, han señalado que el colesterol en la dieta no influye en el colesterol en la sangre. En cerca de 25% de las personas incrementa el LDL (colesterol malo), pero también el HDL, o colesterol bueno, lo que resulta en un efecto neutral en el perfil de colesterol.[41]

El propio informe de 2015 del Comité de Directrices Alimentarias del gobierno estadounidense tampoco recomendó reducir el contenido total de colesterol de la dieta, sino sólo de grasas saturadas. Y por primera vez desde 1980, cuando se establecieron las directrices, se exoneró al colesterol: "Anteriormente, las Directrices Alimentarias para los Estadounidenses recomendaban que se limitara el consumo de colesterol a no más de 300 mg al día. Las DAE de 2015 no mantendrán esta recomendación, pues no existe evidencia que demuestre que existe un vínculo visible entre el consumo de colesterol en la dieta y el colesterol en suero, lo que concuerda con lo reportado por el Colegio

Estadounidense de Cardiología y la Asociación Estadounidense del Corazón. El colesterol no es un nutriente cuyo sobreconsumo deba preocuparnos".[42]

Me encanta eso de que "no es un nutriente que deba preocuparnos". Qué forma tan discreta de matar la pésima fama del colesterol.

La industria de las estatinas

La publicidad de las farmacéuticas nos ha convencido a todos de que los medicamentos de estatina son lo mejor que le ha pasado a la humanidad y que son esenciales para disminuir el riesgo de infartos y muerte. Piensa en cuántos comerciales cursis y anuncios en las revistas has visto en los que se anuncian medicamentos para disminuir el colesterol. Pero ¿cumplen las estatinas con las expectativas? ¿Qué es lo que en realidad demuestra la ciencia?

La mayoría de los doctores sabe ya que la inflamación y el estrés oxidativo, y no el colesterol, son las principales causas de las enfermedades cardiacas. Un prominente trabajo publicado en el *New England Journal of Medicine*[43] explica las bases científicas de por qué es la inflamación y no el colesterol la causa subyacente de la aterosclerosis. Explica cómo los macrófagos (glóbulos blancos) son mandados a las paredes de las arterias para proteger contra el colesterol rancio u oxidado. Los macrófagos absorben el colesterol tóxico (no todo el colesterol) y es eso lo que provoca la placa que bloquea las arterias y produce infartos. Resulta que la razón por la que las estatinas surten algún efecto no es porque disminuyan el colesterol sino porque reducen la inflamación y actúan como antioxidantes. Así que sí tienen algunos beneficios, pero hay muchas maneras mejores de reducir la inflamación y obtener antioxidantes con mucho menos efectos secundarios.

Sin embargo, un estudio reciente encontró que el uso de estatinas no disminuye la incidencia de infartos o muerte; en 2011 un grupo de investigadores suecos observó la relación entre la prescripción de estatinas y los infartos en su país. Encontraron que entre 1998 y 2002 el uso de estatinas en hombres y mujeres suecos de entre 40 y 79 años casi se había triplicado. Pero esto no influyó en las tasas correspondientes de incidencias de infartos o muerte prematura. Sorprendente, ¿no crees? ¡Tres veces más uso de estatinas y ningún efecto en la incidencia de cardiopatías! Ésta no fue una prueba aleatoria, pero me sigue pareciendo preocupante.

Roger Williams, bioquímico estadounidense del siglo XX que descubrió la vitamina B_5, alguna vez dijo algo sobre la investigación científica que me parece muy cierto: "Existen los mentirosos, los muy mentirosos y los estadísticos". Vemos llamativos anuncios en la televisión y en revistas médicas de estatinas en los que se reporta una disminución de 36% en el riesgo de infarto. Pero no leemos la letra chiquita. ¿Qué significa en realidad eso y cómo afecta las decisiones sobre quién debería tomar estos medicamentos?

Antes de explicar esto, aquí hay algunos descubrimientos para reflexionar sobre el colesterol y las estatinas:

- Si disminuyes el colesterol malo (LDL) pero tienes poco HDL (colesterol bueno), el uso de estatinas no es benéfico.[44]
- Si disminuyes el colesterol malo pero no reduces la inflamación (que aparece en un estudio llamado proteína C reactiva), no hay beneficios tangibles con el uso de estatinas.[45]
- Si eres una mujer sana con el colesterol elevado, no hay evidencia de que tomar estatinas reduzca tu riesgo de infarto o muerte.[46]
- Si eres hombre o mujer mayor de 69 años con el colesterol elevado, no existen evidencias de que el uso de estatinas reduzca tu riesgo de infarto o muerte.[47]
- El tratamiento agresivo con una combinación de dos medicamentos (Zocor y Zetia) disminuyó el colesterol más que el consumo de un solo medicamento, pero también provocó más producción de placa en las arterias y no disminuyó los infartos.[48]
- Los pacientes mayores con niveles más bajos de colesterol tienen un riesgo de muerte más alto que aquellos con el colesterol más elevado.[49]

- Los países con un promedio de colesterol más elevado que Estados Unidos, como España y Suiza, tienen menor incidencia de cardiopatías.

- La evidencia reciente demuestra que probablemente una de las propiedades de las estatinas es la reducción de la inflamación, la cual explicaría los beneficios de las mismas y no su capacidad de disminuir el colesterol.[50]

- Cerca de 20% de las personas que toman estatinas padece efectos secundarios, como daño y dolor muscular,[51] problemas neurológicos, problemas de memoria,[52] disfunción sexual[53] y otros.[54]

- Las estatinas se han asociado con un incremento sustancial en el riesgo de diabetes. En un estudio de casi 26 000 personas sanas, quienes tomaban estatinas para prevenir infartos eran 87% más propensos a contraer diabetes tipo 2.[55] En otra prueba aleatoria controlada de 158 840 mujeres, las que tomaban estatinas eran 48% más propensas a desarrollar diabetes tipo 2.[56] Revisiones a gran escala de todos los estudios muestran un incremento en el riesgo cercano a 10%. Sin embargo, si todas las personas a las que se les recomienda tomar estatinas lo hicieran, eso significaría que tendríamos otros cuatro o cinco millones de diabéticos en el país.

Winston Churchill dijo —en otras palabras— que las personas a veces se tropiezan con la verdad, pero la mayoría se levanta y se sacude como si nada hubiera pasado. Eso es exactamente lo que pasó con un escandaloso estudio publicado en 2009 en el *American Heart Journal*, el cual mostró que 75% de los pacientes internados en un hospital con afecciones cardiacas presentó niveles normales de colesterol.[57] Los autores estudiaron 231 836 admisiones en 541 hospitales, lo que representa 59% de todas las admisiones a hospitales por infartos en el país entre 2000 y 2006. ¡Ésa es una muestra significativa! Evaluaron los niveles de colesterol durante las primeras 24 horas desde el internamiento. Sus hallazgos fueron sorprendentes. Cerca de 75% de los pacientes tenía un nivel normal de LDL (menor a 130 mg/dl), y más de la mitad tenía niveles de LDL óptimos (menores a 100 mg/dl). Para quienes sugieren que lo que esto comprueba es que necesitamos disminuir todavía más los parámetros del LDL, el estudio también encontró que más de 17% de los pacientes tenía niveles de LDL menores a 70 mg/dl.

Todavía existe información que demuestra que el LDL elevado sí es un problema, pero es sólo uno de muchos factores y no necesariamente el más importante.[58] He visto a muchas personas de 85 años con niveles de colesterol por encima de 300 mg/dl y niveles normales de HDL y triglicéridos, sin cardiopatía alguna y con las arterias limpias. Lo que encontraron en el estudio de ingresos al hospital e infartos no debería de sorprenderte si comprendes el nexo entre azúcar, carbohidratos y enfermedades cardiacas. El patrón más asociado con los infartos fueron los niveles bajos de HDL y los triglicéridos elevados (no el nivel de LDL), lo cual es causado por el consumo de azúcares y carbohidratos refinados.

Hace unos años tuve la oportunidad de atravesar los Berkshires a pie con el doctor Peter Libby de Harvard, una eminencia mundial de la cardiología. Le pregunté sobre algunos de mis pacientes, en especial mujeres, las cuales tenían niveles de colesterol por encima de los 300 mg/dl, pero también niveles muy altos de HDL y triglicéridos bajos, eran delgadas y no presentaban ningún otro factor de riesgo de cardiopatía. Le pregunté si debía tratarlas con estatinas. Él me dijo que no había evidencia que sugiriera que debía recetárselas, incluso a pesar de sus niveles elevados de colesterol.

Las personas con los niveles más bajos de colesterol al envejecer tienen, en realidad, más riesgo de morir. En un estudio realizado en más de 3 500 hombres mayores, aquellos con el colesterol más bajo tenían un riesgo de morir 64% mayor. Bajo ciertas circunstancias, un nivel de colesterol mayor puede ayudar a aumentar la expectativa de vida. Todo está en cómo vemos y entendemos las estadísticas y los números, y es fácil confundirse.

Les he hecho estudios a miles de pacientes que toman estatinas. Mido el tamaño de las partículas y, a pesar de la capacidad que tienen las estatinas para disminuir el total de LDL, suelo ver gran cantidad de partículas de LDL y partículas muy pequeñas, el patrón más asociado con los infartos.

Esto no quiere decir que las estatinas no funcionen. Sí ayudan a prevenir infartos, sobre todo en hombres menores de 70 años que ya han tenido infartos. Y funcionan hasta cierto punto en hombres de mediana edad que presentan varios factores de riesgo de enfermedades cardiacas, como hipertensión, obesidad y diabetes. Sin embargo, para la mayoría de la gente a quien le recetan estatinas —personas que nunca han tenido un infarto— no proporcionan un beneficio real y conllevan una serie de efectos secundarios y riesgos adicionales.[59]

Te preguntarás por qué entonces las directrices de 2014 del Programa Nacional de Educación del Colesterol ampliaron las anteriores para recomendar que más personas tomaran estatinas (de 13 a 41 millones), y por qué recomendaron que las personas que no tienen enfermedades cardiacas las tomen para prevenirlas (llamada prevención primaria). ¿Podría ser que ocho de los nueve expertos en el panel que desarrolló las directrices tenían nexos financieros con la industria farmacéutica? Otros 34 expertos sin conexiones con la industria enviaron una petición a los Institutos Nacionales de Salud para protestar en contra de dichas recomendaciones, afirmando que la evidencia era muy poco sólida. Tener científicos pagados por la industria para hacer las directrices es como poner a un lobo a cuidar las ovejas.

Por si fuera poco, las directrices más recientes del Colegio Estadounidense de Cardiología y de la Asociación Estadounidense del Corazón recomiendan, con base en un cálculo de riesgos de 10 años, que incluso *más* gente debería tomar estatinas. Eso significa que 56 millones de estadounidenses podrían estar tomando estatinas, cuando la cifra anterior era 43.2 milones.[60] Muchos científicos cuestionan las conclusiones a las que llegan estas directrices.[61] ¿En verdad creemos que las enfermedades cardiacas son una deficiencia de estatinas? ¿Existen otras investigaciones que contradigan estas directrices? Si miramos detrás del telón de la información científica encontraremos que la promocionada "reducción de 36%" en los infartos atribuibles a las estatinas representa una reducción en el número de personas que sufren infartos de 3 a 2%. Sí, es una disminución, pero no es tan grande como la hacen sonar. No obstante, las farmacéuticas prefieren ignorar la diferencia entre la reducción de riesgo absoluta (1%) y la reducción de riesgo relativa (36%) a la hora de promocionar sus productos.

La información también demuestra que el tratamiento funciona sólo si ya existe una cardiopatía previa. En aquellas personas sin enfermedades cardiacas documentadas parece no haber beneficio alguno. Un grupo de científicos independientes (sin nexos ni financiamiento de la industria farmacéutica) revisó la información sobre los beneficios del uso de estatinas para la prevención de un primer infarto (su trabajo es conocido como el Cochrane Database Systematic Review). Encontraron que los investigadores que observaron los infartos y muertes en los estudios sobre el tratamiento con estatinas fueron muy selectivos respecto de lo que reportaron: no informaron resultados negativos e incluyeron personas que ya habían tenido infartos (aunque se suponía que no debían hacerlo). Los expertos independientes concluyeron que sólo existe evidencia limitada sobre si las estatinas pueden prevenir los primeros infartos, reducir los costos del tratamiento médico o mejorar la calidad de vida. Como afirmaron, "se debe tener precaución al recetar estatinas para la prevención primaria a personas con bajo riesgo cardivascular".[62] Y sin embargo, 75% de las recetas de estatinas son para personas con bajo riesgo.

En 1954 Darrell Huff publicó un libro seminal llamado *Cómo mentir con estadísticas*. Parece que se convirtió en la biblia de muchos investigadores farmacéuticos.

Desenredar las estadísticas sobre las estatinas

Existe un concepto poco conocido en medicina llamado NNT o "número necesario a tratar". Ésta es una forma de ver los beneficios y riesgos reales en la investigación. Un grupo independiente de médicos y científicos que no reciben dinero de la industria ha creado una plataforma para revisar la bibliografía sobre diversos temas médicos. Su trabajo se puede encontrar en www.thennt.com, y en él han hurgado profundo en los pros y contras de las estatinas.

Lo que reportan es un poco sorprendente si consideramos toda la promoción y el fervor que los doctores les imprimen a las estatinas. En pacientes sin cardiopatías preexistentes que tomaron estatinas durante cinco años, no se salvó ni una sola vida. En ese grupo, las estatinas ayudaron a prevenir infartos en sólo una de cada 104 personas y a prevenir derrames en sólo una de cada 154.[63] No es un medicamento muy efectivo. Peor aún, una de cada 10 personas presentó daño y dolor muscular, y una de cada 50 desarrolló diabetes. El medicamento dañó a más personas de las que ayudó. Así que parece que el costo supera el beneficio.

Pero ¿qué pasa si ya tienes afecciones cardiacas o has tenido un infarto? Los resultados para esos usuarios de estatinas son mejores, aunque no mucho. Las estatinas ayudaron a prevenir la muerte en una de cada 83 personas que ya habían tenido enfermedades cardiacas (1.2%); ayudaron a prevenir infartos no letales en una de cada 39 personas (2.6%), y ayudaron a prevenir derrames en una de cada 125 personas (0.8%).[64] Una de cada 50 desarrolló diabetes y una de cada 10 presentó daño muscular.

Sólo para poner esta información en perspectiva: si un medicamento funciona, entonces tiene un NNT muy bajo. Por ejemplo, si tienes una infección en las vías urinarias y tomas un antibiótico, obtendrás un beneficio de casi 100%. El número necesario a tratar es 1, porque cada persona tratada se beneficiará. Pero si hay un NNT de 104, como es el caso de las estatinas al prevenir los infartos en 75% de las personas que las tomaron (aquellos sin enfermedades cardiacas), es casi un volado y los efectos secundarios son graves (daño muscular, diabetes, pérdida de memoria y hasta disfunción sexual).

Esto es lo que el grupo de NNT dijo acerca del estado de la investigación sobre las estatinas: "Casi todos los estudios importantes sobre las estatinas fueron pagados y realizados por sus respectivas farmacéuticas. Una larga historia de tergiversación de datos y reportes fraudulentos sugiere que estos resultados suelen ser mucho más optimistas que la información producida posteriormente por investigadores y agentes que no tienen un interés económico en los resultados. Además, el daño de estos medicamentos es difícil de predecir, en parte porque los daños son difíciles de anticipar y no se suelen rastrear adecuadamente. Esos hallazgos a menudo salen a la luz años después de que el producto salió al mercado".

Y así, con un costo de más de 28 000 millones de dólares al año, 75% de las recetas de estatinas son para una prevención primaria que no está demostrada. El solo hecho de haber aplicado la ciencia a lo largo de 10 años hubiera ahorrado más de 200 000 millones de dólares en costos de servicios de salud.

Prevenir y tratar enfermedades cardiacas

Si reducir el colesterol no es la panacea que creíamos, ¿cómo tratamos las cardiopatías? ¿Y cómo nos aseguramos de que tenemos el colesterol adecuado en la sangre, HDL alto, LDL bajo, triglicéridos bajos y partículas de colesterol que sean grandes, ligeras y esponjosas en lugar de pequeñas, densas y duras?

Nuestro pensamiento actual sobre cómo tratar y prevenir las enfermedades cardiacas es, en el mejor de los casos, equivocado y, en el peor, dañino. La mayoría de los médicos cree estar tratando las causas de las enfermedades cardiacas al disminuir el colesterol, la presión arterial y el azúcar en la sangre con medicamentos. Pero la verdadera pregunta es: "¿Qué causa el colesterol elevado, la hipertensión y los niveles altos de azúcar en la sangre?"[65] Sin duda no es una falta de medicamentos.

Tampoco empieces a culpar a tus genes. Es el ambiente actuando en tus genes el que determina el riesgo. Lo que comes, cuánto te ejercitas, cómo manejas el estrés y cómo maneja tu cuerpo las toxinas del ambiente[66] son las causas subyacentes del colesterol alto, la hipertensión, los niveles altos de azúcar en la sangre y, por lo tanto, de las cardiopatías.

La EPIC (Investigación Prospectiva Europea del Cáncer y la Nutrición, por sus siglas en inglés), un estudio llevado a cabo con más de 500 000 personas en 10 países, y publicado en *Archives of Internal Medicine*, revisó un subgrupo de 23 000 personas y su adherencia a cuatro comportamientos sencillos: no fumar, ejercitarse tres horas y media a la semana, llevar una dieta saludable (frutas, verduras, leguminosas, cereales integrales, frutos secos, semillas y cantidades limitadas de carne) y tener un peso saludable (un índice de masa corporal menor a 30). Quienes mantuvieron estos comportamientos previnieron 93% de casos de diabetes, 81% de infartos, 50% de derrames y 36% de todos los cánceres.[67] Y el estudio INTERHEART, publicado en *Lancet* en 2004, dio seguimiento a 30 000 personas y encontró que el cambio en el estilo de vida podía prevenir por lo menos 90% de todas las cardiopatías.[68]

Estos estudios forman parte de una gran base de evidencia que documenta cómo los cambios en el estilo de vida suelen ser más efectivos para reducir enfermedades cardiovasculares, hipertensión, fallas cardiacas, derrames, cáncer, diabetes y muertes por todas las causas que cualquier otra intervención médica.[69] Un estilo de vida saludable no sólo disminuye los factores de riesgo, como hipertensión, altos niveles de azúcar en la sangre o colesterol elevado, sino que influye también en un mecanismo biológico fundamental: la expresión de los genes, la cual modula la inflamación, el estrés oxidativo, los niveles de nutrientes y la función metabólica. Éstas son las verdaderas razones por las que nos enfermamos.

Desestimar las causas subyacentes y tratar sólo los factores de riesgo es como trapear junto a un grifo abierto en lugar de cerrar el grifo. Cuando se atacan las causas relativas al estilo de vida, los pacientes suelen mejorar sin la necesidad de medicamentos ni cirugías.

Para poder controlar estas funciones biológicas claves y mantenerlas equilibradas, necesitas ver tu salud en general, así como tus predisposiciones genéticas. Tus genes, estilo de vida y ambiente determinarán, en última instancia, tus riesgos y cómo será tu vida.

La buena noticia es que tus genes están bajo tu control si los alimentas y los tratas bien. La ciencia de cómo actúa la comida como información para activar o apagar los genes que controlan la salud y la enfermedad se llama *nutrigenómica*. Y hay muchas otras cosas que afectan tu expresión genética además de la dieta, entre ellas el estrés y los niveles de actividad.

El mayor factor de riesgo para las cardiopatías es la prediabetes o la diabetes tipo 2, conocidas aquí como diabesidad. La diabesidad, un problema de insulina y azúcar en la sangre causado por grandes dosis de azúcar y carbohidratos refinados, hoy afecta a uno de cada dos estadounidenses, así como a uno de cada cuatro adolescentes. He escrito mucho sobre este problema en mis libros *La solución del azúcar en la sangre* y *Detox, la dieta de los 10 días*.

Un factor de riesgo casi tan importante como la diabesidad es la inflamación. ¿Qué provoca la inflamación?

- Una mala alimentación (alta en azúcar, carbohidratos refinados, alimentos procesados, baja en grasa, etcétera)
- Un estilo de vida sedentario
- Estrés
- Alergias alimenticias (como al gluten o los lácteos)
- Infecciones ocultas (como enfermedades en las encías)
- Toxinas (como el mercurio o los pesticidas)

Encontrar y lidiar con todas las causas de la inflamación es esencial para prevenir las enfermedades cardiacas (y casi todas las enfermedades del envejecimiento como la obesidad, el cáncer, la diabetes y la demencia).

Muchos de estos factores son sinérgicos y están activos al mismo tiempo cuando existe inflamación. Recomiendo que las personas se sometan a una evaluación médica extensiva para ver cuál es el riesgo real y evaluar la presencia y causas de inflamación. Por ejemplo, la sensibilidad al gluten (ni siquiera celiaquía bien desarrollada) puede provocar infartos y muertes, y suele no ser diagnosticada.[70]

Un importante estudio realizado en Harvard encontró que las personas con altos niveles en la sangre de una prueba que mide la inflamación llamada proteína C reactiva (PCR) tenían mayor riesgo de desarrollar cardiopatías que las personas con colesterol elevado. Los niveles normales de colesterol no protegían a aquellos con PCR alta. Los riesgos eran más altos para aquellos con niveles elevados tanto de PCR como de colesterol.

Hay otro factor de riesgo de cardiopatías que es fácil de tratar. Existe un estudio de sangre que mide la homocisteína (que se relaciona con los niveles de nutrientes esenciales para proteger el corazón, como ácido fólico y vitaminas B_6 y B_{12}). Los niveles elevados de homocisteína estimulan el estrés oxidativo y la inflamación, los cuales pueden causar enfermedades cardiacas. Esto se arregla de forma sencilla, consumiendo ácido fólico y vitaminas B_6 y B_{12}.

Hacerse los estudios adecuados

Hay estudios especiales que pueden identificar desequilibrios en el azúcar en la sangre y la insulina, inflamación, niveles de nutrientes como la homocisteína (ácido fólico), factores de coagulación, hormonas y otros factores que intervienen en el riesgo de desarrollar cardiopatías. Si quieres analizar tu riesgo general, puedes pensar en pedirle a tu médico que te realice los siguientes estudios:

Colesterol total, HDL (colesterol bueno), LDL (colesterol malo) y triglicéridos

- Tu colesterol total debe estar por debajo de 200 mg/dl (esto depende de tu perfil general y de los factores de riesgo).
- Tus triglicéridos deben estar por debajo de 100.
- Tu HDL debe ser superior a 60 mg/dl.
- Tu LDL idealmente debe ser menor a 80 mg/dl (aunque esto importa menos que el tamaño y la cantidad de partículas de LDL; ve la siguiente sección sobre perfiles de lípidos). Esto también depende de tu perfil general y de los factores de riesgo.

- La proporción de colesterol total y HDL debe ser menor a 3:1.
- La proporción de triglicéridos y HDL no debe ser mayor a 1:1 o 2:1; esta proporción puede indicar resistencia a la insulina si es elevada.

Perfil de lípidos o perfil de riesgo coronario

- El perfil de lípidos observa tu colesterol en una resonancia magnética para evaluar el tamaño de las partículas, que es el verdadero factor determinante del riesgo cardiovascular. El estudio de riesgo coronario utiliza una tecnología diferente y se puede obtener en distintos laboratorios. Es importante darle seguimiento a esto al cambiar tu dieta. Estos dos son los únicos estudios de colesterol que necesitas hacerte. Debes de tener menos de 1 000 partículas totales de LDL y no más de 400 partículas pequeñas (aunque idealmente no deberías tener una sola).

Prueba de tolerancia a la glucosa e insulina

- Medir los niveles de glucosa e insulina en ayunas, y después de una y dos horas de haber tomado una dosis de 75 gramos de glucosa, ayuda a identificar la prediabetes, niveles excesivamente altos de insulina e incluso diabetes. También puedes hacer una prueba en ayunas y media hora después de tomar glucosa; éste puede ser un indicador casi igual de bueno de diabesidad. Tu nivel de azúcar en ayunas debe ser de entre 70 y 80 mg/dl, y de una y dos horas debe ser menor a 120 mg/dl. Tu nivel de insulina en ayunas debe ser menor a 5, y los de una y dos horas deben de ser menores a 30. La mayoría de los doctores revisan los niveles de azúcar pero no los de insulina, que es lo primero en elevarse. Para cuando tu nivel de azúcar sube, ya es demasiado tarde. Asegúrate de pedir que midan tu insulina y no sólo tu nivel de azúcar.

Hemoglobina A1c

- Este estudio mide el promedio de azúcar en la sangre en un periodo de seis semanas. Todo lo que sea mayor a 5.5 es un nivel alto. Únicamente medir tu nivel de azúcar en la sangre en ayunas no es suficiente para la detección temprana de problemas.

Proteína C reactiva de alta sensibilidad

- Este marcador de inflamación en el cuerpo es vital para comprender el riesgo general en contexto. Tus niveles de proteína C reactiva de alta sensibilidad deben de ser inferiores a 1 mg/L e, idealmente, menores a 0.7 mg/L.

Homocisteína

- La homocisteína mide tus niveles de folato, los cuales deberían estar entre 6 y 8 micromoles por litro.

LDL oxidado

- Observa la cantidad de colesterol oxidado o rancio en la sangre, el cual debería estar dentro de los límites normales del estudio.

Fibrinógeno

- Este estudio analiza la coagulación de la sangre. Debería ser menor a 300 mg/dl.

Lipoproteínas

- Éste es otro factor que puede incrementar el riesgo de cardiopatías, en especial en hombres. Suele estar determinado genéticamente. Debe ser menor a 30 mg/dl.

Anticuerpos al gluten

- El análisis de anticuerpos IgC e IgA antigladina y de IgA e IgC antitransglutaminasa mide la respuesta inmune al gluten que se encuentra en el trigo, la cebada, el centeno, la espelta y la avena, y te puede ayudar a identificar esta causa oculta de inflamación y cardiopatías (y muchísimos otros problemas de salud). Cualquier nivel de anticuerpos puede indicar que tienes una reacción al gluten. Tu cuerpo no debería producir anticuerpos al gluten. No existe en realidad un nivel "normal".

Genes o SNP

- Los estudios genéticos también pueden ser de utilidad para evaluar tus factores de riesgo de afecciones cardiacas. Son varios los genes claves en la regulación del colesterol y el metabolismo:
  - Genes Apo E
  - Proteína de transferencia de ésteres de colesterol
  - Gen MTHFR, que regula la homocisteína

Tomografía computarizada de alta velocidad o escaneo EBT

- Esta radiografía de alta velocidad del corazón puede ayudar a determinar si padeces enfermedades cardiovasculares. Puede ser de utilidad para evaluar la carga general de placa y calcio, y puede proveer información sobre qué tan agresiva debe ser la estrategia de prevención. Un puntaje mayor a 100 es preocupante, mientras que un puntaje mayor a 400 indica un riesgo severo de enfermedades cardiovasculares.

Grosor de la íntima-media carotidea

- Se hace con ultrasonido y busca placa en las arterias de tu cuello, relacionada con el riesgo de padecer cardiopatías y derrames.

Dale amor a tu corazón

Hasta ahora, esto es lo que sabemos: el riesgo de enfermedades cardiacas está relacionado con varios factores, como inflamación, resistencia a la insulina, síndrome metabólico, niveles bajos de HDL, triglicéridos elevados, incremento en el número de partículas de LDL, reducción del tamaño de partículas de LDL, grasa abdominal, espesor de la sangre, presión arterial, tabaquismo, estrés, toxinas ambientales y la edad.

¡Ay, qué lista tan larga! Pero éste es el lado amable: a excepción de la edad, tanto las toxinas ambientales como el estrés y el tabaquismo se pueden corregir con una dieta baja en carbohidratos y más alta en grasas. Si comer de cierta manera hace que las cosas mejoren, entonces eso tiene mi atención.

Si bien es cierto que hemos reducido las tasas de mortandad por enfermedades cardiacas en personas de mediana edad gracias a mejores medicamentos y tratamientos, no estamos ganando la guerra contra el incremento en el número de personas que desarrollan enfermedades cardiacas. De hecho, las enfermedades cardiacas se están esparciendo como la peste alrededor del planeta y son ya las principales causantes de muerte a nivel mundial.

Es por ello que tenemos que dejar atrás más que nunca los mitos sobre las grasas saturadas y el colesterol, y dedicarle nuestra atención y esfuerzos a lidiar con las causas reales de las cardiopatías, como lo discutimos en este capítulo.

6

Aceites vegetales, un asunto resbaloso

Como ya bien sabes, justo detrás del mensaje "come menos grasas saturadas" suele venir uno que nos dice que debemos comer AGPI, o grasas poliinsaturadas, en particular grasas omega-6. Conocemos bien estos aceites. Son los aceites "vegetales" comunes con los que crecimos, como los de maíz, soya, canola, cártamo y girasol, aceites claros sin sabor que están muy refinados y procesados. Grupos de consulta como la Asociación Estadounidense del Corazón, el Programa Nacional de Educación sobre el Colesterol, los Institutos Nacionales de Salud, las directrices alimentarias del gobierno y muchos científicos muy respetados han estado recomendando que sustituyamos las grasas poliinsaturadas por grasas saturadas.[1]

Gracias a los subsidios agrícolas y el poder del monopolio del germen de soya de Monsanto, los estadounidenses consumen alrededor de 18 000 millones de toneladas de aceite de soya al año. Cerca de 20% de nuestras calorías vienen del aceite de soya, que es 50% ácido linoleico, una grasa omega-6 inflamatoria.[2] Revisa las etiquetas de los productos en la tienda; el aceite de soya está en casi todo.

A finales de siglo XIX los aceites vegetales eran casi desconocidos en la oferta alimentaria. Tras la Revolución industrial aprendimos a procesar semillas, cereales y leguminosas, y a convertirlos en aceites refinados. Lo que sorprende a la mayoría de la gente es que la carne y el pollo son fuentes importantes de grasas omega-6. ¿Cómo puede ser eso posible? Porque las prácticas agrarias industriales han llevado a los granjeros a cambiar la alimentación de sus animales por maíz y cereales, y ahora esas grasas vegetales omega-6 son una parte importante de la grasa "animal". Eres lo que comes o, por ponerlo de manera más precisa, eres lo que tu comida come.

Con la entrada de los aceites refinados, nuestro distanciamiento de los animales silvestres y alimentados con pasto, el acercamiento a la producción animal industrial, las grasas omega-6 en nuestra dieta se han ido por los cielos, a la vez que las grasas omega-3 han disminuido. Hoy en día comemos 10 veces más grasas omega-6 que grasas omega-3, y hay quienes comen hasta 25 veces más. Y aunque no está claro cuál debe ser la proporción exacta, sí sabemos que en estos momentos está muy mal.

El equilibrio es fundamental. Las grasas omega-6 estimulan las rutas inflamatorias del cuerpo, mientras que las grasas omega-3 son antiinflamatorias. Y más importante aún es que las grasas omega-6 reducen la disponibilidad de grasas omega-3 antiinflamatorias en nuestros tejidos (lo que produce más inflamación) y evitan la conversión de omega-3 de plantas (AAL) en la forma activa de las omega-3 (EPA/DHA) dentro del cuerpo hasta en 40%. Eso significa que incluso si comes ácidos grasos omega-3, cuando hay un exceso de grasas omega-6, las omega-3 no funcionan tan bien.

¿Qué previene las enfermedades cardiacas?
¿Las grasas omega-3 (aceite de pescado)
o las omega-6 (aceites vegetales)?

El estudio más grande e importante y que quiero revisar primero, el Lyon Heart Study, encontró que el aumento de grasas omega-3 en la dieta da como resultado una reducción de 70% de infartos y muertes prematuras. Este estudio suele ser citado para apoyar la idea de que las grasas poliinsaturadas son buenas. El asunto es que los AGPI, o grasas poliinsaturadas, no son todos iguales. Las omega-3 te protegen mientras que, en exceso, las omega-6 son dañinas.[3] Y el Lyon Heart Study en realidad redujo las grasas omega-6 a la vez que incrementó las omega-3. Es difícil entender por qué se ignora este hecho cuando se usa este estudio para promover las bondades de los aceites omega-6.

Sabemos que es difícil cambiar ideas bien arraigadas. Pero necesitamos mirar más allá para entender el porqué de la recomendación de dejar de comer grasas saturadas y comer más grasas poliinsaturadas. El argumento común es que las grasas saturadas son malas y las poliinsaturadas son buenas. La única manera de descubrirlo es adentrarse en toda la investigación sobre el tema. Varios valientes científicos se han aventurado en este sagrado territorio y han logrado cambiar el *statu quo*. Son investigadores de los Institutos Nacionales de Salud (NIH), los cuales no tienen conflictos de interés. Muchos otros científicos en esta lucha sí obtienen fondos de la industria alimentaria.

Dos de las voces principales son las de los doctores Chris Ramsden y Joseph Hibbel, de los NIH, quienes han examinado a profundidad esta controversia. En una serie de trabajos[4] examinaron todas las investigaciones sobre el tema por medio de una revisión histórica profunda, la cual hasta descubrió información oculta de los años sesenta. Existen dos tipos de estudios importantes, como ya hemos visto. El primero es el estudio poblacional u observacional, el cual puede mostrar correlaciones pero no causas y efectos. Estos estudios pueden ser de ayuda para señalar la correlación entre las cosas (como entre las grasas y las enfermedades cardiacas), pero también pueden llevar a las personas por caminos equivocados porque, aunque exhiben la existencia de una relación entre dos cosas, no pueden demostrar la conexión de causalidad entre ellas. Es por eso que necesitamos el segundo tipo de estudio, los estudios experimentales, también llamados pruebas aleatorias controladas. Cuando se realizan de manera adecuada, estos estudios sí pueden demostrar causas y efectos. La mayoría de nuestras recomendaciones sobre las grasas en la dieta provienen de estudios poblacionales, pues las intervenciones alimenticias a gran escala son muy difíciles de llevar a cabo. Pero existen estudios experimentales importantes, y los doctores Ramsden y Hibbel los han revisado todos y han observado la larga historia de las grasas y las grasas saturadas. Ellos nos muestran un panorama de las grasas omega-6 que contradice el pensamiento común.

Esto fue lo que encontraron:

1) En una revisión de los estudios en los que las personas consumieron una combinación de grasas omega-3 y omega-6 hubo una reducción de 27% en infartos y muertes.

2) Si los estudios incrementaban sólo las grasas omega-6, había un *incremento* de 13% en infartos.

3) Las pruebas aleatorias que incluyeron únicamente grasas omega-6 (sin grasas omega-3) mostraron un incremento en el riesgo de muerte a pesar de reducciones en grasas saturadas y grasas trans.

4) Muchas de las recomendaciones actuales y el análisis en el que están basadas omitieron muchos estudios importantes y no hicieron distinciones entre los estudios en los que las personas sólo consumieron grasas omega-6 y aquellos en los que las personas consumieron una combinación de grasas omega-6 y omega-3.

Por ejemplo, un estudio muy citado que es considerado por muchos científicos como esencial para apoyar la recomendación de consumir más AGPI (es decir, un aumento en el consumo de aceites vegetales omega-6 según las políticas alimentarias) es el estudio Oslo Diet-Heart. Se les dijo a los participantes que cambiaran la carne y los huevos en su dieta por pescados, moluscos y "carne de vacuno de ballena", todos alimentos ricos en grasas omega-3. Incluso se les dieron cantidades cuantiosas de sardinas noruegas enlatadas con aceite de bacalao para que comieran como alimento "untable". Esto es más o menos el equivalente a 16 píldoras de aceite de pescado, casi cinco veces más que la cantidad proporcionada en un estudio italiano que mostró una reducción en las muertes súbitas por problemas cardiacos de 40% y una reducción en muertes totales de 20%.[5] A los participantes del estudio también se les pidió que dejaran las grasas trans y restringieran su consumo de cereales refinados y azúcar. Todas estas medidas disminuyen el riesgo de desarrollar cardiopatías. El estudio nunca demostró que los niveles elevados de omega-6 fueran benéficos. Sólo mostró que comer más grasas omega-3 y comer menos grasas trans y azúcar y carbohidratos refinados era saludable.

La única prueba mencionada en el gran análisis reciente que se usa como base para recomendar una mayor cantidad de AGPI provenientes de omega-6 en la dieta y que sólo se enfocó en el incremento de las grasas omega-6 fue el Minnesota Coronary Survey, el cual se realizó en 4 393 hombres y 4 664 mujeres. Las mujeres del estudio duplicaron el riesgo de infarto durante el primer año. ¡El estudio mostró un incremento en el riesgo! En otros estudios que utilizaron aceite de maíz y de cártamo (en su mayoría ácidos linoleicos omega-6), los participantes tenían un riesgo 4.64 veces mayor de infartos y muerte por cualquier causa. Éste es un incremento de 464% de resultados negativos por el consumo de aceites omega-6.

El Lyon Heart Study, el estudio aleatorio controlado que ya mencioné antes que exhibió una reducción de 70% de los infartos, fue el único que redujo la cantidad de omega-6 por debajo de 5% de las calorías, al tiempo que incrementaba el consumo de ácidos grasos omega-3.

El último clavo en el ataúd de la visión de los AGPI omega-6 como alimento saludable fue el Sydney Diet Heart Study.[6] Los doctores Ramsden y Hibbeln buscaron y excavaron toda la información original de esta enorme prueba aleatoria controlada hecha entre 1966 y 1973. Este estudio fue diseñado para descubrir si usar mayores cantidades de omega-6 del aceite de cártamo y evitar las grasas saturadas tendría algún efecto en el riesgo de cardiopatías. Se les indicó a los participantes que debían aumentar su consumo de aceite de cártamo a 15% de las calorías totales, disminuir el de grasas saturadas a menos de 10% de las calorías totales y el colesterol por debajo de 300 miligramos diarios. El aceite de cártamo es una fuente concentrada de ácido linoleico, la grasa que produce inflamación en el cuerpo. El estudio también les pidió a los participantes que incluyeran algunas margarinas en la dieta, las cuales pudieron haber elevado los niveles de grasas trans, pero ambos grupos obtuvieron grasas trans en la misma cantidad, así que es probable que no haya afectado los resultados. La margarina de aceite de cártamo además era suave y no contenía tantas grasas trans como las margarinas suaves o las mantecas vegetales.

¿Qué fue entonces lo que probó el estudio? Comparado con el grupo que comió más grasas saturadas y colesterol, el grupo de ácido linoleico tuvo un riesgo mayor de muerte por cualquier causa, infartos y muertes por problemas cardiacos. De hecho, el grupo de grasas omega-6 exhibió un incremento de 37% en el riesgo de infartos a pesar de haber disminuido sus niveles de colesterol.

¿Cómo puede ser eso posible? Pues resulta que la grasa omega-6, el ácido linoleico, puede causar un desastre en el cuerpo, la clase de desastre que deriva en cardiopatías.

En primer lugar, las grasas omega-6 se oxidan o se vuelven rancias con facilidad, lo que hace que cualquier cantidad de colesterol que tengas se haga más propensa a provocar cardiopatías. Incluso si tienes niveles bajos de colesterol, si éste está rancio u oxidado, es mucho más probable que cause infartos. Estas grasas se llaman metabolitos oxidativos de ácido linoleico, pero piensa en ellas como grasas rancias. Son lo que conforman las placas de colesterol en tus arterias. Los factores que incrementan el estrés oxidativo —como fumar, beber en exceso y no consumir suficientes antioxidantes, como frutas y verduras— incrementan el riesgo de enfermedades cardiacas (y de todas las enfermedades crónicas).

Y los científicos de los NIH no están solos. Una revisión reciente de toda la literatura publicada en el *Mayo Clinic Proceedings* de 2014 señaló las bases equívocas sobre las que se erigen nuestras recomendaciones actuales de reducir las grasas saturadas e incrementar el consumo de grasas omega-6.[7] Por desgracia, estos consejos aún no se han incorporado a las recomendaciones del gobierno ni de las instituciones consultoras.

Lo que está claro es que durante los últimos 50 años se nos han dado consejos muy equivocados. Se nos dijo que redujéramos las grasas saturadas y el colesterol, y que aumentáramos el consumo de

AGPI omega-6 y de carbohidratos. Éste ha sido un fracaso rotundo de las políticas públicas y nos ha dado un pequeño vistazo a los retos de la investigación nutricional. Ha llegado el momento de hacer un cambio.

Los defectuosos consejos sobre los ácidos grasos omega-6 de la Asociación Estadounidense del Corazón

La Asociación Estadounidense del Corazón (AHA) recomienda que los adultos no obtengan más de 5% de sus calorías de grasas saturadas e incita a las personas a consumir, como remplazo, aceites vegetales ricos en ácido linoleico (AGPI omega-6). La AHA recomienda a las personas obtener por lo menos 5 o 10% de sus calorías de los AGPI omega-6. La lógica detrás de esto es que el ácido linoleico, contrario a las grasas saturadas, reduce los niveles de LDL (colesterol malo).

El resultado es que el consumo promedio de ácido linoleico (y ácidos grasos omega-6) se ha disparado desde 1900, y más sustancialmente desde 1960. Los estadounidenses consumen hoy en día por lo menos el doble de ácido linoleico que consumían en los años sesenta (por lo menos 7% de las calorías diarias, cuando en 1960 era 3 por ciento).

En 2010 Philip C. Calder, científico del Instituto de Nutrición Humana de la Universidad de Southampton, publicó un análisis de las recomendaciones sobre el ácido linoleico.[8] Con base en la evidencia, advirtió que, aunque el ácido linoleico reduce los niveles de LDL, también hace al colesterol más vulnerable a la oxidación e inflamación, lo cual puede incrementar la aterosclerosis o los depósitos de colesterol en las arterias. Existe también evidencia que sugiere que incrementa el riesgo de cáncer. Como advirtió un comité de expertos del Reino Unido, "existen razones para tener precauciones con respecto al consumo de grandes cantidades de AGPI omega-6 y recomendamos que la proporción de la población que consume más de 10% de su energía [en forma de AGPI omega-6] no debería de aumentar".

El doctor Calder argumenta que hay muchas razones por las que el ácido linoleico debe ser consumido sólo con moderación. Pero las más importantes son que incrementa el ácido araquidónico, el cual fomenta la inflamación, y tal vez sobre todo porque actúa en contra de los ácidos grasos omega-3.

Recientemente, la AHA publicó un panfleto en el que anunciaba los beneficios de incrementar el consumo de ácidos grasos omega-6, pero no mencionaba los potenciales daños. El panfleto sostenía que las preocupaciones con respecto a inflamación, trombosis y oxidación del LDL no tenían fundamento.

No obstante, el doctor Calder sostiene que el panfleto de la AHA tenía defectos. La mayor parte de la evidencia contenida en el documento venía de estudios observacionales; también incluía pruebas aleatorias controladas, pero la mayoría de ellas estaba mal diseñada. "Aunque estas limitaciones parecen no haber importado en el desarrollo del documento, pueden haber tenido peso en su conclusión científica más importante (que el remplazar los ácidos grasos saturados con AGPI reducía los incidentes cardiovasculares), lo que claramente no es una declaración relacionada específicamente con el ácido graso omega-6 (o ácido linoleico). Sin duda, esto hace confusa la división entre los AGPI [que incluyen los ácidos grasos benéficos omega-3] y el AGPI omega-6 o ácido linoleico", escribió el doctor Calder.

El documento de la AHA y sus recomendaciones se basan en pruebas aleatorias controladas que muchas veces no abordaron la cuestión de los AGPI omega-6, o ácido linoleico, en aislamiento, "sino que incluyeron mezclas de AGPI omega-3 y omega-6". Y por esa razón, entre otras, Calder escribió que los estadounidenses debían dudar de recomendaciones que sugirieran aumentar el consumo de AGPI omega-6. De hecho, la mayoría de los estudios que sí separaron las grasas omega-3 de las omega-6 encontró que sin las grasas omega-3 no existía beneficio alguno, y que las grasas omega-6 causaban un incremento en el riesgo de infarto y muerte. Veamos algunos de los otros riesgos del incremento en el consumo de grasas omega-6 en nuestras dietas.

Cómo afecta a nuestra salud
el exceso de grasas omega-6

El doctor Joseph Hibbeln, de los NIH, ha investigado el impacto de los aceites omega-6 en la salud.[9] Él explica que el sobreconsumo de grasas omega-6 y el consumo insuficiente de grasas omega-3 ha llevado a incrementos en:[10]

- Enfermedades cardiovasculares
- Diabetes tipo 2[11]
- Obesidad
- Síndrome metabólico (prediabetes)
- Síndrome de colon irritable y enfermedad inflamatoria intestinal
- Degeneración macular (ceguera asociada a la edad)
- Artritis reumatoide
- Asma
- Cáncer
- Trastornos psiquiátricos
- Enfermedades autoinmunes

El doctor Hibbeln observó que el incremento en el consumo de ácido linoleico, en especial del aceite de soya, entre 1960 y 1999 en cinco países estudiados, predecía un incremento de hasta 100 veces en el riesgo de muerte por homicidio.[12] ¡Estos aceites no sólo provocan más infartos, obesidad y cáncer, sino que también convierten a las personas en asesinos! Esto tiene sentido si consideramos que gran parte del tejido cerebral está hecho de grasas omega-3 y que el alto consumo de grasas omega-6 interfiere con los beneficios de las grasas omega-3. Otro estudio sobre la colitis ulcerativa mostró un incremento de 250% en el riesgo de padecer síndrome de colon irritable en el grupo que consumió la mayor cantidad de ácido linoleico.[13]

El doctor Hibbeln afirma en su análisis que los "aumentos en el consumo mundial de ácido linoleico durante el último siglo deben considerarse un enorme experimento no controlado que pudo haber

¿SON LAS COSECHAS GENÉTICAMENTE

La mayoría de los aceites vegetales está hecha con cosechas genéticamente modificadas (organismos genéticamente modificados u OGM).[14]

Aunque los OGM son muy controversiales y no son necesariamente malos, sí hay algunas preocupaciones científicas en torno a ellos. La Academia Estadounidense de Medicina Ambiental (AAEM) reportó que "varios estudios en animales indican serios riesgos a la salud asociados con los alimentos GM", como infertilidad, problemas inmunológicos, aceleración del envejecimiento, mala regulación de la insulina y cambios en los órganos vitales y el sistema gastrointestinal. La AAEM les pidió a los médicos que recomendaran a sus pacientes evitar los alimentos GM.[15]

El aceite de soya, el que más consumimos, es rico en ácidos grasos omega-6. De hecho, 94% de las cosechas de germen de soya en Estados Unidos están genéticamente modificadas. Un sondeo reciente mostró que la mayoría de los estadounidenses usan aceite vegetal Wesson, que ahora se hace con germen de soya genéticamente modificado.

La soya diseñada genéticamente se conoce como Roundup Ready, pues está preparada (*ready*) para no ser afectada por un herbicida llamado glifosato (o *Roundup*), el cual mata hierbas de manera selectiva. Existen muchos efectos negativos para la salud, incluido el aumento en las tasas de infertilidad en cada nueva generación.[16] Investigaciones recientes han demostrado que la soya GM Roundup Ready, fabricada por Monsanto, produce formaldehído (que es tóxico) y destruye el glutatión (que es un poderoso antioxidante natural).[17] Los genes que producen dichos efectos en estos gérmenes de soya pueden transferirse a las bacterias en tu sistema digestivo. Esto significa que aun después de un buen tiempo de haber comido los alimentos genéticamente modificados, podemos seguir con la producción de proteínas genéticamente modificadas en nuestro cuerpo. ¿Estás en verdad dispuesto a experimentar con tu salud y la de tus hijos?

Un estudio del gobierno austriaco publicado en noviembre de 2008 demostró que mientras más maíz genéticamente modifica-

MODIFICADAS UN PELIGRO PARA LA SALUD?

do se le daba de comer a ratones, menos crías tenían y éstas eran cada vez más pequeñas.[18] Investigadores de la Escuela de Medicina de Baylor descubrieron por accidente que las ratas criadas en lechos de maíz GM "no se reproducen ni muestran comportamientos reproductivos".[19]

Aunque aún no tenemos toda la información sobre los efectos en la salud de los OGM y es posible que existan algunos beneficios en el consumo de estas plantas modificadas desde una perspectiva agrícola (incluida la capacidad de alimentar a la población en constante crecimiento), siguen existiendo preocupaciones muy válidas. Por lo menos debemos estar bien informados para poder tomar decisiones sobre lo que comemos y lo que no.

Una investigación publicada en 2015 en *Lancet Oncology* basada en una revisión de la literatura hecha por 17 expertos independientes de 11 países encontró que el herbicida Roundup de Monsanto se ha asociado con el cáncer.[20] La OMS emitió una declaración en la que afirmó que el glifosato es un "probable carcinógeno" para los humanos.[21]

Necesitamos etiquetas y transparencia, como la que se tiene en 64 países, como la Unión Europea (en la que los OMG están prohibidos), Japón, Australia, Brasil, Rusia y hasta China.[22] En Argentina, 30 000 médicos y profesionales del sector salud han pedido una prohibición total del glifosato porque "no sólo causa cáncer. También está asociado con un incremento en abortos espontáneos, defectos congénitos y enfermedades respiratorias y neurológicas".[23]

Monsanto, la compañía responsable de algunos de los productos más tóxicos de los últimos 50 años, como el Agente Naranja, PCB y dioxina, DDT, sacarina y aspartame, lanzó un ataque contra la OMS y exigió que ésta se retractara en su postura con respecto a que el glifosato era "probablemente" cancerígeno.[24] Es momento de dejar a la gente decidir qué quiere comer y etiquetar con claridad los OGM. La soya modificada genéticamente es problemática por dos razones: es la principal fuente de omega-6 en nuestra dieta y contiene residuos dañinos de glifosato.

contribuido a mayores incidencias sociales de agresión, depresión y mortandad por causas cardiovasculares. Es muy probable que la mayoría de las enfermedades de la civilización moderna —la depresión severa, las enfermedades cardiacas y la obesidad— estén ligadas al cambio radical y dramático de la composición de las grasas en el suministro alimentario".

Hibbeln después dice que "incrementar la concentración en tejidos de grasas omega-3 a nivel poblacional puede dar como resultado una considerable reducción de los costos de la salud al disminuir las enfermedades que representan la mayor carga de afecciones a nivel mundial".

• • •

En la tercera parte conocerás cuáles son mis recomendaciones sobre qué grasas comer y qué grasas evitar; pero aquí hay un pequeño avance:

- Evita los aceites refinados a excepción del aceite de oliva extra-virgen.
- Usa aceite de coco extravirgen y un poco de mantequilla de vaca alimentada con pasto o mantequilla clarificada (ghee).
- Piérdele el miedo a las grasas animales, pero consume sólo carne de animales alimentados con pasto, de pastoreo y orgánica.
- Obtén grasas de alimentos integrales como el aguacate, los frutos secos y las semillas.

7

¿La carne es culpable de las cardiopatías y la diabetes tipo 2?

Las grasas son un tema controversial, pero la carne es un asunto emotivo. Es difícil separar los hechos científicos sobre los efectos de la carne en la salud de las preocupaciones éticas y el impacto ambiental. ¿Cuál es la verdad? ¿La carne es buena o mala? ¿Provoca enfermedades cardiacas y cáncer, y acortará mi vida, o es la clave para la salud y la longevidad? Los indios de las planicies vivían de comer búfalo y tenían el mayor índice de personas centenarias per cápita, mientras que los adventistas del séptimo día son vegetarianos y son de las personas más longevas del planeta. ¿Cómo puede ser esto? ¿Carne o verduras? Tal vez estamos haciendo las preguntas incorrectas.

La respuesta parece ser que lo que debe preocuparnos no son ni las verduras ni la carne, sino el azúcar y los carbohidratos refinados que son parte de la dieta típica de los carnívoros y de nuestra dieta altamente procesada e inflamatoria.

Existen muchísimas preguntas sobre la carne. Algunas tienen que ver con las grasas saturadas y el colesterol en la carne, otras son sobre el potencial de la carne de causar inflamación. No obstante, a otros les inquieta una posible relación con los cambios en las bacterias intestinales que producen un compuesto asociado con las cardiopatías llamado TMAO. Algunos se alejan de la carne por carcinógenos como los hidrocarburos aromáticos policíclicos o las aminas heterocíclicas, que se forman cuando se cuece o asa la carne a temperaturas elevadas, o los productos finales de glicación avanzada, que se generan cuando las proteínas y las azúcares se combinan al ser cocinadas para hacer la carne crujiente por fuera. Son suficientes cosas como para hacerte dejar la carne para siempre.

Sin duda el tema de la carne es complejo (y nos podría llevar un libro entero). Me olvidaré por un momento de las muy reales preocupaciones éticas que llevan a algunas personas a convertirse al veganismo, y el grave impacto ambiental de la ganadería industrial. Hablaremos de estos problemas un poco más adelante. Primero quiero abordar la cuestión de las proteínas animales en general, y la carne roja en particular, y su relación con la salud.

El problema de la investigación sobre la carne

Incluso después de revisar casi todas las investigaciones sobre la carne y la salud, sería muy difícil dar una respuesta definitiva a si la carne es buena o mala. ¿Por qué? Porque como ya hemos discutido, llevar a cabo una buena investigación sobre la dieta es muy difícil. Y en realidad nadie ha hecho una buena investigación sobre la carne. Los estudios correctos (experimentos directos en los que se comparan dietas distintas, toda la comida es provista y todas las variables están controladas, y no estudios de asociación) costarían miles de millones de dólares, llevarían décadas y serían casi imposibles de realizar. Tenemos que arreglárnoslas con la poca información que tenemos, que son asociaciones y no causas.

Veamos el aparentemente impresionante estudio de los NIH, el AARP Diet and Health Study, en el que participaron más de 50 000 hombres y mujeres entre 50 y 70 años de edad durante 10 años. Los investigadores evaluaron su dieta con un cuestionario de frecuencia de alimentos. ¿En verdad recuerdas lo que comiste durante el último año? ¿O tan siquiera durante la última semana? Ése es el primer problema de este estudio. El recuento de los alimentos no es la mejor manera de evaluar el consumo (aunque es casi lo único que los investigadores tienen a la mano para trabajar, y ésa es la razón por la que los usan).

Luego está el problema de la población que estudiaron. No estudiaron a los indios de la planicie que se alimentaban de búfalo, bayas, raíces y frutos secos. Estudiaron una población de estadounidenses promedio con una dieta altamente procesada y rica en azúcar con muy pocas frutas y verduras, una población que fumaba demasiado y se ejercitaba demasiado poco y tomaba demasiado alcohol. Quienes comían menos carne estaban más sanos, sí, pero ¿por qué? Podría ser por algo llamado *sesgo de usuario sano*.[1] Esto es cuando la gente que quiere estar sana evita las cosas que la cultura les dice que las hará enfermar (carne, alimentos procesados, azúcar, fumar, etcétera) y hacen las cosas que las vuelven más sanas (ejercicio, comer más frutas y verduras, dormir, etcétera). Es todo el conjunto de su estilo de vida lo que los hace más sanos, lo cual hace muy difícil atribuirle su salud al hecho particular de que comen menos carne.

Pensemos en la terapia de remplazo hormonal en las mujeres. Las mujeres a quienes les preocupaba su salud iban a consultas médicas con más frecuencia, comían mejor, hacían más ejercicio y no fumaban. Eran las usuarias sanas de la terapia de remplazo hormonal. Si el doctor les decía que debían tomar hormonas para prevenir enfermedades cardiacas, lo hacían. Hacían todo lo posible por estar y mantenerse sanas. Es por eso que los estudios poblacionales mostraban una correlación entre las hormonas y la salud, por el funcionamiento del sesgo del usuario sano.

Luego vino la Women's Health Initiative, que encontró que, en realidad, las mujeres que tomaban las hormonas padecían más infartos, derrames y cáncer. De un día a otro dimos un giro científico total. Los experimentos que demuestran causas y efectos priman sobre los estudios que sólo señalan correlaciones (que podrían ser explicadas por otros factores). Los estudios que no pueden probar causas y efectos están llenos de lo que se conoce como "factores de confusión", variables que hacen confusa la cuestión.

El AARP Diet and Health Study sí encontró una correlación entre la carne, las enfermedades cardiacas, el cáncer y la muerte. Pero también encontraron que los carnívoros, en general, eran un grupo muy poco sano. Estas personas fumaban más, pesaban más, consumían un promedio de 800 calorías más al día, hacían menos ejercicio, comían más azúcar, tomaban más alcohol, comían menos frutas y verduras (y por tanto menos fibra) y tomaban menos suplementos vitamínicos. ¿A alguien le sorprende que tuvieran índices más altos de enfermedades cardiacas, cáncer y muerte? Lo triste es que el único encabezado que aparece en las noticias es "La carne mata".

La pregunta no es si padecen más enfermedades cardiacas las personas que comen carne producida industrialmente, grandes cantidades de azúcar y carbohidratos refinados, y muy pocas frutas y verduras, fuman, tienen sobrepeso, no se ejercitan, toman demasiado alcohol y no toman vitaminas. La verdadera pregunta es si padecen más enfermedades cardiacas quienes comen carne de animales alimentados con pasto, comen muchos alimentos saludables, no fuman, se ejercitan y toman vitaminas.

Afortunadamente, algunos investigadores sí han hecho esta pregunta. Científicos estudiaron a 11 000 omnívoros (57%) y vegetarianos (43%) preocupados por su salud; en otras palabras, carnívoros y vegetarianos que hacían compras en tiendas de alimentos saludables.[2] Éste es un estudio más concluyente porque, fuera del consumo de carne, los dos grupos eran parecidos en estilo de vida y hábitos de salud. Los investigadores encontraron que los índices generales de muerte se reducían a la mitad en ambos grupos (carnívoros y vegetarianos preocupados por su salud) cuando se los comparó con consumidores de la dieta estadounidense promedio con alimentos procesados. No se encontraron beneficios de la dieta vegetariana ni perjuicios en el consumo de carne en cuanto al riesgo de enfermedades cardiacas, cáncer o muerte. La mayoría de los estudios en los que se comparan consumidores de carne con vegetarianos no estudia consumidores de carne "saludables" que sólo comen carne de animales alimentados con pasto, sin hormonas, antibióticos o pesticidas; que no comen alimentos procesados; que comen muchas frutas, verduras, nueces y semillas; que hacen ejercicio, no fuman y toman suplementos vitamínicos para compararlos con vegetarianos con los mismos hábitos saludables (con la excepción del consumo de carne). Como se descubrió en el estudio recién citado, sospecho que habría muy pocas diferencias entre ambos grupos.

En la mayoría de los estudios, la carne que se consume es de producción industrial de animales de engorda. La carne de engorda industrial con cereales está llena de hormonas, antibióticos y pesticidas y tiene más grasas omega-6 inflamatorias (por la alimentación con maíz) y menos grasas omega-3 antiinflamatorias que la carne alimentada con pasto. Así que es muy difícil tener datos precisos sobre los efectos de la carne en el cuerpo. Existen datos más duros sobre las carnes procesadas como el tocino, las salchichas o los embutidos que muestran que son dañinas. El estudio EPIC de casi 500 000 personas no pudo encontrar una relación entre las carnes frescas no procesadas y las enfermedades cardiacas y el cáncer, pero sí encontró un nexo entre las carnes procesadas y el cáncer y las enfermedades cardiacas.[3]

Como ya dije, podría llenar un libro entero con el tema de la carne. Pero por ahora hagamos un acercamiento a las preguntas más comunes, y más difíciles, que la gente tiene sobre la carne.

¿Las grasas saturadas en la carne causan enfermedades cardiacas?

Ya cubrimos el debate sobre las grasas saturadas y el colesterol. La conclusión es que todo el mundo, incluidos la Asociación Estadounidense del Corazón y el Comité de Directrices Alimentarias del gobierno, han desechado cualquier conexión entre el colesterol en la dieta y las enfermedades cardiacas. Las grasas saturadas siguen siendo discutidas. Parte de la confusión viene del hecho de que los niveles elevados de grasas saturadas en la sangre sí provocan enfermedades cardiacas. Sin embargo —y pon mucha atención, porque éste es el punto clave—, los tipos de grasas saturadas en la sangre que causan las enfermedades cardiacas, la esteárica y la palmítica, no vienen del consumo de carne. Se producen en el hígado al comer azúcar y carbohidratos. Sé que ya empiezo a sonar como disco rayado, pero para la gran mayoría de preguntas que hay sobre si las grasas son dañinas, el dedo acusador suele apuntar al azúcar y los carbohidratos.

No existe evidencia definitiva de que las grasas saturadas de la carne en nuestra dieta incrementan nuestros niveles de colesterol.[4] Por el contrario, hay bastante evidencia de que el consumo de carne en realidad mejora nuestro perfil de colesterol cuando se consume sin azúcar y carbohidratos refinados. ¿Cómo? Eleva los niveles de colesterol bueno y estimula las partículas protectoras, o grandes, de LDL.

En estudios aleatorios controlados sobre lo que algunos llaman la dieta paleolítica —una dieta más parecida a la de nuestros ancestros cavernícolas, de carne, huevo, frutas y verduras, nueces y semillas frescos y de buena cualidad sin cereales, lácteos, leguminosas o alimentos procesados— los factores de riesgo de enfermedades cardiacas y diabetes y los exámenes de sangre resultaron mejores, no peores.[5]

En un experimento increíble, un investigador envió a 10 aborígenes australianos con obesidad, diabetes, presión arterial elevada y niveles altos de azúcar en la sangre de regreso al *bush* a cazar canguros y cocodrilos y recolectar raíces, nueces y bayas. En siete semanas, todos sus indicadores se habían normalizado, lo que les permitió dejar los medicamentos y perdieron cantidades de peso notables.[6]

En estudio tras estudio,[7] el alimentar a pacientes con obesidad, diabetes o enfermedades cardiacas con una dieta alta en grasas y con proteínas animales de buena calidad arrojó mejores resultados en todos los aspectos, incluidos peso, grasa corporal, ancho de cintura, masa muscular, metabolismo, presión arterial, triglicéridos, HDL y LDL. A las personas que siguen estas dietas les parecen más satisfactorios y tenían menos hambre que cuando tenían dietas ricas en carbohidratos, bajas en grasa y con poca carne, incluso cuando el número total de calorías es igual.[8] Estos efectos son significativos.

¿Causa la carne roja infartos al promover bacterias dañinas en los intestinos?

En ciencia intentamos desmenuzar algo y culpar a ese algo por el problema. Sin embargo, en la medicina y la salud hay más variables que pueden explicar las observaciones que hacemos. En un elegante estudio reciente publicado en la revista *Nature Medicine*,[9] investigadores de la Clínica Cleveland relacionaron la carne roja con un químico llamado TMAO (N-óxido de trimetilamina), que ha sido asociado con las enfermedades cardiacas. Los investigadores se preguntaban si había algo en la carne además de las grasas saturadas y el colesterol que podría relacionarla con las enfermedades cardiacas. Midieron los niveles de TMAO en personas carnívoras y veganas, y fue más alto en las carnívoras. Les dieron un filete a las personas carnívoras y descubrieron que sus niveles de TMAO se elevaron. Los investigadores luego lograron convencer a una persona vegana de comerse un filete y vieron que sus niveles de TMAO *no* se elevaron. Posteriormente les administraron antibióticos a las personas carnívoras y encontraron que sus niveles de TMAO no se elevaron después de consumir carne.

Para darle seguimiento a esto, le dieron carnitina (un compuesto derivado de los aminoácidos de las proteínas en la dieta que es importante para las grasas y la energía en el metabolismo) a un grupo de vegetarianos y veganos a largo plazo y encontraron que este grupo "tenía una capacidad notablemente reducida de sintetizar TMAO de la carnitina oral". Los veganos parecen tener bacterias intestinales saludables, mientras que los carnívoros no. Y los antibióticos pueden matar los bichos dañinos que producen el TMAO en los carnívoros. ¿Entonces la solución es dejar la carne o tomar antibióticos por siempre? Lo más probable es que ninguna de las dos.

Resulta interesante que, en un estudio posterior hecho en ratones, algunos de los mismos investigadores encontraron que los ratones con bacterias intestinales que los protegían de la arterioesclerosis (las placas que provocan enfermedades cardiacas) no mostraron placa en las arterias con una dieta alta en colina, a pesar de que la colina provocaba niveles extremadamente elevados de TMAO.[10] La combinación de estos hallazgos indica que deberíamos de ser cuidadosos al llegar a conclusiones sobre el TMAO. Esta lección ya la aprendimos con la idea de que las grasas saturadas provocan enfermedades cardiacas. De hecho, desde que sustituimos las grasas saturadas en nuestra dieta con carbohidratos refinados, los índices de enfermedades cardiacas se han incrementado.[11] Lo que estos estudios hacen es darnos evidencias sólidas de la importancia de las bacterias intestinales para la salud.

Veamos cómo se sostiene esta teoría sobre la carne y las bacterias intestinales y el TMAO y qué deberíamos hacer con los resultados: primero, si la carne roja incrementara el riesgo de enfermedades cardiacas, entonces tendríamos mejor evidencia epidemiológica, pero como ya hemos visto, no la tenemos. En efecto, si eres un carnívoro fumador, bebedor, que no hace ejercicio, come papas y toma refrescos, hay evidencia, pero no la hay cuando no es así. Si la carne roja fuera el problema, tendríamos evidencia que lo confirmara. Sin embargo, en un estudio de más de 1.2 millones de personas, no se encontró nexo alguno entre la carne roja y enfermedades cardiacas, derrames o diabetes.[12] Algunos estudios muestran una relación,[13] pero como vimos anteriormente, existen muchos factores de confusión. Además, si el consumo de carne causara más enfermedades cardiacas, deberíamos de ver menores riesgos en vegetarianos y veganos. Sí los vemos un poco, pero es probable que sea porque están, en general, más preocupados por su salud. Recuerda el sesgo del usuario saludable. No existe una diferencia en la incidencia de enfermedades cardiacas o muertes entre los carnívoros que compran en tiendas de alimentos saludables y veganos o vegetarianos. Comer carne en el contexto de una dieta saludable no incrementa el riesgo de infartos o muerte como muestra un estudio con más de 65 000 vegetarianos y carnívoros preocupados por su salud.[14]

Al estudiar los efectos del incremento del consumo de carne en países asiáticos —utilizando una muestra de casi 300 000 personas que, en general, tenían dietas saludables ricas en pescado y verduras y con poco consumo de alimentos procesados endulzados—, se encontró que la carne roja se asociaba a un riesgo menor de cardiopatías en hombres y cáncer en mujeres.[15]

Un pedazo de información importante que podemos extraer de este estudio es que tus bacterias intestinales son importantes y pueden producir compuestos que provocan enfermedades cardiacas y, más importante, que lo que comes influye en dichas bacterias. Si un vegano que come un filete está a salvo, entonces ¿de dónde obtenemos todas estas bacterias protectoras? La respuesta es sencilla: si tu dieta está compuesta mayormente de alimentos vegetales, la carne no es un problema. No seas un carnívoro que toma demasiado alcohol, fuma, no come verduras y come muy poca fibra y más aceites refinados, azúcar y carbohidratos refinados. Esos comportamientos conforman la receta perfecta para cultivar un jardín intestinal muy tóxico.[16] La carne roja no es el problema. Son las bacterias intestinales. Comer las fibras adecuadas (como almidón resistente), tomar probióticos y evitar los antibióticos es parte de un buen plan para cultivar tu jardín intestinal.

Hay otro tema escabroso. El nivel de TMAO en la carne es mucho menor al del pescado.[17] Entonces deberíamos ver grandes incrementos en la incidencia de enfermedades cardiacas entre los consumidores de pescado. Pero la realidad es exactamente lo opuesto. Quienes comen pescado tienen el riesgo más bajo de enfermedades cardiacas.[18] La información sobre el TMAO es interesante sin duda, pero no prueba que la carne es causa de infartos, sólo que el carnívoro estadounidense promedio tiene una dieta y un estilo de vida terribles que conducen a un ambiente intestinal muy malo, y sabemos que un intestino poco saludable está conectado con una mala salud en general.

La forma adecuada de diseñar un estudio de investigación sería analizar dos grupos, el primero conformado por carnívoros preocupados por su salud que tienen un estilo de vida y una dieta saludables y que incluso tal vez tomen probióticos, y el segundo conformado por veganos que sólo consumen alimentos integrales y saludables. Mi predicción es que no habría mucha diferencia en los riesgos de enfermedades cardiacas de los dos grupos.

¿Causa la carne roja diabetes tipo 2 y aumento de peso?

Ha habido algunos estudios que relacionaron el consumo de carne con la diabetes tipo 2.[19] El Estudio de la Salud de Médicos y el Estudio de la

Salud de Enfermeras que más de 400 000 personas siguieron durante décadas estuvo basado en cuestionarios de comidas. Los investigadores encontraron que una porción de 50 gramos de carne roja procesada, como embutidos, aumentaba 51% el riesgo de diabetes tipo 2, mientras que la misma porción de carne roja fresca incrementaba el riesgo 20%. Pero estas cifras muestran el riesgo relativo, no el riesgo absoluto. En otras palabras, si reduces el riesgo de 3 a 2%, ésa es una disminución de 30% del riesgo "relativo", pero es sólo una disminución de 1% del riesgo real. Así que en el Estudio de la Salud de Enfermeras el incremento en el riesgo real o absoluto con la carne roja fue de 7 a 8.4%. Pero una vez más, los carnívoros en el estudio tampoco eran personas en general saludables. Se ejercitaban menos que los no carnívoros; fumaban más; tomaban refresco y bebidas endulzadas y más alcohol; comían más azúcar, alimentos procesados, comida frita y grasas trans, y comían menos verduras pero más papas. Entonces ¿fue la carne o el refresco? ¡Yo voto por el refresco!

Los investigadores fueron muy explícitos al advertir a los lectores que el estudio no podía probar causas y efectos y, sin embargo, acto seguido —y paradójicamente— dicen que deberíamos disminuir el consumo de carnes rojas y carnes procesadas para reducir el riesgo de diabetes tipo 2. Lo que en realidad debieron haber dicho es que si comes carne roja y tienes una dieta nefasta, no haces ejercicio, fumas y bebes demasiado alcohol y comes mucha azúcar, el riesgo de que contraigas diabetes aumenta 1.4%. A mi parecer, no es algo muy convincente.

Otros estudios que utilizaron un mayor consumo de carne sin el suplemento de azúcar o almidones como cereales o leguminosas (una dieta como de cavernícolas), encontraron que el azúcar en la sangre estaba mejor controlada incluso que en la dieta mediterránea, que es famosa por ayudar a mejorar los niveles de azúcar en la sangre.[20] Otro estudio mostró que la dieta paleolítica tenía mucho mejores resultados que una dieta tradicional para la diabetes en cuanto al control del azúcar en la sangre y los factores de riesgo cardiovasculares.[21] Y en un estudio de dos años sobre mujeres posmenopáusicas, las mujeres que llevaron una dieta paleolítica perdieron el doble de peso que las mujeres que siguieron las indicaciones para perder peso de las Recomendaciones Nórdicas de Nutrición.[22] Estas recomendaciones son lo que los científicos nórdicos consideran un patrón alimentario saludable e incluyen bastantes verduras, frutas y bayas, leguminosas, un consumo regular de pescado, aceites vegetales, cereales integrales, versiones bajas en grasas de lácteos y carne y un consumo limitado de carnes rojas y procesadas, azúcar, sal y alcohol.

¿Las carnes rojas provocan cáncer?

Ésta es una pregunta grande y temible; lo sé, pero abordémosla.

La mayoría de la información que tenemos es sobre el cáncer de colon. En una revisión de más de 35 probables estudios sobre el cáncer de colon y el consumo de carne, se encontró poco riesgo.[23] De hecho, en algunos estudios, las personas con el consumo de carne más alto tuvieron menor riesgo que aquellas con un consumo menor. Lo que sí encontraron, por supuesto, fue que el consumo de carne también estaba asociado con otros hábitos alimentarios y de estilo de vida que promueven el cáncer, incluido el consumo en grandes cantidades de azúcar refinada y alcohol y un consumo bajo de frutas, verduras y fibra. Los consumidores de carne en general tampoco se ejercitaban, fumaban más que los que no consumían carne y tenían más sobrepeso, todos hábitos asociados con un riesgo mayor de cáncer.

Como ya he mencionado, algunos estudios sí relacionan las carnes rojas procesadas, como el tocino, las salchichas y otros embutidos, con el cáncer.[24] Un reporte de 2015 de la OMS sobre la carne y el cáncer encontró que las carnes procesadas sí incrementan el riesgo de cáncer. Los efectos de las carnes rojas no fueron concluyentes. Permíteme traducir el significado de incremento en el riesgo. La OMS encontró que las carnes procesadas aumentaban el riesgo de cáncer 20%; eso es lo que llamamos riesgo relativo. Es muy diferente del riesgo absoluto, o el verdadero cambio en el riesgo. Si tu riesgo absoluto pasa de 1 a 2%, el incremento en el riesgo relativo es de 100%. Suena impresionante. Pero el aumento en el riesgo absoluto es de sólo 1%. Mucho menos impresionante. Así que en el estudio de la OMS, el incremento en el riesgo absoluto de contraer cáncer sería de 2.6 a 3.2%, o un aumento de 0.6% del riesgo absoluto. En otras palabras, unos tres casos más de cáncer de colon por cada 100 000 personas para quienes comen tocino. Nada impresionante. El cáncer también está relacionado con los compuestos que se forman al cocinar la carne;[25] todos hemos escuchado las serias advertencias sobre lo carcinogénica que es la carne carbonizada. ¿Cuál es la verdad?

En efecto, suceden algunas cosas dañinas cuando se cocina la carne. Las altas temperaturas al cocinar, asar, freír, ahumar o carbonizar carnes, incluidos el pollo y el pescado, llevan a la producción de compuestos llamados hidrocarburos aromáticos policíclicos (PAH) y aminas heterocíclicas (HCA).[26] Las HCA y los PAH han probado ser promotores del cáncer en modelos animales, y es una buena idea reducir tu exposición a estos compuestos tóxicos.[27] Pero la carne no es la única fuente de PAH. Sorprendentemente, la fuente más común de PAH, fuera de la carne carbonizada, son las verduras y los cereales.[28] ¡Hasta ahí llegaron las bondades de las verduras asadas!

La moraleja de la historia es que debemos enfocarnos en cocinar las carnes (y las verduras) a temperaturas bajas, hornearlas, rostizarlas, escalfarlas y estofarlas. Piensa en ollas de cocción lenta y una forma de escalfar a temperaturas bajas que está cobrando popularidad llamada *sous vide*, en la que los alimentos se cocinan en agua dentro de bolsas plásticas herméticas. A mí no me gusta cocinar con plástico, pero algunas personas pueden preferirlo. Sólo asegúrate de conseguir plásticos libres de BPA y termoestables para que las toxinas no se filtren a la comida.

Cocinar carne también puede producir compuestos llamados AGE, los cuales provienen de la interacción entre las proteínas y el azúcar en la comida. Éstos son los que hacen que las cosas queden crujientes, como la corteza que se forma en una hogaza de pan, la piel crujiente del pollo o la tapa crujiente de la *crème brûlée*. Los AGE dañan las arterias y el corazón y pueden causar cáncer. Lo mejor que puedes hacer es cocinar y asar menos a altas temperaturas. Otro consejo para reducir los AGE, HCA y PAH es remojar la carne en un marinado ácido con jugo de limón o vinagre; esto mejora el sabor y reduce los AGE a la mitad y las HCA en 90 por ciento.[29]

Lo más importante es decir que la carne roja tiene compuestos que previenen el cáncer, como grasas omega-3, ALC (ácido linoleico conjugado), y nutrientes como selenio, vitaminas B_6 y B_{12} y vitamina D. Tener una dieta llena de alimentos vegetales anticancerígenos, rica en fitoquímicos y especias y que contenga mucha fibra para alimentar a las bacterias intestinales benéficas te puede ayudar a mantener el cáncer a raya.

¿La carne causa inflamación?

A estas alturas es probable que ya puedas responder esta pregunta por ti mismo. Si comes carne en el contexto de una dieta occidental promedio llena de azúcar, alimentos procesados y baja en frutas y verduras, nueces y semillas, entonces sí. Pero si sigues una dieta de alimentos integrales, de alta calidad, con animales alimentados con pasto, orgánica, poco glicémica y alta en fibra como la que está planteada en la tercera parte de este libro, entonces la respuesta es no. De hecho, en estudios en los que se remplazó la carne con carbohidratos los niveles de inflamación se elevaron.[30]

En la carne se encuentra el ácido araquidónico omega-6. Está en todas tus membranas celulares y ayuda a tu cuerpo a controlar la inflamación, crecer y repararse. La carne de animales alimentados con pasto en realidad incrementa los niveles tanto de omega-3 como de las omega-6 buenas; ayuda a mantener equilibradas las grasas. En estudios poblacionales grandes, aquellas personas con los niveles más altos tanto de grasas omega-3 como de ácido araquidónico tuvieron los niveles más bajos de inflamación[31] y de enfermedades cardiacas. Los estudios poblacionales, como ya he mencionado, son imperfectos, pero a veces son lo mejor que tenemos.

¿Comer carne es poco ético o inmoral?

Las preocupaciones respecto al consumo de carne inspiran a muchos vegetarianos, entre ellos a millones de budistas en todo el mundo. Pasé dos semanas en un monasterio en el Tíbet con un abad Bon. (Bon es la religión prebudista del Tíbet.) Sus creencias dictaban que no podía dañar a ninguna criatura viva, pues nunca se sabe qué ser vivo (humano, animal o insecto) fue tu madre en una vida pasada, ni si será tu madre en la siguiente vida. Eso sin duda engendra amor y bondad para con todos los seres vivos. Había sólo un problema: dado que seguía su dieta tradicional, el abad tenía sobrepeso y una diabetes poco controlada.

Una mañana, en sus habitaciones, compartimos un desayuno de tsampa, un plato tradicional tibetano de harina de cebada tostada, queso *dri* (obtenido de la hembra del yak) y té salado caliente. Le sugerí que no debería comer harina en el desayuno por su diabetes tipo 2. Protestó, alegando que era su desayuno tradicional. Le dije que sí, que podía ser así, pero que la dieta tendría sentido sólo si hubiera estado pastoreando yaks todo el día a una altitud de 17 000 pies , no sentado todo el día en su cojín de meditación. Revisamos sus niveles de azúcar después de comer. Estaba por encima de 300 mg/dl (el nivel normal es inferior a 90 mg/dl).

Si bien no lo convencí de comenzar a comer carne, sí logré que siguiera una dieta alta en proteínas y grasas, más baja en azúcar y en carbohidratos de nueces, semillas, leguminosas y verduras y que caminara alrededor del monasterio durante una hora todos los días. Perdió 35 libras y revirtió su diabetes. ¡Ahora hay 1.5 millones de Bon rezando por mí!

Respeto a quienes son vegetarianos por razones morales o religiosas, y estoy convencido de que se puede estructurar una dieta vegana o vegetariana saludable si ésta sigue los principios básicos de tener grasas de buena calidad y bajas en azúcar, alta en fibra y alimentos no procesados. Es posible que comer así sea más difícil, pero con un buen plan y disciplina, le puede funcionar a mucha gente. En aras de la transparencia, confieso que fui vegetariano durante nueve años y me fue bastante bien, aunque mi salud es mucho mejor hoy en día, tengo menos inflamación, no tengo bolsas en los ojos ni alergias, menos sarpullidos y problemas digestivos y mucha más masa muscular, a pesar de tener 25 años más.

Los veganos citan estudios de grandes poblaciones de vegetarianos que muestran que éstos viven más tiempo y con mejor salud. Eso es cierto, pero la pregunta es ¿por qué? ¿Es por la falta de carne o por sus otros hábitos? Los vegetarianos en general se preocupan más por su salud y son más propensos a hacer ejercicio y evitar comida chatarra, llena de azúcar, a no fumar e incluso a usar hilo dental.[32] Recuerda, a esto se le llama sesgo del usuario saludable. Por otro lado, como ya lo hemos hablado, los consumidores de carne tienden a tener peores hábitos. ¿Entonces es la carne o los malos hábitos la causa de las muertes? Los estudios que comparan a carnívoros preocupados por su salud con vegetarianos no muestran una diferencia en la salud.

Una de las discusiones más iluminadoras sobre las implicaciones éticas del vegetarianismo es el libro *El mito vegetariano*, de Lierre Keith. Aunque puedes no estar de acuerdo con todos sus argumentos, ella señala que en el arado de los campos, la tala de bosques y el cultivo de plantas, existe una destrucción de ecosistemas al mayoreo que conlleva la muerte de aves, roedores, gusanos y trillones de microbios en la tierra. Dice: "La verdad es que la agricultura es lo más destructivo que los humanos le han hecho al planeta, y más de lo mismo no nos va a salvar. La verdad es que la agricultura requiere una destrucción al mayoreo de ecosistemas completos. La verdad también es que la vida no es posible sin la muerte que, sin importar lo que comas, alguien tiene que morir para alimentarte".

De lo que varios vegetarianos no se dan cuenta es que muchas prácticas agrarias orgánicas requieren de productos animales para preparar la tierra. Hace poco visité la granja orgánica urbana más grande de Estados Unidos, el Brooklyn Grange, que está encima de un viejo astillero naval. Es una vista impresionante, y mientras hacíamos el recorrido del lugar, pregunté por la tierra y cómo la cuidaban. Resulta que la fortifican con harina animal y conchas. ¿Quién hubiera dicho que nuestras verduras son carnívoras?

Es bien sabido que los veganos son más propensos a deficiencias alimenticias de vitamina B_{12}, grasas omega-3, vitaminas liposolubles como la A y la D, hierro, calcio, vitamina K_2 y zinc.[33] He tratado a decenas de miles de pacientes y he visto serias deficiencias alimentarias y problemas de salud en veganos y vegetarianos. Puede ser una opción saludable, siempre y cuando te asegures de obtener los nutrientes adecuados: come alga marina y suplementos de DHA de las algas, y alimentos vegetales ricos en grasas como nueces, aguacates y aceite de coco; minimiza el consumo de alimentos amiláceos, consume mejor cereales altos en fibra y poco glicémicos como arroz negro y quinoa. Consume alimentos no genéticamente modificados de soya como *tempeh* o tofu, que han sido consumidos sin riesgos durante milenios en países asiáticos. Come más hongos, que contienen minerales y vitamina D. Evita el azúcar y los aceites vegetales refinados, con la excepción del aceite de oliva extravirgen.

Respeto y apoyo a quienes deciden ser vegetarianos o veganos por razones morales, de salud o ambientales. La clave es hacer que la dieta sea alta en grasas. Pero como ya he dicho, cada uno de nosotros es bioquímica y genéticamente distinto; a personas diferentes les pueden hacer bien dietas diferentes. Monitoréate tú mismo y descubre qué es mejor para ti. ¿Cómo te sientes? ¿Qué dice la báscula? ¿Cuáles son tus cifras de presión arterial, tamaño de cintura, azúcar en la sangre, niveles de inflamación, HDL, triglicéridos y tamaño de tus partículas de LDL? Revisa tus niveles de nutrientes como vitamina D, zinc, B_{12} y hierro. Encuentra lo que es ideal para ti.

¿Es mejor la carne de animales alimentados con pasto?

Desde una perspectiva ambiental, la agricultura industrializada ejerce más presiones en el ambiente con la degradación del suelo, el desgaste de los mantos acuíferos y la disminución de las reservas de agua dulce del planeta (porque 70% del agua dulce del mundo es usada para engordar animales para el consumo humano), los efectos negativos en el cambio climático, el uso de combustibles fósiles para fertilizantes y químicos para la agricultura, el sobreúso de antibióticos para la alimentación de animales y la necesidad de transporte de alimentos excesivo debido a la centralización de la producción de alimentos. Tan sólo esas consideraciones nos deberían de acercar a todos a productos animales (y vegetales) de producción más sostenible y local. Desde una perspectiva moral, las condiciones intensivas, de sobrepoblación y difíciles para los animales en las granjas industriales también deberían movernos a boicotear estos alimentos. Si no has visto el documental *Food, Inc.*, es posible que te convenza.

La carne de animales alimentados con pasto es mejor no sólo para el planeta, también lo es para nuestro cuerpo. Es difícil que cualquier persona defienda que las altas cantidades de antibióticos, hormonas y pesticidas en la carne de producción industrial son buenas para la salud, y existe mucha evidencia que muestra que son dañinas. La principal razón por la que la carne de animales alimentados con pasto es mejor para ti es que tú no eres lo que comes, eres lo que come tu comida. La diferencia entre las dietas de vacas alimentadas con pasto y las dietas de vacas alimentadas con maíz tiene un gran impacto en los efectos de la carne en la salud. Permíteme desarrollar este punto.

Las vacas son animales rumiantes con estómagos especiales diseñados para comer pasto. Cuando son alimentadas con cereales, los niveles de grasas inflamatorias omega-6 en su cuerpo —y, por tanto, en la carne que comemos— se elevan. Las vacas además necesitan que se les suministren antibióticos para evitar que sus estómagos exploten por la distensión provocada por la fermentación del maíz que hacen sus bacterias intestinales (qué bonita imagen, ¿no?).

Las vacas alimentadas con pasto, por el contrario, no necesitan antibióticos. En Estados Unidos usamos aproximadamente 24 millones de libras de antibióticos al año, de los cuales cerca de 19 millones son usadas en alimento de animales. Esto genera una severa resistencia a los antibióticos tanto en animales como en humanos y ha llevado al crecimiento de supermicrobios que no responden a los antibióticos.

La carne de animales alimentados con pasto tiene un perfil de colesterol más saludable que la carne de animales de crianza convencional, con entre dos y cinco veces más grasas omega-3.[34] También tiene niveles menores de grasas omega-6. La relación de grasas omega-6 a grasas omega-3 en la carne de animales alimentados con pasto está entre 1.5 y 1, mientras que en la carne de crianza tradicional es aproximadamente 7.5 a 1. La carne de animales alimentados con pasto tiene más ácido esteárico, la grasa saturada que no influye en el colesterol. Tiene dos o tres veces más ácido linoleico que la carne de animales alimentados con maíz, un potente antioxidante que protege contra enfermedades cardiacas,[35] diabetes[36] y cáncer e incluso ayuda con la pérdida de peso y el metabolismo.[37]

Además de tener un mejor perfil de grasa, la carne de animales alimentados con pasto tiene más vitamina E, betacaroteno, vitamina A, zinc, hierro, fósforo, sodio y potasio.[38] Tiene también niveles mayores de antioxidantes como glutatión, catalasa y dimutasa superóxido.[39]

Sí, comer este tipo de carne es más caro. Pero creo que el precio vale la pena, dados los beneficios para la salud y el ambiente. Puedes encontrar proveedores más baratos en internet. Incluso puedes comprar una vaca o un cordero completo y compartirlos con amigos; literalmente hacer una "vaquita". Comer cantidades menores de productos animales de buena calidad es mejor para ti, tu cartera y el planeta. ¡Ahorra en la cantidad; date el gusto con la calidad!

8

Comidas controversiales, ¿qué está bien y qué está mal?

Sé que estás leyendo este libro porque quieres saber la verdad sobre lo que es bueno para ti y lo que no, así que aclaremos cualquier confusión que puedas tener sobre las grasas en algunas de tus comidas favoritas.

Huevos: ¿amigos o enemigos?

¿Cuántos de nosotros no hemos comido a regañadientes secos y desabridos omelettes de claras porque pensábamos que "debíamos" hacerlo? ¡Nunca más!

En una revisión de 16 estudios importantes, de los cuales todos tuvieron entre 1 600 y más de 90 000 participantes, se encontró que los huevos no están relacionados con las enfermedades cardiacas.[1] En un detallado informe de caso en el *New England Journal of Medicine*, un hombre había comido 25 huevos al día durante más de 15 años sin impacto en su colesterol o corazón.[2] Es posible que estuviera loco, pero era un loco sin enfermedades cardiacas.

En el Estudio de la Salud de Médicos no se pudo encontrar una correlación entre el consumo de huevo y las cardiopatías.[3] Otros estudios experimentales han encontrado que los huevos ricos en proteínas y grasas coadyuvaron a la pérdida de peso vía la supresión del apetito, el aceleramiento del metabolismo y la reducción del consumo general de alimento a lo largo del día.[4]

¡La reputación de los huevos ya no está frita ni revuelta!

De hecho, es posible que los huevos sean el nuevo, más barato y mejor alimento saludable. Pero consume sólo huevos de gallina de libre pastoreo o huevos omega-3, que son mucho más ricos en nutrientes y antioxidantes.

Evita huevos con yemas pálidas (los de producción industrial y comercial) y escoge los que tienen yemas oscuras de tono más naranja. Resulta que las yemas de huevo son un cofre del tesoro lleno de nutrientes (después de todo, proveen los ingredientes para crear vidas nuevas).

Mientras las claras tienen vitamina B_2 (riboflavina) y B_3 (niacina), las yemas tienen vitaminas B_6 y B_{12}, ácido fólico (B_9), ácido pantoténico (B_5) y tiamina (B_1). Las yemas también son fuentes abundantes de vitaminas A, E, K y D. De hecho, las yemas de huevo son uno de los pocos alimentos que contienen vitamina D de manera natural.

Los huevos son una de las mejores fuentes de colina (necesaria para la salud cerebral, formación de la membrana celular y desintoxicación; también protege contra el Alzheimer).

Las yemas contienen luteína y zeaxatina (que les da su color amarillo), antioxidantes que previenen la degeneración macular y la ceguera prematura. La yema contiene más calcio, cobre, hierro, manganeso, fósforo, potasio, selenio y zinc que la clara. Los huevos también previenen la oxidación del LDL e incrementan el tamaño de las partículas de HDL y de LDL, así que protegen contra las enfermedades cardiacas.[5] Podrían simplemente ser el alimento más perfecto y completo de la naturaleza.

A fin de cuentas, tienen los nutrientes necesarios para crear una vida nueva.

Un consejo importante sobre los huevos: no los cocines en aceite caliente. Las grasas se pueden oxidar y volverse dañinas. Escalfa o hierve los huevos o cocínalos a temperaturas bajas.

¿Mejor con (o sin) mantequilla?

La mantequilla ha sido acusada pero nunca encontrada culpable en la corte de la ciencia. La verdad es que no existe evidencia sólida que compruebe su relación con las enfermedades cardiacas.[6] De hecho, es posible que lo cierto sea lo opuesto: la mantequilla puede ser benéfica en la prevención de enfermedades cardiacas.[7] Pueden existir razones para evitar los lácteos, pero su contenido de grasas saturadas no es una de ellas. Lo que es más, algunos estudios que miden los niveles de grasas saturadas en la sangre de los lácteos han encontrado que se relacionan con una disminución en el riesgo de infartos.[8]

Entre 1900 y 2009 hemos visto una reducción en el consumo de mantequilla de casi 18 libras al año a cerca de cuatro libras al año. Durante todo ese tiempo se elevaron los índices de obesidad, enfermedades cardiacas, diabetes y cáncer. Ésta es sólo una correlación y no prueba una causa y efecto. Pero hay más tela de dónde cortar.

Si tuviera que escoger entre la mantequilla y un *bagel*, escogería la mantequilla. Su potencial de daño ha sido exagerado y puede tener muchos beneficios. ¿Comería barras de mantequilla todos los días? Probablemente no; pero en el contexto de una dieta baja en azúcares y carbohidratos refinados y alta en fibra, no me preocupo por la mantequilla.

Se creía que el problema con la mantequilla era su alto contenido de grasas saturadas (60% de sus grasas son saturadas). Pero veamos, por ejemplo, la leche materna: 50% de sus grasas son saturadas,[9] y se han asociado riesgos más bajos de enfermedades de todo tipo en niños que fueron amamantados.[10] De hecho, los niños amamantados parecen tener un menor riesgo más adelante en la vida de obesidad, diabetes tipo 2 y enfermedades cardiacas, a pesar de tener niveles más altos de colesterol.[11]

La mantequilla es, en esencia, grasa animal pura con sólo algunos rastros de proteínas lácteas y azúcares. El contenido nutricional de la piel de un animal depende de los contenidos de su dieta. Esto es particularmente cierto de la mantequilla. Ya sea de vacas alimentadas con pasto o con cereales, la mantequilla es rica en grasas saturadas (aproximadamente 60%) y grasas monoinsaturadas (cerca de 20%). El resto son grasas poliinsaturadas, pero es en este punto en el que la dieta de las vacas hace una diferencia. Las vacas criadas en pastoreo producen grasa en la leche con una relación de omega-6 a omega-3 de 1:1, que es ideal.[12] Por su parte, las vacas alimentadas con cereales producen una relación muy inclinada hacia las grasas omega-6. En las reses alimentadas con pasto, la relación de omega-6 a omega-3 es de 1.5:1, y en las alimentadas con cereales se dispara hasta 7.6:1.

En lo personal, jamás comería mantequilla de vacas de crianza convencional porque, además del exceso de grasas omega-6, almacena pesticidas y toxinas ambientales. Pero hay otros factores. Una porción equivalente de mantequilla de vaca alimentada con pasto tiene los mismos valores nutricionales que la mantequilla convencional, pero tiene entre tres y cinco veces más ALC (ácido linoleico conjugado).[13] La mantequilla de vaca alimentada con pasto es de un amarillo intenso porque tiene más caroteno y vitamina A.[14]

La fermentación en los estómagos de las vacas transforma la vitamina K_1 (encontrada en verduras de hoja verde como la col rizada, la acelga, las espinacas y, sí, el pasto) en vitamina K_2, que luego se manifiesta en la grasa láctea.[15] La vitamina K_2 es importante para la salud de los huesos y el corazón, entre muchas otras cosas. La mantequilla de vaca alimentada con pasto contiene también un ácido graso llamado butirato, el cual promueve la salud intestinal y combate la inflamación en todo el cuerpo, pero particularmente en el sistema cardiovascular.[16] Por lo tanto, lo mejor que puedes hacer es comprar mantequilla orgánica de vacas alimentadas con pasto.

Luego está el ghee, un tipo de mantequilla de la India que se procesa derritiéndola y dejándola cocer a fuego lento hasta que la mayor parte del agua se evapore, dejando así la grasa y la leche en estado sólido. El ghee se usa en la cocina india, del Medio Oriente y asiática occidental en lugar de la mantequilla y se la prefiere por su punto de humeo más elevado. La mantequilla se ahúma entre los 325 y 375 °F, mientras que el ghee lo hace entre los 400 y 500 °F. Dado que es mejor cocinar cualquier aceite por debajo del punto de humeo, el ghee puede ser usado para cocción a altas temperaturas, chamusquina e incluso freír. (El punto de humeo es la temperatura en la que el aceite empieza a humear en la sartén. Es diferente para cada aceite.) Todos los nutrientes que se encuentran en la mantequilla de vacas alimentadas con pasto se encuentran presentes también en el ghee de vacas alimentadas con pasto. Es rico en vitaminas D y A, grasas omega-3 y butirato.

A la mantequilla clarificada se le quita el agua y la leche sólida, así que las personas alérgicas a los lácteos pueden consumirla. Puedes comprar mantequilla clarificada o ghee de muchos proveedores maravillosos en internet. También puedes hacer ghee con mantequilla calentándola, lo que separa la grasa de la leche sólida, y luego colando la leche seca con una estameña.

El aceite de coco: ¿saludable o dañino?

El aceite y la mantequilla de coco parecen ser la última tendencia, ¿pero cuál es la verdad detrás de estas delicias cremosas? Son mayormente grasas saturadas y han sido difamados a la par de la mantequilla. Pero, de nuevo, ser acusado no es lo mismo que ser declarado culpable. ¡Para nada!

Países con el consumo más elevado de aceite de coco, como los del Pacífico Sur, consumen hasta 40% de sus calorías en forma de grasas saturadas (el aceite de coco es 90% grasas saturadas, mientras que la mantequilla sólo tiene 60%). Sorprende entonces que sus niveles de enfermedades cardiacas estén entre los más bajos del mundo.[17] De hecho, hay una asombrosa cantidad de investigaciones[18] que muestran que aunque el aceite de coco tiene un nivel de grasas saturadas superior al de cualquier alimento, y que incrementa el colesterol total (en realidad lo que más aumenta es el HDL, o colesterol bueno, así que aunque el nivel de colesterol total suba, la relación mejora), no presenta una correlación con un incremento en el riesgo de infartos o derrames.

Los estudios sobre los isleños del Pacífico[19] que obtenían hasta 63% de sus calorías de grasas del coco mostraron que eran delgados y libres de riesgos de enfermedades cardiacas o derrames.[20] Sus niveles de colesterol eran más altos, pero también lo era su nivel de HDL. Otros estudios han encontrado que los perfiles lípidos mejoran con dietas altas en grasas que contienen aceite de coco; el colesterol bueno es más elevado y los triglicéridos y el número de partículas pequeñas de LDL son menores.[21] La grasa del coco también es asociada con niveles más bajos de insulina.[22]

Para que quede claro: existen el aceite de coco y la mantequilla de coco. La mantequilla de coco está hecha con la carne del coco entero, con todos sus deliciosos sólidos y grasas. Básicamente, es carne de coco molida o pulverizada con una textura esponjosa y densa. Es aproximadamente 60% aceite. El contenido de fibra de la mantequilla de coco la distingue del aceite de coco: una cucharada de mantequilla de coco tiene tres gramos de fibra.

El aceite de coco se obtiene de la carne seca del coco. Está constituido por 86% de grasas saturadas, 6% de grasas monoinsaturadas y 1.4% de grasas poliinsaturadas. Casi la mitad de las grasas saturadas del aceite de coco es de una grasa poco común y especial llamada ácido láurico. Es conocida como un triglicérido de cadena media o MCT (y también existen otros MCT en el aceite de coco). El ácido láurico en el organismo es convertido en monolaurina, uno de los compuestos en la leche materna que estimulan el sistema inmune de los bebés (igual que los anticuerpos y el calostro). Es como un supercombustible para las células, el metabolismo, los huesos y el cerebro. Actualmente está siendo estudiado por sus propiedades fungicidas, antivirales y antibacteriales. También puede potenciar el desempeño físico atlético. No está nada mal para una grasa que estuvo condenada al ostracismo durante años.

Triglicéridos de cadena media (MCT), la supergrasa

La grasa saturada en el aceite de coco es de un tipo muy poco frecuente y con muchos beneficios llamado triglicéridos de cadena media

(MCT). Estas grasas saturadas reducen la proporción de colesterol total a HDL (lo que es bueno), estimulan la pérdida de peso e incluso pueden curar el hígado graso provocado por la obesidad. Los MCT son una clase de grasas saturadas muy particular que han demostrado tener propiedades antioxidantes y antimicrobiales que ayudan al sistema inmune. En el cuerpo, los MCT se transforman con facilidad en energía; por lo tanto, muy pocos MCT se almacenan en forma de grasa, pues se usan para obtener energía. Así es como los MCT te ayudan a quemar grasa y bajar de peso.

En un trabajo publicado en la revista *Obesity Research* en 2003, científicos de la Universidad McGill realizaron una prueba aleatoria controlada para comparar los efectos de los triglicéridos de cadena media y los de cadena larga en la grasa corporal, el gasto de energía, el apetito y otros aspectos relacionados con la pérdida de peso en hombres con sobrepeso.[23] Reclutaron a 24 hombres con sobrepeso y les asignaron diferentes dietas durante 28 días. Intercambiaron las dietas después de un periodo para poder analizar las diferencias en la misma persona; a esto se le llama un diseño cruzado. Un grupo llevó una dieta alta en triglicéridos de cadena media, como aceite de coco. El otro grupo siguió una dieta rica en triglicéridos de cadena larga (LCT), como aceite de oliva. Cuando el estudio terminó, los investigadores descubrieron que los hombres que siguieron la dieta con MCT perdieron más grasa corporal (sobre todo grasa abdominal). El aceite MCT impulsó el gasto de energía y la oxidación o quema de las grasas; puesto de otra forma, aceleró su metabolismo. También estuvieron menos hambrientos que aquellos en la dieta de aceite de oliva.

Otro estudio pequeño llevado a cabo en el Centro Médico de la Universidad de Rochester y publicado en el *American Journal of Clinical Nutrition* estudió lo que ocurrió cuando un grupo de hombres consumía alimentos con, ya sea, MCT o LCT.[24] Las comidas de la prueba contenían o 45 gramos de MCT o 45 gramos de LCT en forma de aceite de maíz, y los científicos midieron los índices metabólicos de los sujetos antes de las comidas y hasta seis horas después. Cuantificaron el consumo de oxígeno (que es una medida indirecta del metabolismo:

mientras más oxígeno quemas por minutos, más calorías puedes quemar y más rápido es tu metabolismo) y observaron que el consumo de oxígeno después de la comida alta en MCT se incrementó en 12%, casi el triple del incremento observado después de los alimentos con LCT. Encontraron también que los niveles de triglicéridos en la sangre se dispararon en 68% después de la comida rica en LCT con aceite de maíz, pero no hubo un aumento en los triglicéridos después del consumo de MCT. Los autores señalaron que "el estudio también sugiere la posibilidad de que cambiar los LCT con MCT durante periodos extensos de tiempo podría generar pérdida de peso ante la ausencia de un consumo energético reducido". Come más, pesa menos. ¡Me encanta la idea!

Muchos otros estudios confirman los beneficios de los aceites MCT. Estos aceites son buenos por varias razones. Son absorbidos directamente del intestino al hígado y se queman rápido, mientras que las grasas omega-6 de semillas, leguminosas o aceites de cereales —como de maíz, soya, girasol y canola— son transportadas al sistema linfático, no a la sangre, lo que permite que se integren a los tejidos grasos. Es por ello que los aceites MCT impulsan tu metabolismo y te ayudan a quemar más calorías, reducir el almacenamiento de lípidos y reducir el apetito. Son como un superimpulsor para tus células. Los estudios prueban que hacen quemar cerca de 460 calorías adicionales diarias en hombres y aproximadamente 190 calorías extra en las mujeres (¡lo siento, damas!). También afectan tus hormonas de forma distinta a otras grasas, ayudándote a sentirte satisfecho.

En otra investigación, el consumo de MCT redujo la grasa corporal y los triglicéridos más que los aceites vegetales omega-6. Después de ocho semanas, el experimento mostró que el grupo que consumió MCT tuvo mayores pérdidas de peso, porcentaje de grasa corporal y niveles de grasa subcutánea y una disminución de 15% de triglicéridos y LDL (a pesar de que los MCT son una grasa saturada), sin que existieran diferencias en cantidad de ejercicio o el consumo total diario de calorías, proteínas, grasas y carbohidratos. Así es: las mismas calorías, pero más peso perdido. Los investigadores le atribuyeron estos resultados a la aceleración del metabolismo y la quema de grasas.

En los años cuarenta, cuando los granjeros quisieron engordar a su ganado, lo alimentaban con aceite de coco. El tiro les salió por la culata. Los animales perdieron peso y ganaron energía.

En una prueba aleatoria, doble ciega y con placebos como control hecha en Brasil,[25] los científicos estudiaron los efectos del aceite de coco en 40 mujeres entre los 20 y los 40 años con obesidad abdominal (una circunferencia de la cintura cercana a las 35 pulgadas). Dividieron a las mujeres en dos grupos; a un grupo se le dio aceite de soya y al otro aceite de coco durante 12 semanas. A ambos grupos se les indicó que debían llevar una dieta saludable y balanceada y tenían que caminar 50 minutos diarios. El grupo del aceite de coco perdió más grasa en el abdomen que el grupo del aceite de soya. Quienes tomaron el aceite de coco tuvieron además niveles mayores de colesterol bueno, HDL. Su proporción de LDL a HDL disminuyó (¡eso es bueno!). El grupo del aceite de coco obtuvo mejores resultados cucharada a cucharada en cuanto a la pérdida de peso y sus perfiles de colesterol.

Por eso amo tanto el aceite de coco. Lo uso todas las mañanas para acelerar mi metabolismo y mantenerme concentrado, alerta y satisfecho por más tiempo.

Otros beneficios del aceite de coco

Los investigadores también han descubierto importantes propiedades fungicidas en el aceite de coco. Al compararlo con el medicamento común para el tratamiento de la candidiasis, llamado fluconazol o Difulcan, el ganador resultó ser el aceite de coco. Funcionó mejor que la medicina con una dosis más baja.[26]

El aceite de coco también es un antibacterial. El aceite virgen de coco puede incluso ser de ayuda en el tratamiento de infecciones de la piel.[27] También combate la resequedad en la piel y los científicos han probado que actúa contra bacterias, hongos y virus.

¡Además tiene beneficios para el corazón! En un estudio, los investigadores observaron a 2 500 personas de las islas de la polinesia Tokelau y Pukapuka. Tenían dietas muy altas en grasas, principalmente por

CONSEJOS PARA EL USO DEL ACEITE DE COCO

- Busca aceites de coco que sean vírgenes, orgánicos, prensados en frío, sin refinar, y nunca desodorados o blanqueados.
- Puedes usar aceite de coco prensado en expulsor para cocinar a temperaturas de hasta 400 °F, así que es un aceite muy socorrido para hacer sofritos de alto calor, salteados en calor medio y la mayoría de los alimentos horneados.

el coco. Comían coco en prácticamente todas sus comidas.[28] El estudio mostró que la salud de los isleños era excepcional y las enfermedades cardiacas eran casi desconocidas por completo. Tampoco padecían enfermedades crónicas, incluido el cáncer de colon y problemas digestivos. El líder del estudio, el doctor Ian Prior, apuntó que no existe evidencia de que la ingesta de grandes cantidades de grasas saturadas del coco tuviera efectos negativos para la salud.

Igual que el aceite de coco, la mantequilla de coco es muy estable debido a su alto contenido de grasas saturadas. Tiene una vida útil muy larga. Pero no la debes usar para cocinar a altas temperaturas, pues los pequeños trozos sólidos de la carne de coco se pueden quemar. Toma una cucharada directamente del frasco y cómetela así. Derrítela y pónsela encima a un camote o una calabaza dulce, o haz un sándwich de camote con mantequilla de coco y mantequilla de almendra (si no cocinas por completo el camote, éste crea un "almidón resistente", que no eleva el nivel de azúcar en tu sangre). Úsala para hacer curry y sofritos para darle un extra a su sabor. Pónsela a licuados y sopas o revuélvela en bebidas calientes. ¡Disfruta tu coco!

¿Qué hay del aceite de palma?

El aceite de palma es un aceite vegetal derivado del aceite del fruto de las palmeras. La gente le ha rehuido y muchas instituciones lo han satanizado a pesar de que la evidencia ha comprobado que no es dañino y que no está relacionado con las enfermedades cardiacas. Por el contrario, se ha demostrado que protege los vasos sanguíneos[29] y reduce la presión arterial y el riesgo de enfermedades cardiacas.[30] Incluso parece tener la capacidad de mejorar el perfil de colesterol.[31]

La confusión acerca del aceite de palma proviene del hecho de que contiene ácido palmítico, una grasa saturada considerada mala cuando se encuentra presente en altas cantidades en el torrente sanguíneo. Sin embargo, como sabes, las grasas saturadas en la dieta no influyen en los niveles de grasas saturadas en el organismo salvo cuando se tiene una dieta alta en carbohidratos y azúcar. De hecho, por medio de la lipogénesis, el ácido palmítico en la sangre se produce en el hígado como resultado del consumo de azúcares y carbohidratos, no por comer ácido palmítico del aceite de palma ni cualquier otra grasa.

El aceite de palma se produce para su comercialización en varios países tropicales, principalmente en Indonesia y Malasia. En su forma altamente procesada es un ingrediente de margarinas, galletas, panes, cereales, fideos instantáneos, champús, labiales, velas, detergentes, chocolates y helados (y en todos estos productos debería de ser evitado). Tiene un sabor ligero y mantecoso. Pero hay diferentes tipos de aceite de palma y no todos son buenos para tu salud o el medio ambiente.

El **aceite de palma rojo** es el virgen y sin refinar que viene de la carne de la fruta. Su color natural es rojizo y está repleto de vitaminas y antioxidantes, como vitamina E, beta caroteno (mucho más que las zanahorias o los jitomates) y la coenzima Q10 (que es importantísima para la respiración celular). Mientras que la vitamina en la mayoría de los alimentos es mayormente tocoferol, la vitamina E en el aceite de palma rojo está compuesta tanto de tocoferoles como de tocotrienoles, que son antioxidantes particularmente efectivos. Si quieres usar aceite de palma, el rojo es el que necesitas.

El **aceite de palma refinado** es 50% de grasas saturadas, 39% grasas monoinsaturadas y sólo cerca de 11% de grasas poliinsaturadas. Si bien es lo suficientemente estable como para cocinar (y almacenar), no deberías usarlo. Cuando el aceite de palma es altamente refinado pierde su color y sabor junto con muchos de sus indudables beneficios.

El **aceite de semilla de palma** es obtenido del mismo árbol que el aceite de palma, pero en lugar de venir del fruto, es tomado de la semilla. El aceite de semilla de palma es altamente saturado (con cerca de 80% de grasas saturadas, 15% de grasas monoinsaturadas y 2.5% de grasas poliinsaturadas).

Ten cuidado de no confundir el aceite fresco de palma (o el aceite de palma rojo de la parte de la planta que es carnosa), que es el que está lleno de antioxidantes, con el aceite de semilla de palma o el aceite de palma refinado —los malos— que están presentes en casi la mitad de todos los productos empaquetados que encontramos en tiendas.

El aceite de palma dañino es conocido con varios nombres, como aceite de semilla de palma, palmitato o gliceril estearato, y puede estar oculto en muchos alimentos procesados.

El lado oscuro del aceite de palma

El aceite de palma es ya el aceite vegetal más usado en el mundo (aunque los aceites de soya y maíz son los más comunes en este país) y representa 65% de todo el aceite vegetal comerciado internacionalmente. Se espera que para 2020 su consumo se haya duplicado, dado el crecimiento de la población mundial y por el hecho de que las personas —en especial en países como China o la India— tienen más recursos y consumen más alimentos procesados que contienen aceite de palma.

El desbrozo de la tierra para crear plantaciones de aceite de palma ha conducido a deforestaciones extensísimas en la India, Malasia y otras regiones. Esto ha llevado a varias especies animales —como elefantes, orangutanes y tigres— al borde de la extinción.

La tala de bosques también ha obligado a muchos pueblos indígenas a abandonar sus tierras, lo que los ha privado de sus formas de ganarse la vida, ha dañado el ecosistema y ha agotado las fuentes de agua potable y tierra fértil.

En la escala global, la destrucción de los bosques tropicales es uno de los factores que contribuyen al cambio climático. Las emisiones de

CONSEJOS PRÁCTICOS PARA COMPRAR ACEITE DE PALMA

Asegúrate de comprar productos que contengan aceite de palma sustentable. Busca el sello RSPO (para aceites de palma sustentables certificados); puedes reconocer los productos hechos con aceite de palma sustentable con él.

Esta etiqueta asegura que el aceite fue producido con prácticas sustentables conscientes de las preocupaciones sociales y ambientales. Alrededor de 15% del aceite de palma producido en 2013 fue certificado como sustentable, una cifra que en 2011 era de 10 por ciento.

carbón anuales que resultan de la deforestación de muchas de las selvas tropicales de Indonesia (que son luego convertidas en plantaciones de aceite de palma) son mayores a las de todos los autos, camiones, aviones y barcos en Estados Unidos combinados.

Indonesia y Malasia producen más de 85% del aceite de palma en los alimentos procesados en Estados Unidos. En 2014 *Business Week* publicó una investigación del Instituto Schuster de Periodismo de Investigación sobre el uso de mano de obra infantil en las plantaciones de aceite de palma.

Una gran parte del aceite de palma que hallamos en la oferta alimenticia de Estados Unidos, llamado aceite de palma conflictivo, es producido de maneras que provocan la destrucción a gran escala de las selvas tropicales y violan derechos humanos.

La FDA ha etiquetado a las grasas trans como "aditivos alimenticios no seguros" que deben ser eliminados de la oferta alimentaria. Esto ha obligado a la industria de la comida chatarra a buscar alternativas con desesperación.

Por desgracia, el aceite de palma conflictivo es el principal sustituto de las grasas trans. Desde 2006, cuando la FDA exigió por primera vez que se etiquetara los alimentos con grasas trans, los productores comenzaron a cambiar las grasas trans por aceite de palma y su uso se ha incrementado 500% en los últimos años, y hoy está presente en casi la mitad de todos los alimentos empaquetados.

Aceite de oliva, oro líquido

Una cantidad brutal de estudios ha demostrado que la dieta mediterránea previene las enfermedades cardiacas, el cáncer y la diabetes e incluso disminuye el riesgo de muerte. Muchos de sus beneficios parecen venir del aceite de oliva. Eso es algo muy bueno porque el aceite de oliva hace que la comida sepa increíble y es una grasa saludable que es fácil de encontrar y usar.

El aceite de oliva se produce aplastando aceitunas y luego pasándolas por una prensa para extraer el aceite. Las aceitunas aplastadas se pueden prensar varias veces. El primer prensado produce lo que se conoce como aceite extravirgen, y es el único tipo de aceite de oliva que deberías consumir pues es el que más beneficios acarrea; también es el de mejor sabor.

El aceite de oliva está compuesto de una mezcla de grasas. La mayoría, aproximadamente 75%, es una grasa monoinsaturada llamada ácido oleico; otro 20% es de grasas saturadas. El aceite de oliva también contiene vitamina E, beta caroteno y escualeno, un importante antioxidante que hace maravillas por tu piel.

Pero la característica distintiva del aceite de oliva son sus poderosos fitonutrientes antiinflamatorios y antioxidantes, llamados polifenoles. Como ya sabes bien, la mayoría de las enfermedades crónicas —incluidas la obesidad, la diabetes tipo 2, las enfermedades cardiacas, la demencia y el cáncer— tiene sus orígenes en la inflamación. No tienes que consumir cantidades enormes de aceite de oliva para obtener sus beneficios; tan sólo una o dos cucharadas al día de aceite de oliva extra pueden tener efectos antiinflamatorios notables.[32]

El aceite de oliva y tu corazón

El aceite de oliva tiene enormes propiedades antioxidantes que son benéficas para el corazón y para proteger tus vasos sanguíneos. Recuerda que los radicales libres, o estrés oxidativo, son la forma principal en la que se daña el colesterol y la causa real de las enfermedades cardiacas (sólo la grasa y el colesterol rancios dañan tus arterias). Las moléculas que contienen las grasas, incluido el LDL (colesterol malo), necesitan protección del daño provocado por el oxígeno. Uno de los mecanismos comunes del envejecimiento y las enfermedades crónicas —en especial de la arterioesclerosis o endurecimiento de las arterias— es el daño causado por los radicales libres y el estrés oxidativo; es por ello que necesitamos llevar una dieta rica en antioxidantes.[33]

El aceite de oliva también contribuye a prevenir la agrupación excesiva de plaquetas, lo que significa que nos protege de los coágulos. El aceite de oliva tiene montones de polifenoles, como el hidroxitirosol, la oleuropeina y la luteolina, entre otros. Éstos ayudan a mantener la sangre delgada y evitan que las plaquetas formen los coágulos de sangre que provocan los infartos.[34]

El contenido de ácido oleico del aceite de oliva ayuda a la mejora de tu perfil de colesterol: eleva el HDL, reduce el LDL, disminuye el tamaño de las partículas y mejora la proporción total de LDL a HDL. En estudios, cuando se cambió cualquier aceite vegetal por aceite de oliva, el perfil de colesterol de los participantes mejoró.[35]

Investigaciones recientes han arrojado que el ácido oleico del aceite de oliva puede ayudar a disminuir la presión arterial. El aceite de oliva puede llegar hasta las membranas celulares y cambiar la manera en que las células se comunican, lo que implica una mejora en la presión arterial.[36]

El aceite de oliva y sus polifenoles reducen también los niveles en la sangre de la proteína C reactiva, que implica disminuir la inflamación, un factor de riesgo de enfermedades cardiacas. Los polifenoles también mejoran la función endotelial (la salud de los vasos sanguíneos) en las mujeres jóvenes.[37]

El aceite de oliva y tus intestinos

El aceite de oliva no sólo es bueno para tu corazón, también lo es para tu panza. Estudios sobre el cáncer de estómago e intestino delgado encontraron índices menores de cáncer en personas que consumían aceite de oliva con regularidad. Los beneficios anticancerígenos probablemente derivan de las propiedades antioxidantes y antiinflamatorias de los polifenoles del aceite de oliva.[38]

Hemos aprendido que algunas grasas, como los aceites omega-6 refinados, pueden dañar a las bacterias en el sistema digestivo. Pero los polifenoles en el aceite de oliva pueden ayudar a equilibrar tu flora intestinal y prevenir la proliferación de organismos dañinos como el *Helicobacter pylori*, la bacteria responsable de las úlceras y el reflujo.[39]

El aceite de oliva y el cerebro

El aceite de oliva también ayuda a tu cerebro. Un gran estudio hecho en Francia mostró que los adultos mayores que consumían mucho aceite de oliva en la cocina y en salsas y aderezos mejoraron su memoria visual y fluidez verbal.[40]

En estudios hechos a animales privados de oxígeno, que les causó daño cerebral, el aceite de oliva contribuyó a que sus cerebros sanaran y se recuperaran.

El aceite de oliva y el cáncer

El aceite de oliva parece tener también propiedades anticancerígenas. Cantidades tan pequeñas como una cucharada o dos al día reducen el riesgo de muchos tipos de cáncer, como de estómago, colon, mama y pulmón.[41]

La mayoría de las investigaciones que prueban la relación del aceite de oliva con el cáncer se enfoca en los polifenoles del aceite de oliva y sus propiedades antiinflamatorias y antioxidantes. Pero otros estudios muestran que el aceite de oliva mejora el funcionamiento de las membranas celulares, lo que reduce el riesgo de cáncer y estimula el sistema antioxidante del cuerpo al encender los genes antioxidantes. La miríada de antioxidantes en el aceite de oliva protege a tu ADN del daño de los radicales libres; tus células funcionan mejor y el riesgo de cáncer se reduce.[42]

Consideraciones prácticas sobre el aceite de oliva

El aceite de oliva es bueno, pero se daña con facilidad por el contacto con la luz, el aire y las altas temperaturas. Si compras una botella de aceite de oliva oscuro extravirgen y la dejas sobre la mesa, con el tiempo se volverá pálido. Eso significa que se ha oxidado o se ha vuelto rancio. Comprar aceite de oliva de mejor calidad y mantenerlo en un lugar oscuro dentro de la alacena evitará que esto suceda.

Es posible que tengas la tentación de comprar aceite de oliva barato y no extravirgen. Pero los estudios han comprobado que las propiedades antiinflamatorias de los polifenoles del aceite extravirgen son mucho mayores a las de los aceites que no vienen del primer prensado.[43] Que no te engañen tretas publicitarias como "aceite de oliva puro". Compra sólo lo que esté etiquetado como "aceite de oliva extravirgen". Si la etiqueta dice "puro", eso suele implicar que es una combinación de aceites refinados y sin refinar.

Otro término con el que te encontrarás es "extracción en frío". Esto significa que se usaron temperaturas mínimas (menos de 81 °F) para extraer el aceite de las aceitunas. Esto permite que se preserven más nutrientes. Pero ojo: mucho del aceite de oliva extravirgen a la venta está adulterado con otros aceites, como de soya, colza o canola.[44] En una cata de expertos, un estudio encontró que 69% de los aceites de oliva importados y etiquetados como "extravírgenes" no cumplían con los requerimientos para ser catalogados como tales.

Busca aceites de oliva en botellas de vidrio tintado oscuro; este empaque te ayudará a proteger al aceite de la oxidación provocada por la exposición a la luz. Si compras latas grandes de aceite de oliva, vierte lo que necesitarás en las siguientes semanas en una botella oscura para así evitar abrir la lata con frecuencia y exponer el aceite al oxígeno.

Una vez que te hagas de un aceite de oliva extravirgen de buena calidad, asegúrate de almacenarlo bien: en un lugar fresco y oscuro, sin contacto directo con la luz del sol y lejos de fuentes de calor (no lo guardes cerca de la estufa). El aceite de oliva debería ser usado uno o dos meses después de su compra para asegurar que su perfil saludable de fitonutrientes no sea alterado.

El mensaje final es bastante sencillo: disfruta del aceite de oliva extravirgen fresco en tu dieta. Ayuda a mejorar tu salud, a perder peso y a reducir el riesgo de infartos y muerte; previene el cáncer y es benéfico para tu intestino y tu cerebro. Y lo mejor de todo: ¡hace que la comida sepa deliciosa!

Las buenas noticias sobre los frutos secos y las semillas

Alejarse de los frutos secos y las semillas porque engordan es uno de los peores consejos jamás dados al público. Estudio tras estudio[45] ha demostrado que el aumento en el consumo de frutos secos está asociado con un riesgo menor de enfermedades cardiacas,[46] diabetes tipo 2,[47] obesidad, cáncer y muerte.[48] De hecho, en una de las pruebas aleatorias más grandes jamás realizadas sobre las enfermedades cardiacas, el estudio Predimed, quienes comieron frutos secos todos los días disminuyeron 30% su riesgo de padecer infartos, una cifra igual o mejor a la que hubieran obtenido tomando estatinas. En otro estudio relacionado con la pérdida de peso, los investigadores compararon una dieta vegana baja en grasas con una dieta vegana alta en grasas que incluía frutos secos, aguacate y aceite de oliva. La dieta alta en grasas condujo a mayores pérdidas de peso y mejor colesterol.[49]

Los resultados de una revisión de la evidencia que relacionaba a los frutos secos con un riesgo menor de enfermedades coronarias fueron publicados en el *British Journal of Nutrition*.[50] En esta revisión, los investigadores observaron cuatro estudios epidemiológicos prospectivos: el Estudio de Salud Adventista, el Estudio de Mujeres de Iowa, el Estudio de la Salud de Enfermeras y el Estudio de la Salud de Médicos. Cuando se combinaron los resultados de los cuatro, los sujetos que consumieron frutos secos por lo menos cuatro veces por semana presentaron un decrecimiento de 37% en el riesgo de enfermedades coronarias con respecto a quienes nunca o casi nunca comían frutos secos. Cada porción adicional de frutos secos a la semana fue asociada con una reducción promedio de 8.3% en el riesgo de enfermedades coronarias.[51]

Una investigación publicada en la revista *Obesity* comprobó que las personas que comen frutos secos por lo menos dos veces por semana son mucho menos propensas a aumentar de peso que aquellas que casi no los comen. El estudio, que duró 28 meses y fue hecho con 8865 mujeres y hombres adultos en España, mostró que los participantes que comían frutos secos al menos dos veces a la semana tenían 31% menos posibilidades de subir de peso que los participantes que nunca o casi nunca los comían.[52]

Los frutos secos son ricos en proteínas, fibra, vitaminas y minerales. Están llenos de grasas, por lo que también reducen el apetito. La clave es comerlos con moderación. Los quieres como parte de una dieta saludable. Pero así como no te darías un atracón de tres bolsas de brócoli, no deberías comer tres bolsas de frutos secos de una vez. Puedes sobrepasarte y terminar comiendo demasiado. Un puñado o dos al día es todo lo que necesitas para obtener sus grandes beneficios y satisfacer tu antojo.

Cómo comprar y preparar frutos secos y semillas

Recomiendo comprar frutos secos y semillas certificados como orgánicos y crudos; así te proteges de la exposición a contaminantes potenciales. Evita los frutos secos tostados o salados, ya que las altas temperaturas de los tostadores comerciales dañan muchas de las grasas delicadas en ellos. Si quieres, puedes tostarlos tú mismo a temperaturas muy bajas en el horno (250 °F).

Es buena idea remojar los frutos secos y semillas para reducir las lectinas, los fitatos y los inhibidores de enzimas. Estos compuestos son considerados "antinutrientes" que pueden bloquear la absorción de nutrientes, provocar malestar digestivo e inhibir enzimas. Si bien los frutos secos y las semillas crudas son alimentos extremadamente nutritivos, su preparación es esencial para liberar su máximo potencial nutricional y desactivar cualquier sustancia que nos pueda irritar. El proceso de remojo germina los frutos secos y las semillas, lo que permite una mayor actividad de las enzimas.[53] Además, también mejora el sabor.

Sólo remójalos en agua tibia con sal durante la noche o hasta 24 horas. Asegúrate de que haya suficiente agua en el recipiente para que cubra todas las frutas y semillas. Agrega una cucharada de sal de mar por cada cuatro tazas de frutos secos o semillas. Cuando terminen de remojarse, enjuágalos bien, hasta que el agua salga limpia. También, después, es muy importante secarlos minuciosamente. La mejor manera de asegurarse de que se sequen por completo es esparcirlas en una sola capa en un horno caliente a la menor temperatura posible, idealmente no más de 120 °F.

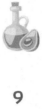

Los beneficios adicionales: la grasa te hace más feliz, sensual e inteligente

- Pérdida de peso por comer grasas buenas ✓
- Prevención de enfermedades cardiacas ✓
- Metabolismo superafinado ✓

Pero los beneficios para la salud que acompañan al consumo de más grasas adecuadas no terminan ahí. Ahora nos adentraremos en las otras cosas buenas que comer grasas saludables puede hacer por tu cuerpo, cerebro, humor y más.

Comer grasas revierte la diabetes tipo 2 (y mejora el control del azúcar en la sangre para el tipo 1)

De todos mis pacientes, los que más provecho sacan de una dieta alta en grasas y baja en carbohidratos son aquellos con diabetes o prediabetes. Una paciente con diabetes tipo 2 me dijo hace poco que dejó 56 unidades de insulina tras cuatro días en el programa de *Come grasa y adelgaza* y después perdió 50 libras. Otro paciente con diabetes tipo 2 dejó de tomar 48 unidades de insulina y todos sus medicamentos para la diabetes además de bajar 50 libras. Una paciente más con diabetes tipo 2 dejó la insulina a los tres días y perdió 18 libras en los primeros tres días (su dieta anterior tenía muchas azúcares y carbohidratos refinados).

> Tomaba 200 unidades de insulina Lantus al día y mi hemoglobina Alc (promedio de azúcar en la sangre) seguía estando por encima del límite. Dejé de tomar la insulina tras tres días de seguir el programa, he perdido 36 libras al día de hoy y mi última medición de hemoglobina Alc bajó de más de 11 a 6.9.
>
> —KERRY OTTESO

La diabetes tipo 2 y la prediabetes afectan hoy en día a uno de cada dos estadounidenses y a uno de cada cuatro niños. El 80% de las personas con diabetes tipo 2 en el mundo se encuentran en países en vías de desarrollo. Ahora sabemos cómo prevenir y revertir esta epidemia global. Aunque la ADA y las directrices alimentarias del gobierno aún recomiendan dietas altas en carbohidratos para los diabéticos, la institución líder en el tratamiento y cuidado de la diabetes, el Centro Joslin de la Diabetes de Harvard, se ha inclinado hacia una dieta más alta en grasas. Espero que el cambio en la tendencia continúe.

Revisiones extensas de todas las investigaciones de 2008[1] y 2015[2] llegaron a la conclusión de que una dieta baja en carbohidratos y alta en grasas era la mejor forma de prevenir y tratar la diabetes tipo 2 y la prediabetes. En estas revisiones, los científicos señalan 12 razones por las que las dietas más ricas en grasas y con menos carbohidratos son el camino a seguir, incluso para un mejor manejo de la diabetes tipo 1:

1) Restringir los carbohidratos en la dieta e incrementar el consumo de grasas tiene el mayor impacto en la disminución de los niveles de azúcar en la sangre.

2) Durante las epidemias de obesidad y diabetes tipo 2, el aumento en la cantidad de calorías consumidas se ha debido casi en su totalidad a los azúcares y carbohidratos refinados, mientras que la ingesta de grasas en términos porcentuales de las calorías totales se ha reducido.

3) No necesitas perder peso para experimentar los beneficios de las dietas altas en grasas y bajas en carbohidratos.

4) A pesar de que bajar de peso no es necesario, no existe una intervención en la dieta mejor para ello.

5) Es mucho más probable que las personas se apeguen a una dieta con más grasas y menos carbohidratos porque eliminan los antojos y son más satisfactorias.

6) Es de ayuda remplazar algunos carbohidratos con proteínas.

7) No existe correlación entre el consumo total de grasas y grasas saturadas con el riesgo de enfermedades cardiovasculares.

8) Los niveles en la sangre de grasas saturadas son controlados por el consumo de carbohidratos mucho más que por las grasas.

9) La mejor manera de predecir el daño a los pequeños vasos sanguíneos (el tipo que provoca amputaciones) es el nivel promedio de azúcar en la sangre (hemoglobina A1c), que se controla mejor con una dieta rica en grasas y baja en carbohidratos.

10) La restricción de carbohidratos en la dieta y una ingesta mayor de grasas son la forma más eficiente de disminuir los niveles en la sangre de triglicéridos y aumentar el HDL.

11) La mejor manera de disminuir o eliminar los medicamentos y la insulina para la diabetes tipo 2 es una dieta baja en carbohidratos y alta en grasas. Y las personas con diabetes tipo 1 pueden tomar menos insulina y tener niveles de azúcar más estables.

12) La dieta no tiene efectos secundarios, contrario a los medicamentos y la insulina, que incrementan los riesgos de infartos y muerte.[3]

Comer grasas previene el envejecimiento del cerebro y la demencia

Las dietas bajas en grasas han sido asociadas con la demencia, mientas que las dietas altas en grasas han probado prevenirla. De hecho, los principales investigadores del Alzheimer están fomentando una dieta muy alta en grasas (cetogénica) para el tratamiento de la demencia. En su trabajo "Reversal of Cognitive Decline: A Novel Therapeutic Program",[4] el doctor Dale Bredesen, del Instituto Buck de Investigación sobre el Envejecimiento, revisa 10 informes de caso en los que la demencia se pudo revertir en pacientes que seguían dietas altas en grasas, bajas en carbohidratos, poco glicémicas y con pocos cereales. Esto es un hito. Después de gastar 2 000 millones de dólares en investigación y hacer 243 estudios en las últimas décadas sobre el tratamiento de la demencia con medicamentos, ninguno ha mostrado resultados como éste. De hecho, de todos esos estudios, sólo uno funcionó y sólo un poco.

En el innovador libro *Cerebro de pan,* del doctor David Perlmutter, también se documenta el papel de las grasas en el cerebro. Existen muchas investigaciones que muestran que los carbohidratos hacen envejecer al cerebro mientras que las grasas previenen ese envejecimiento. Lo que es más, hay quienes llaman al Alzheimer diabetes tipo 3 porque la resistencia a la insulina causa daño cerebral. Un estudio de la Clínica Mayo encontró que las personas que comen demasiados carbohidratos cuadruplican su riesgo de padecer predemencia, también conocida como deterioro cognitivo leve. Ese mismo estudio mostró que las personas que comían las grasas más sanas tenían un riesgo 44% menor de demencia temprana, y que aquellos que comían más proteínas de alta calidad de pollo, carne y pescado tenían un riesgo 21% menor de demencia temprana.[5]

Otro estudio de más de 8 000 personas mayores de 65 años señaló que 280 de ellas padecieron demencia en un periodo de cuatro años. Los investigadores estudiaron la dieta de los participantes y descubrieron que los que comieron la menor cantidad de grasas omega-3 benéficas para el cerebro tenían un incremento de 37% en el riesgo de demencia.[6] Quienes comieron más pescado presentaron una disminución de 44% en el riesgo de demencia. Las personas que comieron la mayor cantidad de aceite de oliva, nueces y linaza redujeron su riesgo de demencia 60%. Encontraron además que quienes consumieron la mayor cantidad de aceites omega-6 tenían el doble de riesgo de demencia.

Comer grasas ayuda con las convulsiones, la depresión, el déficit de atención, el autismo, los traumatismos y más

Tu cerebro es 60% grasas, y la mayoría son grasas omega-3 y colesterol. Cuando tienes una dieta baja en grasas, estás privando a tu cerebro.

Las grasas son esenciales para tu cerebro. La falta de grasa en la dieta ha sido asociada con enfermedades neurodegenerativas; trastornos mentales como la depresión,[7] el suicidio y el comportamiento agresivo;[8] trastorno por déficit de atención[9] y autismo;[10] derrames y traumatismos.[11] Por otro lado, complementar la dieta con omega-3 y otras grasas benéficas ha sido relacionado con mejoras en todos estos problemas médicos. Los ácidos grasos omega-3 estimulan la expresión genética benéfica y potencian la actividad de las células cerebrales, aumentan las conexiones entre las células cerebrales e incluso ayudan a la formación de nuevas células cerebrales (neurogénesis). Ayudan a disminuir la inflamación del cerebro y mejoran las funciones cognitivas. Pueden ayudar en la depresión e incluso en la recuperación de lesiones cerebrales.[12] Las dietas cetogénicas muy elevadas en grasas son usadas para controlar la epilepsia[13] y ahora están siendo usadas para la esclerosis múltiple (ASL)[14] y otros trastornos neurológicos, incluido el cáncer cerebral.[15]

En resumen, la grasa es buena para tu cerebro.

Comer grasa disminuye la inflamación y las enfermedades autoinmunes

Las grasas dañinas como los aceites vegetales refinados omega-6 provocan inflamación, pero las grasas buenas la aminoran. Las grasas omega-3 han sido estudiadas extensamente como una forma de tratar enfermedades inflamatorias y autoinmunes. Modulan los procesos inflamatorios y ayudan a mejorar la expresión de genes antiinflamatorios. Ha habido muchos estudios que evalúan los beneficios de suplementar la dieta con aceite de pescado en enfermedades inflamatorias y autoinmunes en los humanos, como la artritis reumatoide, la enfermedad de Crohn, la colitis ulcerativa, la psoriasis, el lupus eritematoso, la esclerosis múltiple y la migraña. Estos estudios mostraron grandes beneficios, incluidos la disminución de la actividad de la enfermedad y una menor necesidad de medicamentos antiinflamatorios.[16] He encontrado que suplementar la dieta con aceite de pescado en conjunto con una dieta poco glicémica, antiinflamatoria y más alta en grasas que también sea libre de gluten y lácteos puede ayudar enormidades a mis pacientes con enfermedades autoinmunes.

El ácido gamma-linolénico (GLA) ha sido bien estudiado en relación con las enfermedades autoinmunes y ha probado ser efectivo.[17] Se encuentra en el aceite de onagra y se puede sintetizar en el cuerpo, aunque no siempre de buena manera, sobre todo en condiciones de enfermedad. Yo lo he usado de forma efectiva en combinación con dieta y otras terapias en muchos de mis pacientes con enfermedades autoinmunes.

Comer grasas mejora tu desempeño atlético

A todos se nos ha educado para creer que si queremos mejorar nuestro desempeño deportivo, nos tenemos que llenar de carbohidratos. Cómete ese platón de pasta antes de la carrera para asegurarte de que abastezcas los almacenes de carbohidratos de los músculos (glicógeno) para que no pegues con la pared… ese tipo de cosas. Puedes almacenar hasta 2 000 calorías de carbohidratos en forma de glicógeno en los músculos, pero el atleta esbelto promedio tiene cerca de 40 000 calorías de energía almacenadas como grasa. ¿No sería genial si pudieras cambiar la quema de carbohidratos por quema de grasas?

Muchos científicos han estudiado las dietas ricas en grasas y bajas en carbohidratos para los atletas. Dos de ellos han sido la punta de lanza: el doctor Jeff Volek y el doctor Stephen Phinney. Ellos han escrito cientos de trabajos en los que desenredan la biología de las dietas altas en grasas y bajas en carbohidratos en cada aspecto de la fisiología, incluso en atletas sensibles a la insulina y que no son intolerantes a los carbohidratos. En sus libros *The Art and Science of Low Carbohydrate*

Living y *The Art and Science of Low Carbohydrate Performance* analizan con lujo de detalle cómo el cuerpo puede pasar de quemar mayormente carbohidratos a quemar principalmente grasa. A esto se le llama cetoadaptación. La clave es mantener los niveles de insulina muy bajos. Niveles más altos de insulina inhiben la quema de grasas, lo que hace imposible la movilización de la grasa almacenada en tus tejidos. Los doctores Volek y Phinney explican los beneficios del cambio de quemar carbohidratos a quemar grasa al hacer ejercicio:

- Las dietas bajas en carbohidratos (y altas en grasa) son antiinflamatorias y, por ello, reducen el estrés oxidativo durante el ejercicio, disminuyen la acumulación de ácido láctico y ayudan al cuerpo a recuperarse más rápido entre sesiones de ejercicio.
- Una vez que te has adaptado a una dieta baja en carbohidratos (que lleva más o menos dos semanas), tu cuerpo depende principalmente de quemar grasa durante y entre las sesiones de ejercicio, así que no tienes que llenarte de carbohidratos para restaurar los niveles de glicógeno. Puedes comer muchas grasas sin riesgo.
- Los atletas que hacen entrenamientos de resistencia y fuerza pueden tener dietas altas en grasas y con restricciones de carbohidratos y obtener mejor composición corporal y más fuerza.

Sé que llevar una dieta baja en carbohidratos y alta en grasas me ha hecho más fuerte, estar más en forma e incluso ser más rápido con la edad. Y cuando me lleno de aceite de coco, que contiene triglicéridos de cadena media,[18] que potencian el desempeño, aumentan la quema de grasas y ayudan a hacer músculo, y antes de una salida en bicicleta, puedo andar y andar sin desfallecer.

Comer grasas te da cabello, piel y uñas increíbles

¿Alguna vez te has preguntado cómo hacen los entrenadores de caballos para que éstos tengan pelajes tan bellos? Los alimentan con linaza, una importante fuente de grasas omega-3. La falta de grasas omega-3 en tu dieta, ya sea de pescado o de fuentes vegetales, puede provocar importantes problemas de salud. La mayoría de la gente se embarra cremas, menjurjes y pociones en la piel seca, usa todo tipo de productos para el cabello para revivirlo, y miles de cosas para fortalecer sus uñas, pero la mayoría de nuestros problemas superficiales vienen de debajo de la superficie. La deficiencia de grasas omega-3 puede causar resequedad, comezón, piel escamosa e incluso descoloración. También puede provocar que la piel sea poco tersa, rugosa y granulosa en la parte de atrás de los brazos. ¡Sé que te estás examinando ahora! Las puntas de tus dedos se pueden cuartear y tener pellejos. Tu cabello puede estar seco, tieso y enredado; puedes tener caspa y pérdida de cabello. Tus uñas pueden crecer muy lento o pueden ser quebradizas y frágiles. Las grasas omega-3 pueden solucionar todos esos problemas. Para algunas personas con problemas en la piel, una combinación de aceite de linaza y de borraja puede dar resultados asombrosos.

Comer grasas mejora tu vida sexual

Te puede resultar sorprendente enterarte de que tus hormonas sexuales se producen a partir del colesterol en tu cuerpo. Comemos un promedio de 146 libras de harina y 152 libras de azúcar por persona cada año, lo que hace que se dispare la insulina, que estimula el almacenamiento de grasa en el abdomen, lo que a su vez incrementa el estrógeno en los hombres (las células grasas del abdomen producen más estrógeno) y pone sus niveles de testosterona por los suelos. Todo esto conlleva a una baja en la libido, disfunción sexual, pérdida de músculo, pérdida de vello corporal y hasta ¡senos de hombre! Para la mayoría de los hombres, reducir el consumo de carbohidratos y aumentar el de grasas resuelve el problema sin tener que recurrir al remplazo de testosterona.

Las dietas bajas en grasas pueden hacer que las mujeres dejen de menstruar o que tengan ciclos irregulares y pesados y hasta infertilidad. Pueden aumentar la grasa en el abdomen, elevar los niveles de testosterona y detonar acné, vello facial y pérdida del cabello; las dietas bajas en carbohidratos pueden revertir todo eso.

Las grasas y el cáncer, ¿deberíamos preocuparnos?

Veamos si deberíamos estar preocupados por las grasas y el cáncer. A estas alturas no debería sorprenderte, pero la evidencia se contradice. Algunos estudios muestran que el cáncer y las grasas no están relacionados, algunos sugieren que podrían estarlo, otros más señalan que las grasas pueden ser protectoras, mientras que algunos otros usan dietas cetogénicas muy altas en grasas para matar a las células cancerosas porque sólo pueden funcionar con azúcar y con grasas. ¿Qué conclusiones podemos sacar de esto?

En verdad es difícil. El problema, como lo he descrito, es el pésimo estado de la investigación nutricional. En grandes estudios poblacionales en los que las dietas son evaluadas por cuestionarios de frecuencia de alimentos (que no son muy precisos, porque nadie se acuerda de qué comió semana a semana) y en los que muchos otros factores pueden explicar asociaciones, se vuelve muy difícil llegar a una conclusión. Es por eso que los estudios poblacionales no pueden probar causas y efectos. Por ejemplo, algunos estudios mostraron que las personas con más grasas saturadas podrían tener un riesgo mayor de cáncer. ¿Pero fueron las grasas saturadas o el patrón general de la dieta y el estilo de vida de quienes comen grasas saturadas (menos ejercicio, fumar más, más alimentos refinados y procesados, menos frutas y verduras, más peso corporal)? Podrían no ser las grasas saturadas. Muchos estudios poblacionales a gran escala encontraron, por ejemplo, que un incremento en la ingesta de grasas estaba ligado al cáncer de mama, pero cuando después se hicieron pruebas aleatorias controladas para evaluar las verdaderas causas y efectos, no se encontró nexo alguno entre las grasas en la dieta y el cáncer de mama.[19]

Los estudios poblacionales también arrojan resultados contradictorios. Algunos muestran que más grasas o ciertas grasas causan cáncer, mientras que otros nos dicen lo opuesto.[20] Revisiones a gran escala han batallado por encontrar asociaciones convincentes entre las grasas y el cáncer.[21] Ésa es la razón por la que prefiero apoyarme más en la ciencia básica y, en este caso, la biología. Aún no tenemos toda la información a la mano y no tenemos todas las respuestas, por lo que yo defiendo una postura sensata basada en alimentos integrales y grasas benéficas.

Esto es lo que sí sabemos del cáncer: es una enfermedad compleja producto de agresiones ambientales (toxinas, fumar, etcétera), la dieta y el estrés. También estamos seguros de algunas cosas. La resistencia a la insulina, la prediabetes o la diabetes tipo 2 incrementan de manera significativa el riesgo de los tipos de cáncer más comunes (próstata, mama, colon, páncreas, hígado, etcétera). Sabemos también que la inflamación aumenta el riesgo de cáncer. Todo el mundo está de acuerdo en que las frutas y verduras contienen compuestos anticancerígenos. Un estudio en China midió los metabolitos del brócoli y de las crucíferas en la orina y encontró que las personas con los niveles más altos de estos compuestos tenían el menor riesgo de cáncer.[22] Otros estudios relacionan estrechamente algunos alimentos con ciertos tipos de cáncer, por ejemplo, los lácteos con el cáncer de próstata.[23]

Sin embargo, algunas grasas —los ácidos grasos omega-3 esenciales como la EPA y DHA— sí parecen ser benéficas y son buenas para todos los demás problemas de salud porque son parte vital de nuestra biología. Muchos estudios han demostrado que las grasas omega-3 tienen propiedades anticancerígenas.[24] Reducen la inflamación, mejoran la resistencia a la insulina y por medio de otros mecanismos celulares inhiben las rutas en el cáncer de colon,[25] de mama[26] y de próstata.[27] Diversas investigaciones muestran que en una dieta rica en AGPI omega-6 de aceites vegetales, las grasas omega-3 no funcionan tan bien. Otros estudios han concluido que las grasas saturadas sólo son dañinas en dietas altas en carbohidratos o dietas bajas en grasas en grasas omega-3. De hecho, actualmente se están llevando a cabo muchas investigaciones sobre el uso de dietas cetogénicas muy altas en grasas (entre 60 y 70%) para tratar el cáncer,[28] incluidos el cáncer cerebral y de próstata.[29] Parece que las dietas cetógenicas altas en grasas son tóxicas para las células cancerosas, por lo que ayudan a los pacientes a prosperar.

No creo que exista una dieta que sea buena para el corazón, otra que prevenga el cáncer, otra que nos proteja de la demencia y otra que evite que desarrollemos diabetes. Creo que estamos mucho mejor diseñados que eso, y que la naturaleza y nuestra biología están construidas de forma mucho más elegante. Debe haber un conjunto de principios básicos que tenga sentido para los humanos. Por desgracia, debido al estado de la investigación nutricional, nosotros tenemos que unir los puntos.

Parte del problema con la ciencia nutricional es que intenta llegar a conclusiones observando nutrientes individuales y separándolos del panorama global. Pero eso no tiene sentido. Evolucionamos comiendo comidas reales completas, no nutrientes individuales ni tipos de grasas cuyo consumo aumentábamos o disminuíamos según lo que los últimos estudios indicaran. Aunque pueden existir riesgos, yo creo que un enfoque hacia la comida integral y evolucionario, informado por nuestro entendimiento actual de la biología molecular y la fisiología, es lo que más sentido tiene. Esta perspectiva es el principio en el que está basado el programa de *Come grasa y adelgaza* descrito en la tercera parte de este libro.

• • •

Ahí lo tienes: todos los datos de las investigaciones, hechos y cifras sobre la grasa. Espero que estés tan convencido como yo de que la era de lo bajo en grasas se tiene que terminar ya, y de que comer grasas saludables es la clave para perder peso, prevenir enfermedades, recuperar la vitalidad y, sobre todo, disfrutar muchos de los alimentos que amas.

TERCERA PARTE
El plan de
Come grasa y adelgaza

El Faraón le dijo a José: "Diles esto a tus hermanos: 'Carguen sus burros y regresen a Canaán. Tomen a su padre y a sus familias y vengan aquí. Yo les daré lo mejor del país de Egipto y comerán lo mejor de esta tierra' ".

—*Génesis*, 45:17-18

10

¿Qué debería comer?

Ahora que ya sabes todo sobre cómo nos metimos en este grasoso desastre y por qué necesitas cambiar la manera en que piensas sobre la comida y las grasas, es momento de tratar con lo que realmente quieres saber:

- ¿Cómo puedo perder peso y mejorar mi salud?
- ¿Qué alimentos debo de evitar?
- ¿Cómo aumento las grasas en mi dieta? Y ¿qué grasas no debería consumir?
- ¿Qué carbohidratos debo comer?
- ¿Cuánta proteína necesito en realidad?
- ¿Cómo combato los antojos?

El programa de *Come grasa y adelgaza* responderá a estas preguntas y más. Compartiré contigo el programa que diseñé que lo cambiará todo, desde tu forma de pensar hasta tu despensa, y desde tu cintura hasta tu salud en general. En tan sólo 21 días sabrás no sólo qué comer sino cómo cargar tu cuerpo con combustible en todos los niveles para que te sientas y te veas increíble.

El programa de *Come Grasa y adelgaza* te pondrá en el camino correcto para perder peso, reiniciar tu metabolismo y ser más sano. Después de los 21 días, como leerás en el capítulo 14, tendrás la opción de seguir con el programa para continuar con la pérdida de peso y el proceso de reparación de tu organismo, o podrás hacer la transición a lo que llamo la dieta *pegana* (la combinación de alimentaciones paleo y vegana aprobada y probada por mí), que incluye cereales integrales, leguminosas y —en la fase secundaria— la reintroducción de algo de gluten, lácteos y uno que otro gusto. Me concentro particularmente en la intersección entre lo vegano y lo paleolítico porque el punto medio entre los dos enfoques es la forma de comer más plausible, sensata, sustentable, deliciosa, saludable y basada en la ciencia. También incorporo elementos de otras dietas que han probado ser saludables, como la dieta mediterránea. Esta manera de pensar en la alimentación a largo plazo es el resultado de décadas de investigación y experiencia personal al trabajar con miles de pacientes de forma individual.

Comparar las dietas vegana y paleo

Uno pensaría que la investigación haría más clara la respuesta a las preguntas sobre lo que deberíamos comer, pero sólo contribuye a la confusión. Estudios sobre las dietas veganas muestran que ayudan a perder peso, revertir la diabetes y disminuir los niveles de colesterol. La dietas paleo parecen hacer lo mismo. Entonces, ¿deberíamos dejar todos los productos animales y comer sólo leguminosas, cereales y verduras? ¿O deberíamos comer carnes y grasas sin culpa y dejar todos los cereales y leguminosas? Ambas perspectivas tienen puntos a favor, pero por sí solas están incompletas. En esencia, los partidarios de cada bando defienden su dieta con un fervor casi religioso y citan sólo los estudios que validan su manera de ver las cosas. A esto le llamamos "picotear".

Normalmente, estos estudios comparan versiones de alta calidad de las dietas veganas y paleo con la dieta promedio estadounidense, que está llena de alimentos procesados, azúcar, carbohidratos refinados, productos animales industriales de baja calidad y aceites refinados. Un estudio de cualquier dieta de alimentos integrales —sea vegana o paleo— obtendrá siempre mucho mejores resultados que la horrenda dieta de alimentos procesados. Pero ¿qué pasa si comparamos dos dietas veganas de alimentos integrales de alta calidad, una baja en grasas y la otra alta en grasas? Esto se ha hecho, y la dieta alta en grasas, alta en proteínas, baja en carbohidratos y poco glicémica (Eco-Atkins) tuvo mejores resultados para la pérdida y disminución del colesterol que la dieta vegana baja en grasas que no contenía frutos secos, semillas y aguacate.[1]

Comparar una dieta vegana que incluye papas fritas, refrescos, *bagels* y pasta con una dieta paleo con verduras saludables y carne de animales alimentados con pasto no sería de mucha ayuda, como tampoco lo sería comparar una dieta paleo de carne de engorda, salami y pocas verduras frescas con una dieta vegana de alimentos integrales y poco glicémica. Pero nadie ha hecho todavía un estudio que compare la dieta paleo ideal con la dieta vegana ideal. Yo creo que las dos pueden ser saludables y que algunas personas pueden obtener mejores resultados con dietas más altas en grasas basadas en plantas. LeBron James, considerado uno de los mejores basquetbolistas de todos los tiempos, lleva una dieta paleo. El tenista número uno del mundo, Novak Djokovic, dejó el gluten y los lácteos, y adoptó una dieta más alta en grasas y pasó de perder partidos a ganar casi todos los torneos importantes alrededor del mundo. Rich Roll corrió cinco triatlones Ironman en siete días con una dieta vegana rica en grasas. Los humanos somos sumamente adaptables. Pero la pregunta más importante es: ¿cuál es la dieta adecuada para el humano más importante: tú?

Debes basar tus decisiones de alimentación y estilo de vida en cómo responde tu cuerpo. Escucha a tu cuerpo, te dirá lo que le gusta. Se necesita observación y tiempo para descubrirlo. Pero tu organismo es el mejor doctor de todos.

Lo mejor de lo paleo + lo mejor de lo vegano = pegano

La dieta pegana combina lo mejor de las dietas paleo y vegana.

Éstos son principios generales con los que me rijo porque quiero vivir una vida larga y saludable. Estoy además en gran forma y en mi peso y composición corporal ideales, por lo que puedo disfrutar de una dieta más variada. Sin embargo, si quieres revertir la diabetes, perder mucho peso, revertir problemas crónicos de salud y reiniciar tu sistema, entonces el programa de restablecimiento del metabolismo de *Come grasa y adelgaza* es el mejor punto de partida. Piensa en este plan como un programa de 21 días para reiniciar tu cuerpo y tu mente y regresar tu sistema a la configuración de fábrica.

Una vez que hayas logrado tus metas, puedes empezar a expandir tu forma de comer hacia la dieta pegana completa. Más que una dieta estricta es una filosofía con directrices generales; incorpora los más recientes avances científicos e ideas nuevas sobre la nutrición y ayuda a tu cuerpo a prosperar en el largo plazo. ¿Qué es entonces la dieta pegana?

Concentrémonos primero en lo que tienen en común las dietas veganas y paleo. Ambas están basadas en alimentos reales, integrales, frescos y obtenidos de forma sustentable; son ricas en vitaminas, minerales y fitonutrientes; son también bajas en azúcares, carbohidratos y en todo tipo de alimentos procesados. Una manzana no tiene código de barras, un huevo no tiene etiquetas con información nutricional y una almendra no tiene una lista de ingredientes. Todos son alimentos reales.

Éstas son las características de una dieta saludable con las que casi todo el mundo está de acuerdo:

1) **Idealmente, es orgánica, local, fresca y de alimentos integrales.**

2) **Con una carga glicémica muy baja:** baja en azúcar, harinas y carbohidratos refinados.

3) **Muy rica en frutas y verduras:** mientras más fuertes los colores y más variedad, mejor (aunque los defensores de la dieta paleo recomiendan comer más frutas poco glicémicas como las moras).

4) **Pocos o ningún pesticida, antibiótico u hormonas:** y sin alimentos genéticamente modificados.

5) **Pocos o nulos químicos,** aditivos, preservativos, colorantes, glutamato monosódico, endulzantes artificiales y otros Frankenquímicos.

6) **Rica en grasas de buena calidad** del aceite de oliva, frutos secos, semillas y aguacates. ¡Grasas omega-3 para todos! Si eres vegano y no quieres comerte nada que tenga mamá, no hay ningún problema. Pero es muy importante que obtengas grasas omega-3 y no sólo el AAL de las plantas. Necesitas obtener DHA directamente de los alimentos en lugar de esperar que tu cuerpo convierta el AAL en DHA. La buena noticia es que puedes obtener DHA de las algas.

7) **Baja en aceites vegetales refinados y procesados.** El aceite de oliva extravirgen es una alternativa deliciosa y saludable.

8) **Moderada en proteínas** para controlar el apetito y sintetizar músculo, en especial en las personas mayores (aunque, obviamente, existe controversia sobre si éstas deberían venir de fuentes de proteínas animales o vegetales).

9) **Alimento animal:** aunque, claramente, los vegetarianos y veganos no concuerdan en que el consumo de productos animales está bien, quienes sí lo aprueban están de acuerdo con que la carne debe ser obtenida y criada de forma sustentable, alimentada con pasto y libre de hormonas y antibióticos.

10) **Pescado:** lo mismo ocurre con el pescado entre los veganos, pero si estás del lado de quienes sí comen pescado, el consenso es que debes consumir pescados bajos en mercurio y toxinas como sardinas, arenques, anchoas, salmón salvaje y otros pescados pequeños y evitar el atún, marlín y robalo dado sus altos niveles de mercurio. El pescado también tiene que provenir de pesquerías orgánicas y sustentables, o pescados atrapados de forma sustentable y que no devasten las pesquerías naturales.

Los temas controversiales

Aquí es donde la cosa se complica un poco. Éstos son los temas controversiales en el mundo de la nutrición y que siguen siendo discutidos:

1) **Lácteos.** Tanto el bando de lo paleo como el de los veganos (y el de un servidor) rechazan los lácteos, y con justa razón. Si bien algunos pueden tolerarlos, para la mayoría contribuyen a la obesidad, la diabetes, las enfermedades cardiacas, la demencia y el cáncer, muchos aumentan (no reducen) el riesgo de osteoporosis, y qué decir de las alergias, el asma, el eccema, el escurrimiento nasal, el acné y el síndrome de colon irritable.[2] Aunque cierta información sugiere que pueden ser de ayuda en la regulación del peso y la prevención de la diabetes, no es claro si esto es porque quienes toman leche toman menos refrescos o bebidas endulzadas, por el lácteo mismo o porque el Consejo de Lácteos pagó los estudios. Hablaremos más sobre los lácteos en la dieta en el capítulo 13, y de por qué, exceptuando la mantequilla de vaca alimentada con pasto y el ghee, no son parte del programa de *Come grasa y adelgaza.*

2) **Cereales.** Para millones de personas alrededor del mundo, el gluten contribuye a la inflamación, la autoinmunidad, los trastornos digestivos, las enfermedades mentales,[3] el autismo,[4] la depresión, la esquizofrenia,[5] la obesidad, las enfermedades cardiacas, la demencia[6] y el cáncer.[7] La celiaquía afecta a 1% de todas las personas, pero la sensibilidad al gluten puede afectar casi a 10%, o más de 30 millones de personas en el mundo, de las cuales se diagnostica a menos de 1%.[8] El gluten se encuentra en alimentos refinados y altamente glicémicos como el pan o los productos horneados y contribuye al aumento de peso y la resistencia a la insulina. Incluso el pan integral hace que tu nivel de azúcar en la sangre se dispare más que el azúcar de mesa; cualquier cereal puede incrementar el azúcar en tu sangre. Pero los cereales sí pueden ser parte de una dieta saludable, y no sólo en cantidades limitadas, en particular si tienes diabesidad o eres intolerante a los carbohidratos. Para los diabéticos que quieren dejar la insulina y revertir su enfermedad, aquellos con enfermedades autoinmunes o aquellos con mucho peso por perder, una dieta libre de cereales es una buena idea.

3) **Leguminosas.** Las leguminosas son una gran fuente de fibra, proteína y minerales. Pero para algunos sí conllevan problemas digestivos, y si tienes diabetes, una dieta rica en leguminosas puede impulsar incrementos en tus niveles de azúcar en la sangre. De nuevo, las cantidades moderadas están bien (o sea, hasta una taza al día). Algunas personas se preocupan porque las leguminosas contienen lectinas,[9] que pueden provocar inflamación, y fitatos, que pueden entorpecer la absorción de minerales.[10] En *Come grasa y adelgaza* evitamos las leguminosas durante los primeros 21 días, por razones muy similares por las que evitamos los cereales.

4) **Carne.** Esto no es sorpresa. La carne es un punto de fricción para muchos. Ya hablamos en detalle de la carne en el capítulo 7. Pero la conclusión es que la investigación sobre la carne no es muy confiable porque la mayoría de los estudios no analizan la calidad de la carne. Algunos estudios muestran que la carne roja incrementa el riesgo de enfermedades cardiacas y muerte,[11] mientras que otros dicen todo lo contrario. La realidad es que todo depende de cómo se realizó el estudio, pero a mi manera de entender la evidencia se empieza a inclinar hacia el lado que sostiene que la carne no está relacionada con enfermedades. Por otro lado, existen muchas razones éticas y ambientales para reducir el consumo de carne. Concéntrate en la calidad, no en la cantidad.

5) **Huevos.** Ya compartí contigo todas las razones por las que el huevo fue satanizado de manera injusta y por qué por fin fue reivindicado. En resumen, el huevo, en particular el orgánico y con omega-3, es una fuente barata de proteína y no afecta tus niveles de colesterol o el riesgo de enfermedades cardiacas.

¿Qué nos queda por hacer como consumidores de alimentos?

Antes que cualquier otra cosa, no te preocupes tanto por la cantidad de lo que comes. Si te concentras en qué comer, y eliges los alimentos correctos en el equilibrio, el control de apetito natural y los sistemas de recuperación de tu cuerpo empiezan a operar. Yo soy de la idea de que lo mejor es reiniciar tu sistema con el programa de *Come grasa y adelgaza* y luego pasar a la dieta pegana como un plan de mantenimiento a largo plazo. Una dieta pegana es una forma sensible y balanceada de comer sin demasiadas restricciones; te satisface, es fácil de seguir y se basa en la mejor ciencia disponible.

A continuación te presento los principios peganos a los que me adhiero y de los que sabrás mucho más en el capítulo 14:

- Cantidades ilimitadas de verduras no almiláceas (verduras de hoja verde y crujientes, que deberían representar entre 50 y 70% de tu dieta en términos de volumen (cuánto espacio ocupan en el plato). Ve a las páginas 282 y 283 para ver una lista
- Cantidades moderadas de frutos secos y semillas, incluidas almendras, nueces, pecanas, nueces de macadamia, semillas de calabaza, ajonjolí y semillas de cáñamo y chía
- Cantidades moderadas de frutas poco glicémicas
- Pescados salvajes obtenidos con procesos sustentables y con bajo contenido de mercurio (sardinas, macarelas, arenques y salmón salvaje)
- Res, bisonte, cordero y aves alimentadas con pasto
- Huevos orgánicos o de gallinas de libre pastoreo
- Cantidades pequeñas de cereales libres de gluten (arroz pardo o negro, quinoa, alforfón)
- Cantidades pequeñas de leguminosas, si son tolerables
- Sin lácteos (salvo queso de cabra u oveja orgánicos o yogurt si es tolerable y ghee o mantequilla de vaca alimentada con pasto)
- Muchas grasas saludables como aguacates, aceite de oliva extra-virgen o aceite de coco
- Gustos azucarados de vez en cuando como azúcar, jarabe de maple o miel
- Consumo moderado de alcohol: máximo una copa de vino en la noche o una onza de destilados, o, idealmente, menos de cinco

tragos a la semana. La cerveza es un problema porque tiene azúcar y gluten. Piensa en la "panza cervecera"

- Café o té (máximo 1 o 2 tazas al día)
- Cantidades mínimas de gluten (sólo en cereales integrales como la avena cortada, pan de centeno de grano entero o cebada) y de lácteos (de ser posible sólo de cabra y oveja, y siempre orgánicos), sólo si se toleran (yo prefiero que evites o reduzcas los lácteos lo más posible). Éstos son opcionales y sólo si has descubierto que no tienes reacciones cuando los reinsertas en la dieta. No son necesarios en una dieta saludable, y a la mayoría de la gente le provocan inflamación y síntomas crónicos
- Lo que no incluye la dieta: alimentos procesados, cualquier cosa artificial (sobre todo endulzantes), calorías azucaradas líquidas y jugos que no sean verdes

Dicho todo esto, desarrollé el programa *Come grasa y adelgaza* como una forma de impulsar la pérdida de peso y la salud. Toma tres semanas (21 días) cambiar los hábitos, aprender nuevos patrones y permitirle a tu biología reiniciarse por completo, deshacerse de la inflamación, renovar el sistema gastrointestinal y adaptarse a una forma de comer más alta en grasas. Piensa en el programa como una dieta "pre pegana" que restablecerá tu química cerebral, tus hormonas y tu metabolismo.

El plan empieza con la eliminación de los cereales, las leguminosas, los dulces, los lácteos y el gluten (por pequeña que sea la cantidad) y la inclusión de muchas grasas saludables y productos animales y mariscos limpios y sustentables. Esto ayuda a la mayoría de la gente a activar el botón de reinicio biológico. Imagina que estás regresando tu cuerpo a la configuración original de fábrica. Después, como aprenderás en el capítulo 14, tras los 21 días podrás volver a incluir las leguminosas y los cereales con moderación —y unas semanas después, si quieres, pequeñas cantidades de gluten, lácteos y algunos caprichos como chocolate y vino— y podrás ver cómo responde tu cuerpo. Pon atención; fíjate en cómo te sientes. ¿Bien o hinchado? ¿Subes o bajas de peso? ¿Regresaron los dolores o la mente nublada o te sientes increíble? Deja a tu cuerpo informarte. Todos necesitamos un enfoque personalizado, una forma de comer que funcione mejor para nosotros.

Personalizar tu dieta

Incluso si entiendes todas las distinciones entre los diferentes tipos de grasas y sus efectos en el cuerpo, no puedes estar seguro de los efectos que esos alimentos tendrán en *tu* cuerpo. Todos somos únicos y cada uno requiere un enfoque diferente y personalizado para la salud. La medicina unitalla se quedó en el pasado.

No existe una fórmula de alimentación que funcione para todo el mundo. La realidad es que a algunas personas les va mejor con más grasa, hasta 70 u 80%, mientras que otras obtienen más beneficios de una dieta con más almidón y carbohidratos como cereales integrales o leguminosas o camotes (aunque a nadie le sientan bien las grandes cantidades de azúcares y carbohidratos refinados). Tu cuerpo es el mejor doctor. Escúchalo y ponle atención. ¿Qué hace que se sienta bien? ¿Qué hace que se sienta mal? Conoce la medicina que funciona. Como ya he dicho muchas veces, los alimentos son medicina, no sólo calorías. Contienen información e instrucciones para regular tus genes, tu metabolismo, tu sistema inmune y hasta tu flora intestinal.

Existen nuevos estudios que te ayudarán a saber cuál es la forma de comer que mejor funcionará para ti. ¿Alta en grasas y baja en carbohidratos o menos grasa y más carbohidratos? Hay pruebas que te dirán incluso qué tipo de ejercicio te dará más beneficios. Eso es el estudio de la *nutrigenómica*, el cual usamos en la medicina funcional para personalizar los enfoques.

Algunas compañías ahora ofrecen estudios genéticos que puedes hacer por ti mismo para ayudarte a tomar decisiones individuales. Gran parte de la información que necesitas conocer está dentro de tu cuerpo, y por eso lo llamo el doctor que más sabe. Tu organismo te dará retroalimentación directa e inmediata sobre lo que funciona y lo que no; te dirá si necesitas más o menos grasa, más o menos carbohidratos, más o menos proteínas. Te puede incluso decir qué tipo de ejercicio es el que más necesita. A lo largo de los 21 días del programa de *Come grasa y adelgaza* por tu cuenta correrá el monitoreo de tu cuerpo y sus respuestas. En el capítulo 13 te diré qué es lo que debes buscar en tu cuerpo para saber si necesitas más o menos grasas, carbohidratos o proteínas.

Tus exámenes de sangre y tu historia familiar son guías importantes para personalizar tu tratamiento. Las personas más intolerantes a los carbohidratos (ve al cuestionario sobre la intolerancia a los carbohidratos y diabesidad en las páginas 36 y 37) suelen tener mejores resultados con dietas más altas en grasas y más bajas en carbohidratos. Ésa es una manera fácil de saber qué es lo que tiene más sentido. Casi todo el mundo responde mejor a una dieta más alta en grasas y baja en carbohidratos en comparación con la dieta promedio occidental, pero algunas personas podrán tolerar mejor un poco más de carbohidratos saludables como los cereales integrales y las verduras almiláceas (eso también lo probarás por ti mismo en la etapa de transición a la dieta pegana del capítulo 14).

Revisar tus exámenes de sangre también puede ser de mucha ayuda para identificar la intolerancia a los carbohidratos. Idealmente necesitas hacerte una prueba de colesterol llamada RMN (resonancia magnética nuclear), un perfil de lípidos o el perfil de riesgo coronario, que varios laboratorios pueden hacer, para saber el número y tamaño de tus partículas de colesterol. Todos los otros estudios de colesterol son poco específicos y ofrecen información incompleta. Esto es lo que debes buscar para saber si eres o no intolerante a los carbohidratos:

- Triglicéridos elevados (por encima de 100 mg/dl)
- Niveles bajos de HDL (menos de 50 mg/dl en los hombres y menos de 60 mg/dl en las mujeres)
- Una proporción de triglicéridos a HDL mayor a 1:1 o 2:1
- Muchas partículas de LDL (más de 1 000)
- Muchas partículas pequeñas de LDL (más de 400)
- Insulina elevada (más de 5 en ayunas)

- Niveles elevados de azúcar en la sangre (por encima de 90 mg/dl)
- Un nivel alto de hemoglobina A1c (sobre 5.5%; mide el nivel promedio de azúcar en la sangre)
- Un examen de tolerancia anormal a la insulina: el nivel de azúcar en la sangre en ayunas y niveles de insulina a los 30 minutos y una y dos horas después de una toma de glucosa de 75 gramos
  — El azúcar en la sangre en ayuno debe ser menor a 80 mg/dl. Los niveles de glucosa a los 30 minutos, una hora y dos horas después del desayuno no deben elevarse por encima de 110 mg/dl o 120 mg/dl
  — La insulina en ayunas debe estar entre 2 y 5 µIU/dl; cualquier cifra superior a 10 µIU/dl es muy elevada. Los niveles de insulina tras 30 minutos, una hora y dos horas de ingerir alimentos deben de ser menores a 25 a 30 µIU/dl; una cantidad mayor a 30µIU/dl es indicativa de algún grado de resistencia a la insulina

Si tienes niveles anormales en estos estudios es posible que tengas mejores resultados con una dieta más alta en grasas y baja en carbohidratos. Si todos son normales, entonces podrás incluir en tu transición hacia la dieta pegana más verduras almiláceas saludables, cereales integrales y leguminosas. Puedes monitorear estos valores y ver cómo te afectan distintas maneras de comer.

Estudiar tus genes

Muchos de nosotros quisiéramos culpar a nuestros padres o a nuestros genes por nuestros problemas de peso o de salud. Sería muy fácil decir que tienes genes de obesidad o de diabetes, que porque tus padres tenían diabetes y sobrepeso tú también los tendrás. Pero el mundo de la genética es bastante más complicado.

Todos tenemos aproximadamente 20 000 genes. Cerca de 99% de nuestros genes son idénticos a los de todos los demás seres humanos;

el otro 1% es el que nos hace únicos. Tienes unos 112 millones de variaciones de esos genes, llamados polimorfismos de un solo nucleótido (SNP), que influyen en todas las funciones de tu organismo, como la necesidad de vitaminas, tu habilidad de desintoxicarte y tu tendencia a la inflamación, las enfermedades cardiacas y el cáncer, entre muchas, muchas otras. Estos SNP también tienen injerencia en tu peso y metabolismo y en tu capacidad de procesar las grasas en la dieta.

Todos los días aprendemos un poco más sobre éstos y cómo intervienen en nuestra salud. Hoy en día sabemos lo suficiente como para usar estudios genéticos para ayudarnos a personalizar nuestro enfoque de salud y nutrición. Pronto podremos tomar una muestra, mandarla al laboratorio y por unos cientos de dólares conocer nuestro genoma completo y emparejar nuestra alimentación, suplementación y necesidades de ejercicio con nuestros genes para optimizar las funciones del organismo y el metabolismo. Hasta 40 o 50% de la varianza en el peso corporal entre las personas puede deberse a factores genéticos, razón por la que personas diferentes responden diferente a las dietas.[12]

A algunos de mis pacientes les pido exámenes genéticos para guiarme en la personalización de sus recomendaciones. Existen algunos genes que me ayudan a ajustar el enfoque para cada persona. Estos genes específicos están relacionados con la obesidad y la tendencia a aumentar de peso, así como la respuesta a las dietas altas o bajas en grasas,[13] tasas metabólicas, absorción de las grasas en la dieta, movilización de la grasa de las células y la capacidad de quemar grasas o energía. Hay genes que regulan los receptores de dopamina del cerebro, que regulan la probabilidad de que desees carbohidratos y azúcar, y genes que pueden predecir los niveles de resistencia a la insulina, inflamación, metabolización del colesterol e incluso cómo tu cuerpo responderá a diferentes tipos de ejercicio.

Presento aquí una lista de los genes que me gusta examinar:

- FABP2: influye en la absorción y metabolización de las grasas.
- PPARG: afecta tus funciones de insulina, quema de grasas y niveles de colesterol.

- **ADR2:** afecta cómo tu cuerpo mueve las grasas de las células de grasa para obtener energía.
- **ADRB3:** afecta cómo tu cuerpo descompone la grasa.
- **APOA5:** regula tus triglicéridos.
- **APOA2:** influye en el riesgo de obesidad, colesterol en el metabolismo, el riesgo de enfermedades cardiacas y el riesgo de diabetes.
- **MC4R:** afecta tu ingesta y gasto de energía y el control del apetito.
- **FTO:** regula el apetito, la temperatura y los sistemas nervioso y hormonal.
- **TCF7L2:** regula el azúcar en la sangre, incluida la secreción y acción de la insulina.
- **ADBR3:** afecta tu respuesta al ejercicio y la quema de grasa.
- **PLIN:** afecta el almacenamiento de la grasa asociado con la obesidad.
- **TNF-A:** influye en la inflamación, que puede afectar el control del azúcar en la sangre y anormalidades del colesterol.
- **LDL:** quita el colesterol de la circulación.
- **CETP:** regula la metabolización del HDL y los niveles de colesterol en la sangre.
- **APOA1:** regula la producción de HDL (colesterol bueno).
- **APOC3:** tiene un papel central en la metabolización del colesterol y los triglicéridos.
- **APOE:** tiene un importante trabajo en la descomposición de los triglicéridos y el colesterol.
- **DRD2:** afecta los receptores de dopamina en el cerebro y el riesgo de adicción al azúcar y los carbohidratos refinados.

Dado que tengo un interés en esta área y porque en mi historia familiar hay enfermedades cardiacas y tendencia a niveles elevados de colesterol, quise saber qué mostraban mis estudios. Revisemos mis resultados para ver cómo esto puede tener una aplicación práctica en la personalización de tu enfoque de salud.

En general, descubrí que soy un afortunado genético. Sólo tuve un gen que me ponía en riesgo de ser intolerante a los carbohidratos, el PLIN. Esto no me sorprendió, pues ya había notado que cuando comía azúcares o carbohidratos refinados, aumentaba la grasa en mi abdomen. También tengo la variación del gen MC4R, lo que me hace propenso a comer de más. Es algo de lo que me tengo que cuidar.

Mis triglicéridos son un poco más elevados de lo que esperaba, considerando lo limpia que es mi dieta diaria. Fue esclarecedor saber que tengo los genes APOA5 y APOA3; me ayuda a saber que mi dieta debe contener más aceite y AGMI y menos carbohidratos.

Conforme avances en el programa, no olvides escuchar a tu cuerpo. ¿Cómo te sientes? ¿Estás perdiendo peso? ¿Han aumentado tus niveles de energía de forma significativa? ¿Tienes menos dolores y molestias? ¿Tienes más claridad mental? Recuerda, el mejor indicador de lo que funciona y lo que no funciona es tu propio cuerpo.

11

Sobre el programa

Bienvenido a los 21 días que no sólo cambiarán la forma en que piensas y te sientes con respecto a comer grasa, sino que alterarán para siempre la forma en que piensas y te sientes con respecto a tu cuerpo y al cuidado de tu salud y tu bienestar.

Ya no tendrás que preguntarte qué comer ni cuánto comer.

Aprenderás los secretos que te darán la confianza reveladora que proviene de saber que tienes el control de la medicina más potente que existe: lo que está en el otro extremo de tu tenedor.

El programa de *Come grasa y adelgaza* se divide en tres fases:

- **Fase 1:** Sienta las bases
- **Fase 2:** El plan de *Come grasa y adelgaza*
- **Fase 3:** El plan de transición

La fase 1 es la de preparación, la cual harás en los dos días previos al comienzo del programa.

La fase 2 cubre el plan de *Come grasa y adelgaza* e incluye todo lo que comerás, beberás y harás.

La fase 3 plantea tres opciones para el plan de transición, las cuales te darán un mapa a seguir por el resto de tu vida.

Fase 1: Sienta las bases

Es imposible construir un edificio sin primero sentar bases sólidas, que es justo lo que harás en los dos días previos a comenzar con el plan de *Come grasa y adelgaza*. Durante esos dos días, harás lo siguiente:

- **Renovarás tu cocina.** ¡Al diablo con lo malo y adentro lo bueno! Te llevaré de la mano por los pasos que necesitas para prepararte para tener éxito en la cocina y en la mesa.
- **Taclearás tu miedo a la grasa.** Es un desafío para los seres humanos renunciar a las creencias arraigadas, sobre todo las que nos tatúan en la frente, como el miedo generalizado a la grasa. Pero debemos renunciar a ellas si queremos triunfar, y sé que ahora que has aprendido la verdad sobre las grasas estás listo para el desafío. Te daré preguntas a contestar para ayudarte a desarraigar cualquier bloqueo mental que interfiera en tu camino.
- **Abastecerás tu caja de herramientas.** Además de los comestibles que conseguirás como parte de la renovación de la cocina, hay varios implementos que necesitarás obtener, incluyendo un par de tenis (para hacer ejercicio, como debes haber imaginado) y suplementos alimenticios. Te proporcionaré una lista de pendientes para que te asegures de tener todo lo que necesitas para triunfar.

Fase 2: El plan de *Come grasa y adelgaza*

Para cada uno de los 21 días del programa, incorporarás los siguientes componentes a tu rutina diaria. Te daré lineamientos específicos para que cada uno sea muy fácil y sencillo de seguir.

He aquí los tres componentes de tu plan diario.

- **Nútrete.** Todos los días disfrutarás tres deliciosas comidas y dos refrigerios opcionales (los cuales quizá no necesites porque la grasa disminuye el hambre). Sin importar si eres novato en la cocina o chef profesional, encontrarás en el capítulo 16 montones de recetas que van a satisfacer tu hambre y harán felices a tus papilas gustativas. También te daré lineamientos sencillos para preparar comidas hipersimples, así como para no fracasar cuando salgas a comer. Para completar este aspecto del programa, también tomarás a diario los suplementos alimenticios que recomiendo en la Fase 1.

- **Energízate.** La mejor forma de producir energía, paradójicamente, es gastándola. Mover tu cuerpo, sin importar tu nivel de condición física, es bueno para la mente, el cuerpo y el alma. En las páginas 284 y 285 te daré consejos y lineamientos específicos para hacer ejercicio como parte de este programa, y optimizar así tus resultados.

- **Rejuvenece.** Dos cosas pueden sabotear con facilidad tus intentos por ser saludable y perder peso: el estrés sin liberación y el sueño inadecuado. Las piedras fundacionales de una vida llena de energía, alegría, salud y placer son la buena comida, el movimiento, la relajación (el desestresamiento) y el sueño. Las últimas dos no pueden ser ignoradas. El estrés te programa literalmente para subir de peso y enfermarte. Provoca que tu cuerpo produzca cortisol, la hormona del estrés que promueve el almacenamiento de grasa corporal, los antojos de azúcar y la compulsión al comer. Y la falta de sueño o la mala calidad del mismo instiga a las hormonas que te hacen sentir hambriento y almacenar grasa. En el capítulo 13 te daré estrategias para mantener el estrés a raya y dormir como un bebé.

Fase 3: Tu plan de transición

Después de 21 días, te mostraré tres posibilidades a elegir para que puedas continuar durante toda la vida en el camino a la salud, la felicidad y la liberación del miedo a las grasas.

Dependiendo de tu estado de salud, podrás seguir con el plan de *Come grasa y adelgaza* hasta que cumplas tus metas (de salud, de pérdida de peso, etcétera). Quizá quieras bajar 100 libras o revertir la diabetes; si es el caso, lo recomendable es que sigas con el plan. O quizá te sientas de maravilla y hayas alcanzado tu peso ideal, lo que significa que puedes hacer la transición a un estilo de alimentación de por vida que incluye una variedad más amplia de alimentos: la dieta pegana. Algunas personas descubrirán que el plan de *Come grasa y adelgaza* les funciona a largo plazo; otras descubrirán que pueden incorporar algunos cereales, leguminosas o lácteos orgánicos.

En el capítulo 14 te daré lineamientos que te ayudarán a determinar cuál es el mejor plan de transición para ti. Sobre todo, tendrás que seguirle prestando suficiente atención a tu cuerpo. ¿Sigues sintiéndote bien, o el síndrome SDLP está volviendo a tu vida? ¿Tienes el peso que quieres (o vas en la dirección correcta), o estás empezando a subir de peso y a acumular grasa abdominal? Escucha a tu cuerpo con atención.

¿Qué puedes esperar?

No es necesario que me creas cuando te digo que el plan funciona. Tampoco es indispensable que les creas a los 1 000 pacientes que perdieron libras a gran velocidad y que observaron mejorías sustanciales en su salud. Sólo pruébalo durante 21 días y verás los resultados con tus propios ojos. Tu cuerpo tiene una capacidad impresionante para repararse por sí solo cuando retiras los alimentos dañinos y lo alimentas con cosas benéficas.

¡Empecemos!

12

Fase 1: Sienta las bases

Aparta dos días antes de comenzar con el plan de *Come grasa y adelgaza* para sentar tus bases. Durante esos dos días conseguirás suministros y, sobre todo, prepararás tu mente para empezar el programa con la confianza de que estás listo para triunfar.

Si recuerdas la historia que te conté en la primera parte sobre cómo nos metimos en este gordo embrollo, recordarás que todo se resumía a dos pasos en falso: el primero fue que a través del miedo nos instigaron a sacar la grasa de la dieta, y el segundo fue que la remplazamos con altas cantidades de azúcar, carbohidratos refinados y "falsos alimentos" tóxicos. (No hay tal cosa como comida chatarra. Hay chatarra y hay comida. Punto.) Sin embargo, con el programa de *Come grasa y adelgaza* vamos a retroceder esos dos pasos para que reclames tu salud, pierdas peso con facilidad y te revitalices por dentro y por fuera en todos los niveles.

Remodela tu cocina

La cocina promedio es un lugar aterrador que ha sido secuestrado por la industria alimentaria. Por desgracia, la mayoría de los estadounidenses ya no comen comida, sino sustancias procesadas industrialmente que parecen comida (Frankenalimentos), las cuales están saturadas de grasas trans dañinas, jarabe de maíz alto en fructosa, glutamato monosódico,

EL JUEGO DE LOS INGREDIENTES

Toda la comida industrializada contiene los mismos ingredientes procesados: jarabe de maíz alto en fructosa, harina, sal, grasas hidrogenadas, glutamato monosódico, colorantes, aditivos y conservadores. Éstos han sido comprimidos en versiones modeladas de distintos colores, formas y texturas, pero que contienen casi siempre los mismos ingredientes. Si taparas la foto del empaque de los alimentos procesados y sólo miraras las etiquetas, te costaría trabajo distinguir qué son, y no podrías distinguir entre unas Pop-Tarts y una pizza. ¡Esto debería bastar para que nos detuviéramos y reflexionáramos!

endulzantes artificiales, colorantes, aditivos, conservadores, pesticidas, antibióticos y proteínas alimenticias novedosas y alérgenos derivados de la modificación genética de los alimentos. A éstos les llamamos "antinutrientes" porque literalmente se roban los nutrientes que nuestro cuerpo necesita para sobrevivir y prosperar.

¿En serio vale la pena introducir esas cosas a nuestro cuerpo? Los Institutos Nacionales de Salud de Estados Unidos gastan 800 000 millones de dólares al año intentando descubrir la causa de la obesidad. Hmm. ¿Podrá ser que el estadounidense promedio consume 29 libras de papas a la francesa, 23 de pizza, 24 de helado, 57 galones de refresco, 24 libras de endulzantes artificiales, 2.7 libras de sal, 90 000 miligramos de cafeína al año, distribuidos en 2 700 calorías diarias? Consumimos alrededor de 152 libras de azúcar, 146 de harina blanca y 600 libras de lácteos al año por persona en este país. A mí no me parece ningún misterio por qué hay una crisis de obesidad.

Tendemos a considerarlos "alimentos convenientes". Sin embargo, ¿qué tan conveniente es estar deprimido, tener sobrepeso y sentirse agotado, o tener que tomar múltiples medicamentos para enfermedades relacionadas con el estilo de vida, como cardiopatías, depresión y reflujo? ¿Qué tan conveniente es perder entre siete y 14 años de tu vida simplemente por lo que comes?

Tengo que concederle a la industria alimentaria que es muy lista. Se han abierto paso intencional y astutamente a nuestros hogares al fomentar que "deleguemos" nuestra alimentación. Suena como una forma tentadora de ahorrar tiempo y energía, pero ese mismo enfoque ha derivado en una cascada de problemas. Cuando la comida se cocina en una fábrica, por lo regular carece de nutrientes, fibra y sabor auténtico, y está saturada de azúcares, grasas, sal y calorías. Hemos criado al menos dos generaciones de niños que no saben cómo cocinar desde cero con ingredientes reales y que pasan más tiempo viendo programas de cocina que cocinando.

Estos alimentos han secuestrado nuestras papilas y nuestra química cerebral. ¿Sabías que se ha demostrado que el azúcar y los alimentos procesados son ocho veces más adictivos que la cocaína? Por lo mismo se apropian con facilidad de nuestro cuerpo, mente y alma.

La buena noticia es que a la vuelta de la esquina hay una vida de abundancia y vitalidad; de hecho, está en tu propia cocina. La salud es el derecho humano más básico, y nos lo han arrebatado. Es hora de recuperarlo, lo cual aprenderás a hacer en este libro. Nos han convencido de que es desgastante, costoso y difícil comer bien. Pero yo estoy aquí para demostrarte que disfrutar alimentos frescos y naturales es fácil, asequible y delicioso, y te pondrá en la ruta hacia la salud y la felicidad.

El plan de *Come grasa y adelgaza* no es una dieta. Es un estilo de vida y de alimentación que celebra los alimentos verdaderos y naturales. Se trata de diversión, placer, deliciosidad y alegría, y no de privación ni de sufrimiento.

Todos queremos despertarnos cada mañana sintiéndonos bien y disfrutar la vida. El programa de *Come grasa y adelgaza* te dará eso y más.

Cocinar para sanar

Se cree que el tiempo y el dinero son los mayores obstáculos para una buena alimentación. Ninguna de las dos cosas es cierta. Hemos creído los insidiosos mensajes comerciales que nos dicen que "Mereces un descanso". ¡Mejor déjennos descansar de sus mentiras!

Los estadounidenses pasan ocho horas al día frente a una pantalla. Cada uno de nosotros pasa un promedio de dos horas al día en internet, algo que hemos encontrado tiempo para hacer a pesar de que no era una actividad habitual hace 20 años. Lo que nos falta no es tiempo para cocinar, sino la educación, las habilidades básicas, el conocimiento y la confianza para hacerlo. Si no sabes qué comprar ni cómo cocinar una verdura, ¿cómo vas a alimentarte o a alimentar a tu familia? Una familia que conocí, cuya historia te presentaré en un momento, me demostró que no es falta de deseo, sino que la prisión de la adicción a los alimentos, el terrorismo alimentario y la falta de conocimiento es lo que nos mantiene capturados. Pero hay una salida.

Debemos cocinar para salir a la luz del cuidado de la salud, del medio ambiente y de las finanzas. Hemos renunciado a uno de los actos esenciales que nos hacen humanos: cocinar. Preparar nuestros propios alimentos es, en esencia, un acto político que nos permite recuperar el poder. Nos hemos convertido en consumidores de comida, mas no en productores ni elaboradores, y de ese modo hemos perdido la conexión con el mundo y con nosotros mismos. En su libro *Cocinar*, Michael Pollan argumenta: "La disminución de comida casera no sólo daña la salud de nuestro cuerpo y nuestra tierra, sino a nuestras familias, a nuestras comunidades y a la forma en que comer nos conecta con el mundo".

Cocinar es divertido, liberador, y es la actividad más auténtica que podemos hacer a diario. Es un acto revolucionario, el cual cada uno de nosotros tiene la capacidad de emprender. Como médico, me preocupa muchísimo nuestro mundo gordo y enfermo, así como la salud y el futuro de nuestros niños. La mejor medicina para este malestar es algo simple, sencillo, saludable, asequible y accesible para casi cualquiera: cocinar *comida de verdad* en tu casa, con tu familia y amigos. Y eso es lo principal que aprenderás a hacer en *Come grasa y adelgaza*.

En la cuarta parte te compartiré consejos básicos y sencillos para aprender a preparar comidas saludables en casa, así como una gran variedad de recetas deliciosas que puede preparar cualquiera (¡en serio, cualquiera!).

La renovación de tu cocina

Los primeros días de este programa son clave para permitirle a tu organismo desintoxicarse de todos los alimentos procesados, el gluten, los lácteos, los endulzantes y otros Frankenalimentos que contribuyen al desarrollo de resistencia a la insulina, al aumento de peso, a la mala salud y al malestar general. Podrás romper el ciclo de adicción y ponerle un freno a tus antojos. ¿Por qué no inclinar la balanza a tu favor al quitar los elementos que te mantienen atrapado, enfermo y triste? O dicho de una mejor manera, ¿por qué no prepararte para el éxito óptimo al transformar tu cocina en un lugar alegre y lleno de esperanzas, en donde sólo habrá alimentos naturales, auténticos, enteros, que nutrirán tu cuerpo y alimentarán genuinamente tu espíritu?

Aparta unas cuantas horas durante esta fase para desintoxicar tu cocina de los artículos enumerados a continuación. No vayas a guardarlos; ¡tíralos a la basura! Si tienes un momento de pánico, no te preocupes: los remplazaremos de inmediato con alternativas saludables y deliciosas que te dejarán más que satisfecho. Éstos son los principales "falsos alimentos" que deben irse (podrás reincorporar algo de azúcar a la lista después de 21 días, pero el resto de estas cosas no deberían ser consumidas por humanos ni por ningún otro ser vivo).

- **Todos los alimentos falsos.** Al decir "alimento falso", me refiero a todo lo que no sea integral, auténtico y fresco. Esto incluye cualquier cosa que venga en bolsa o en caja (con excepción de alimentos reales que vienen enlatados, como sardinas o tomates conservados sólo en agua o sal). Deshazte de cualquier cosa que contenga conservadores, aditivos o colorantes, o que esté procesada de alguna manera. Manda al diablo las botanas procesadas, las cenas congeladas y, sobre todo, cualquier cosa que se anuncie como "baja en grasas" o "libre de grasa". Todo lo que diga que tiene "sabores naturales" puede sonar bien, pero también puede contener gluten (más adelante explicaré por qué debemos evitar el gluten en el plan de *Come grasa y adelgaza*) o las secreciones de las glándulas anales de un castor, lo cual suele usarse para dar sabor a vainilla. ¡Te lo juro! ¡No es mentira! ¡Búscalo en internet! Si tu tátara-tatara-tatarabuela no lo hubiera aceptado en su cocina, tú tampoco deberías hacerlo. ¡A la basura!

- **Todos los alimentos que contengan azúcar.** Eso significa azúcar en cualquier forma, incluyendo jarabe de maíz alto en fructosa o endulzantes "naturales" como miel, melaza, agave, jarabe de maple, azúcar de coco o jugo de caña orgánico. Si necesitas preguntarte si algo "está bien", la respuesta es no. Si empiezas a negociar con las cosas dulces que tienes, ya sea stevia o azúcar de coco orgánico cosechado por un chamán y bendito por el papa la respuesta sigue siendo ¡no!

- **Cualquier bebida que contenga azúcar.** Esto incluye jugos de frutas (aunque no estén endulzados), tés endulzados, cafés endulzados, bebidas energéticas y deportivas. Las cajas de jugo se venden como bebidas saludables para niños, e incluso el jugo de naranja se considera saludable, pero el jugo de fruta tiene un alto contenido de azúcar y no tiene la fibra que le da su buena reputación a la fruta entera. No te comerías cinco manzanas de una sentada, pero te las puedes beber con facilidad. Es demasiada azúcar. Quédate con agua natural y jugo de limón. Después de 21 días podrás incorporar algunas bebidas integrales y bajas en azúcar, como jugos verdes (sin mucha fruta), agua de coco o agua de melón sin azúcar añadida.

- **Cualquier cosa que contenga endulzantes artificiales.** Esto incluye aspartame, sacarina, sorbitol, xilitol y básicamente cualquier otro endulzante artificial. Si viene en un sobrecito azul, rosa o amarillo (o en cualquier sobre, en realidad), tíralo a la basura. Se ha confirmado un vínculo entre los endulzantes artificiales y la obesidad y la diabetes, y, de hecho, se sabe que alteran la flora intestinal. Incluso debes deshacerte del stevia o de cualquier otro endulzante "natural" bajo en calorías. Todos éstos pueden desencadenar antojos de más azúcar y carbohidratos, y lo que estamos intentando es romper ese ciclo. A la larga, podrás reincorporar algo de stevia si lo toleras, pero no durante los primeros 21 días.

- **Cualquier cosa que contenga grasas hidrogenadas o aceites refinados de origen vegetal** (como aceite de maíz o de soya). Como ya sabes, éstos contienen ácidos grasos omega-6 que son inflamatorios, los cuales queremos evitar. Obtendrás suficiente omega-6 de los frutos secos, los alimentos de origen animal y hasta del aceite de oliva, pero querrás evitar todos esos aceites hechos en una fábrica. El aceite de oliva, el aceite de coco extra-virgen, el ghee o la mantequilla de vaca alimentada con pasto serán tus opciones saludables de aceites durante este programa, pues contienen grasas saludables que promueven la pérdida de peso y la salud óptima.

Aunque sea tentador decir "Estaré bien si evito las cosas que no son parte del programa", te recomiendo mucho que no te saltes este paso fundamental.

Otros alimentos a evitar

Durante los próximos 21 días también evitarás todos los productos con gluten, los lácteos (excepto la mantequilla de vaca alimentada con pasto o el ghee), los cereales y las leguminosas para facilitar el proceso de desintoxicación y de sanación, y para obtener los máximos beneficios de las grasas saludables que comerás. Los lácteos (a excepción de los de vaca alimentada con pasto o la mantequilla clarificada), el gluten y los cereales (como el arroz, la quinoa, el mijo, etcétera), suelen causar intolerancias alimenticias y la inflamación resultante. La inflamación es la causa central de casi todos los padecimientos y enfermedades crónicas, desde el asma y las alergias, hasta las cardiopatías, la diabetes tipo 2, e incluso el cáncer, la depresión y el autismo. Las leguminosas también contienen componentes inflamatorios que no son ideales para problemas de azúcar en la sangre porque tienen un alto contenido de almidón. Como aprenderás en el capítulo 14, después de 21 días podrás reincorporar estos alimentos si lo deseas, pero sólo después de darle la oportunidad a tu sistema digestivo de sanar.

Si prefieres no eliminarlos por completo de tu cocina, al menos apártalos de tu vista durante los 21 días del programa. Una excepción solamente: si tienes lácteos no orgánicos, ¡deshazte de ellos de inmediato! Están llenos de hormonas, antibióticos y compuestos inflamatorios. Si tienes harinas refinadas como harina de trigo o de arroz, es probable que también quieras tirarlas a la basura. Puedes elegir reintroducir algunos de ellos en la fase 3, sobre la cual hablaremos en el capítulo 14.

Si al leer esta lista de elementos sientes un poco de pánico, piensa que no estás solo. He conocido y trabajado con miles de personas que se han sentido igual que tú y que estaban convencidas de que no podrían renunciar a los dulces, las botanas procesadas, el refresco, etcétera. Sin embargo, te prometo que será mucho más fácil de lo que te imaginas. He diseñado científicamente este programa para garantizar su éxito. Recuerda que la grasa alimentaria es el mayor asesino de antojos. Mantendrá tus niveles de azúcar en la sangre balanceados por más tiempo y evitará los picos y las oscilaciones de azúcar y glucosa. Investigaciones más recientes han estudiado también su efecto en los antojos, las adicciones y los centros de formación de hábitos del cerebro. Mientras que el azúcar estimula los antojos y la adicción, la grasa los impide. ¡Genial!

> El CGA es un programa genial. Nunca me imaginé que vería una gran diferencia en apenas tres semanas, ni que me sentiría de maravilla. Ayer incluso rechacé el postre con facilidad y sin arrepentirme. Gracias por darme las herramientas para hacer los cambios que necesitaba en mi vida y mi salud.
>
> —PAMELA BARRETT

¿Puedo beber café?

Regocíjense, amantes de la cafeína: el café está permitido en el programa de *Come grasa y adelgaza*. Puedes tomar hasta dos tazas al día (como 150 miligramos de cafeína). En algunos estudios, se ha demostrado que el café mejora los niveles de azúcar en la sangre, posiblemente por la cantidad de antioxidantes que contiene. Si te gusta ponerle leche al café, no desesperes: en este programa descubrirás la magia del café licuado con mantequilla de vaca alimentada con pasto o con aceite de coco, y no darás vuelta atrás. También encontrarás deliciosas recetas de leches vegetales caseras en la cuarta parte. No *necesitas* beber café ni cafeína en este programa; de hecho, hay personas que lo metabolizan muy despacio, lo cual las hace intolerantes al café. Hay pruebas genéticas para confirmarlo, pero si te pone ansioso o te altera el sueño, es mejor evitarlo. Si no, considéralo un premio.

La revolución en la cocina de una familia en particular

Si te da inseguridad o nervios pensar si podrás enfrentar la renovación de tu cocina (y de cocinar… y de comer…), permíteme tranquilizarte contándote una historia. Te prometo que, si esta familia puede reconstruir su cocina, su salud y su cintura, ¡tú también puedes!

Tuve la oportunidad entrañable de visitar a una familia muy enferma y con mucho sobrepeso en Carolina del Sur (uno de los peores desiertos alimenticios de Estados Unidos) como parte de la filmación de la película *Fed Up*, una película que la industria alimentaria no quiere que veas. (Si no la has visto, búscala en Netflix o iTunes.) Esta experiencia me ayudó a comprender el triste estado de la cocina estadounidense convencional, y cómo una renovación sencilla, acompañada de lecciones de cocina fácil, puede marcar una diferencia crucial entre la buena salud y el riesgo auténtico de muerte.

Cuando conocí a esta familia en 2013, estaban en crisis. Su lista de dificultades era larga: obesidad mórbida, prediabetes, insuficiencia renal, discapacidad, dificultades económicas y desesperanza ante la imposibilidad de salir de la espiral descendente, la cual afecta a más de 150 millones de estadounidenses adultos (y decenas de miles de niños) que luchan con la carga física, social y financiera de la obesidad y sus complicaciones.

El costo de la obesidad y las enfermedades relacionadas con ella es abrumador. Para 2040 se requerirá 100% del presupuesto federal para pagar los programas Medicare y Medicaid estadounidenses. Nuestra mala alimentación enferma más a nuestros niños (más obesidad, TDAH, asma, etcétera), lo que contribuye a una "brecha de logros educativos" (porque están demasiado enfermos como para aprender)[1] que limita nuestra capacidad de competir en el mercado mundial.[2] Hasta 70% de nuestros niños están demasiado gordos o muy poco en forma para hacer el servicio militar, lo que amenaza nuestra seguridad nacional. No son problemas insignificantes, sino auténticas amenazas a nuestro futuro.

La madre, el padre y el hijo de 16 años padecían obesidad mórbida. Los otros tres hijos eran "panzoncitos", aunque no tenían sobrepeso. A pesar de que la comida chatarra no los engordaba, sí los enfermaba. El mayor tenía 47% de grasa corporal, y su abdomen estaba compuesto por 58% de grasa (las cifras normales para un hombre son entre 10 y 20% de grasa corporal). Sus niveles de insulina en la sangre estaban por los cielos, lo que provocaba imparables antojos de azúcar y una fuerte adicción a la comida, y promovía el almacenaje de más y más grasa abdominal. Su esperanza de vida era 13 años menor que la de chicos de su edad con peso normal, y él tenía el doble de probabilidades de morir antes de los 55 que sus amigos delgados.

Sus padres no estaban mucho mejor que él. A los 42, el padre padecía insuficiencia renal derivada de complicaciones de la obesidad. No podía obtener el trasplante de riñón que necesitaba para salvar su vida a menos de que bajara 40 libras, lo cual no tenía idea de cómo hacer. La madre tenía más de 100 libras de sobrepeso y tomaba medicamentos para la hipertensión. Toda esa familia estaba en riesgo.

Ansiaban con desesperación encontrar una salida, pero no tenían el conocimiento ni las habilidades para escapar de la industria alimentaria. Estaban atrapados en un ciclo de adicción a la comida. Se culpaban a sí mismos por sus fracasos, pero era claro que ellos eran las víctimas y no los culpables.

Cuando les pregunté qué les motivaba a cambiar, empezaron a llorar, y el padre dijo que no quería morir y dejar a su esposa y a sus cuatro hijos. El más pequeño tenía apenas siete años. No sé si he oído un motivo más conmovedor que ese. Comenzamos en el lugar más sencillo para sacar a su familia del embrollo en el que estaba: la cocina.

Ningún miembro de la familia sabía cocinar comida real. No sabían cómo recorrer los pasillos de comestibles, comprar comida ni revisar las etiquetas. Igual que muchos estadounidenses, se dejaban llevar por la publicidad de las etiquetas de los alimentos procesados, como "bajo en grasas", "dietético", "sin grasas trans" y "de trigo integral". Pero esos mismos alimentos eran los que los estaban enfermando y engordando. ¿Pop-Tarts de trigo integral? ¿Cero grasas trans en la crema batida? ¡La crema batida es 100% grasas trans! Sin embargo, como la porción es muy pequeña y el cabildeo alimenticio obligó al Congreso a permitir que anunciaran que la "comida" tenía cero grasas trans si tenía menos de 0.5 gramos por porción, *pueden mentir legalmente*. La familia no sabía que los nuggets de pollo tienen más de 25 ingredientes, y que sólo uno de esos es pollo.

Crecieron en hogares en donde la comida se freía o venía en caja o en lata. Todo venía prefabricado. Sólo conocían dos verduras: col hervida y ejotes de lata. Su cocina ni siquiera tenía los implementos básicos para cocinar, como un cuchillo afilado o una tabla para picar. Subsistían a base de cupones de comida y apoyos sociales; cerca de la mitad de los 1 000 dólares que gastaban al mes en comida se iban en comer fuera de casa en restaurantes de comida rápida.

La abuela tenía un jardín, pero la mamá nunca aprendió a cultivar verduras, a pesar de vivir en una hermosa zona rural con excelente clima. Cuando la conocí, la mujer no sabía picar una verdura ni saltearla. Me di cuenta de que la mejor forma de ayudarlos no era avergonzándolos ni juzgándolos, ni mucho menos prescribiéndoles más medicamentos o diciéndoles que comieran menos y se ejercitaran más (que es una forma sutil de culparlos), sino enseñándoles a cocinar comida real desde cero, comida sana con un presupuesto limitado, y demostrándoles que podían comer bien con menos dinero.

Pusimos a toda la familia a lavar, pelar, picar y cocinar comida real: cebolla, ajo, zanahoria, camote, pepino, tomate, hortalizas de hoja verde. Para mi sorpresa, la mamá sacó un puñado de espárragos frescos (que sospecho que compró cuando supo que iría a su casa), y señaló que odiaba los espárragos. "Alguna vez comí espárragos de lata; fue asqueroso —dijo—. Pero después una amiga me dijo que los probara a la parrilla, y, aunque no quería, lo hice y me gustaron."

Les enseñé a ella y a los chicos cómo cortar los espárragos para deshacerse de la parte más fibrosa, y cómo saltearlos en aceite de oliva y ajo. Aprendieron a hornear camote con hinojo y aceite de oliva, y a hacer chili de pavo desde cero. Incluso prepararon aderezo fresco de ensalada con aceite de oliva, vinagre, mostaza, sal y pimienta, en lugar de usar aderezos gomosos de botella que traen mucho jarabe de maíz alto en fructosa, aceite refinado y glutamato monosódico.

Mientras cocinábamos, los chicos entraron corriendo a la cocina, pues los aromas del chili y los camotes al horno los alejaron de sus videojuegos. Eran olores que nunca habían tenido en su cocina. Todos comieron felizmente y se sorprendieron de lo deliciosa y satisfactoria que era la comida casera.

Después de una comida feliz, abundante y saludable con comida real, cocinada en menos tiempo y por menos dinero de lo que costaría llevarlos a un restaurante de comida rápida y ordenar nuggets de pollo fritos, bollos, salsa de carne y ejotes enlatados, el hijo —quien se esmeraba por ser saludable a pesar de las adversidades, y quería estudiar medicina y ayudar a su familia— dijo incrédulo: "Oiga, doctor Hyman, ¿usted come comida real como ésta con su familia *todas las noches?*" Le aseguré que, en efecto, así era.

Volví a casa entre lágrimas de alivio y de esperanza por un futuro distinto para esa familia. Cinco días después, la madre me envió un mensaje de texto diciendo que, en conjunto, la familia había perdido 18 libras, y que otra vez haría la receta de chili desde cero. Más adelante, ella perdió 100 libras y dejó la medicina para la hipertensión. El padre perdió 45 libras y pudo recibir el riñón que necesitaba, y el hijo mayor perdió 50 libras. (Luego, por desgracia, los recuperó y subió todavía más cuando entró a trabajar a Bojangles', una cadena de comida rápida. Como él dijo, fue como poner a un alcohólico a trabajar en un bar. Sin embargo, más adelante rectificó su camino.)

Como verás, podemos terminar con este embrollo una cocina a la vez, una comida a la vez.

Taclea tu miedo a la grasa

Recientemente recibimos una visitante en casa. Una mañana, entró a la cocina para saludar justo cuando yo estaba preparándome un **Café antibalas**, una bebida especial creada por mi amigo Dave Asprey que contiene café licuado con mantequilla de vaca alimentada con pasto y aceite MCT (encontrarás la receta en la página 335). Le ofrecí prepararle uno, pero ella me miró horrorizada y dijo: "¿Eso no engorda?"

Es probable que, antes de leer este libro, tú habrías dicho (o pensado) exactamente lo mismo. Incluso ahora, después de saber la verdad sobre la grasa alimenticia, es posible que sigas siendo escéptico con respecto a comer cosas "engordadoras", como mantequilla, frutos secos, aceite de coco o de oliva, y porciones generosas de aguacate después de que te taladraran durante décadas el mantra libre de grasa. Sé que una vez que des el salto y pruebes este programa te convencerás, pero por ahora quiero eliminar de raíz cualquier obstáculo mental que pueda estarse interponiendo entre tú y tu éxito.

Aparta algo de tiempo durante los dos días de la fase inicial para poner por escrito tus respuestas a las siguientes preguntas, en lugar de sólo contestarlas mentalmente. El acto de escribir te hace responsable, pero también te permite regresar a esas primeras respuestas al final del programa para medir tu progreso.

- ¿Cuáles son mis creencias sobre la grasa alimenticia?
- ¿Cómo me sentí al leer la historia de que, como cultura, nos acostumbramos a rechazar la grasa y dejamos entrar los alimentos procesados a nuestra vida?

- ¿Cuál es mi historial o relación actual con los alimentos "libres de grasa"?
- ¿Cómo me hacía sentir comer estos alimentos?
- ¿Qué preocupaciones o miedos tengo sobre incluir grasa en mi alimentación?
- ¿Cómo puedo enfrentar dichos miedos o inquietudes?
- ¿Por qué quiero iniciar este programa?
- ¿Cuáles son mis tres metas personales para los siguientes 21 días?

Abastece tu caja de herramientas

He aquí algunos suministros que querrás conseguir antes de comenzar el programa:

Los alimentos correctos

Una vez que te hayas deshecho de los alimentos tóxicos e inflamatorios, reabastezcamos tu cocina con cosas buenas. La siguiente es una lista de los alimentos fundamentales que quieres tener siempre para elaborar las recetas incluidas en el plan y preparar comidas básicas según los lineamientos descritos en la cuarta parte del libro.

- Aceite de oliva extravirgen
- Aceite de coco extravirgen
- Sal de mar
- Pimienta negra
- Hierbas y especias desintoxicantes y antiinflamatorias (jengibre, cúrcuma, canela, pimienta cayena, tomillo, romero, comino, salvia, orégano, perejil, cilantro y paprika)
- Frutos secos (nueces de Castilla, nueces pecanas, almendras, nueces de macadamia, nueces de la India, etcétera; excepto cacahuates)

- Semillas (cáñamo, chía, linaza, calabaza, ajonjolí)
- Leche de almendra o de cáñamo sin endulzar, o leche de coco casera (encontrarás las recetas de leches vegetales caseras en las páginas 343 a 346)
- Mantequilla de vaca alimentada con pasto o ghee
- Café de la mejor calidad (si te gusta el café)

También elegirás opciones para el desayuno, la comida, la cena y el refrigerio de las recetas contenidas en la cuarta parte del libro. Te recomiendo mucho que planees tus comidas con anticipación de modo que no te dé hambre y termines comiendo lo que se te ponga enfrente. Determina las comidas de una semana y compra lo necesario para esas comidas. Lo peor que puede pasar es que tengas una emergencia de comida, así que la clave del éxito es planear lo que comerás y dónde comerás a todas horas.

Notarás que no creé un plan de comidas día a día para este programa; fue intencional. Mi meta no es sólo ayudarte a reiniciar tu metabolismo y reprogramar tus genes para perder peso y ganar salud, sino también darte lineamientos para que puedas seguir haciéndolo por ti mismo durante el resto de tu vida. Quiero darte el poder para que sepas elegir los alimentos adecuados que aviven tu organismo, empezando por estos primeros 21 días. Sin embargo, no te preocupes, pues te daré lineamientos, consejos e instrucciones claras que te ayudarán a lograrlo. Estoy aquí para ayudarte a triunfar.

Suplementos

Aunque avivarás tu organismo con alimentos reales cargados de vitaminas y minerales, seguirás necesitando nutrientes adicionales que ayuden a tu cuerpo a quemar calorías de forma eficiente, a regular el apetito, a disminuir la inflamación, a mejorar la flora intestinal y a ayudar a tus células a recuperar la sensibilidad a la insulina.

Si sólo comes alimentos silvestres que cazaste o que recolectaste, bebes agua pura, respiras aire fresco, no padeces estrés crónico, no estás expuesto a toxinas ambientales y duermes nueve horas al día, no necesitas vitaminas. Pero el resto de los humanos sí las necesitamos. El 90% de los estadounidenses padecen deficiencias de uno o más nutrientes, incluso si llevan una dieta saludable. Nuestros suelos están agotados; los alimentos integrales han sido hibridados (lo que reduce su densidad de nutrientes) y crecen con ayuda de fertilizantes artificiales, luego recorren largas distancias y permanecen almacenados durante amplios periodos de tiempo. O, en todo caso, están muy procesados, lo cual disminuye aún más su valor nutrimental. Todo el mundo necesita al menos un buen multivitamínico con minerales, aceite de pescado, suplementos de vitamina D e, idealmente, probióticos. Muchas personas también requieren magnesio, que es el mineral de la relajación.

Por eso recomiendo conseguir los siguientes suplementos básicos para optimizar la quema de grasas en el cuerpo y reparar los mecanismos del organismo. Puedes comprarlos en tiendas locales de suplementos para la salud. Sin embargo, debes tener cuidado con las marcas y productos que eliges, así que infórmate sobre su calidad. Debes usar marcas que estén libres de contaminantes, rellenos y alérgenos como el gluten, que ha sido encontrado recientemente en muchas marcas de probióticos.

Tu dosis diaria de suplementos debe incluir:

- Suplementos **multivitamínicos y multiminerales** de alta calidad. Deben contener todas las vitaminas del complejo B, antioxidantes y minerales que necesitas para optimizar tu metabolismo, tus niveles de azúcar en la sangre y el funcionamiento de la insulina.
- 2 gramos de **aceite de pescado** purificado (EPA/DHA), un antiinflamatorio que también hace más sensibles las células a la insulina, equilibra los niveles de azúcar en la sangre, previene cardiopatías y potencia el funcionamiento cerebral.
- 2 000 unidades de **vitamina D$_3$**, la cual ayuda a mejorar el funcionamiento de la insulina. Hasta 80% de la población carece de esta vitamina fundamental (tómala adicionalmente al multivitamínico).

- 300 a 400 mg de **L-carnitina** dos veces al día. La carnitina ayuda a transportar la grasa a las células, de modo que quemes grasa de forma más eficiente y potencies tu metabolismo.
- 30 mg de **coenzima Q10** dos veces al día. La coenzima Q10 es un nutriente fundamental para transformar la comida en energía al interior de las células.
- 100 a 150 miligramos de **glicinato de magnesio** (1 cápsula dos veces al día). El magnesio también es el mineral relajante que ayuda a disminuir la ansiedad, restablecer el sueño, mejorar el control del azúcar en la sangre y hasta curar calambres musculares. Si estás estreñido, quizá quieras agregar citato de magnesio (en la siguiente lista encontrarás los suplementos opcionales). Por otra parte, si tienes problemas renales, consulta a tu médico antes de empezar a tomar magnesio.
- PGX® (en polvo o en cápsulas) es una superfibra que frena los picos de azúcar y de insulina en la sangre, y que también reduce los antojos y promueve la pérdida de peso. Toma entre 2 y 5 gramos justo antes de cada comida con un vaso grande de agua. Lo puedes tomar en polvo (½ a 1 medida) o de 3 a 6 cápsulas; sin embargo, la presentación en polvo suele funcionar mejor. Si tienes antojos nocturnos o te despiertas a comer, puedes también tomar una dosis adicional después de la cena.
- **Probióticos:** 10 a 20 000 millones de unidades. Los probióticos ayudan a normalizar la flora intestinal, pues atender tu jardín interior es una de las mejores formas de disminuir la inflamación, mejorar la digestión y hasta revertir la diabesidad y la intolerancia a los carbohidratos.
- **Aceite MCT:** 1 a 2 cucharadas. Lo puedes incluir en el café, en un licuado o como aderezo de ensalada. Es una supergrasa derivada del aceite de coco que acelera el metabolismo y alimenta el cerebro.
- **Electrolitos:** la dosis recomendada de la marca de electrolitos que prefieras. Esto ayudará a rehidratar adecuadamente tus tejidos y te hará sentir de maravilla. Si le bajas a los carbohidratos

¿POR QUÉ ALMIDÓN DE PAPA?

Quizá te preguntes por qué recomiendo consumir almidón de papa si llevo infinidad de páginas despotricando contra los carbohidratos refinados. Y sí, he dicho que el almidón puede ser muy dañino, pero hay un tipo especial llamado *almidón resistente* que tiene cualidades únicas, como la capacidad para mejorar el metabolismo, incrementar la sensibilidad a la insulina y disminuir los niveles de azúcar en la sangre; incrementar la quema de grasas y disminuir el almacenaje de grasa en las células, y hasta para optimizar la flora intestinal[3] de tal forma que promueve la pérdida de peso.[4]

El almidón resistente no se digiere en el intestino delgado, o al menos no lo digieres tú. Sólo lo digieren las bacterias intestinales. Cuando comes almidones resistentes, éstos "se resisten" a la digestión y no provocan picos de azúcar o de insulina en la sangre.

El almidón resistente es un *prebiótico*. Considéralo algo así como composta o fertilizante para las bacterias intestinales benéficas. Este mar de bacterias, que rebasa hasta 10 veces el número de tus propias células y pesa casi tres libras, no es mero desperdicio. De hecho, está conectado con casi todos los aspectos de tu salud. Por lo tanto, los desequilibrios en la flora intestinal se relacionan con gran variedad de enfermedades, incluyendo obesidad,[5] diabetes, cardiopatías, enfermedades autoinmunes, trastornos inflamatorios digestivos, cáncer, depresión,[6] ansiedad y autismo.[7]

Una de las mejores formas de recuperar el equilibrio intestinal es darles a esos bichos alimentos saludables en forma de prebióticos. Este alimento puede venir en varias formas, incluyendo inulina (no confundir con la insulina) de chicoria, o tupinambo, fibra soluble de psyllium o almidones de plantas altas en amilosa como las papas, los plátanos verdes y el plátano macho. Cocinarlos y luego enfriar los almidones de las papas y el arroz, y no recalentarlos, es una forma de transformar el almidón normal del arroz y las papas en almidón resistente.

Cuando el almidón resistente llega al intestino, estimula el crecimiento de bichos benéficos que luego expulsan a las bacterias dañinas. Así, producen ácidos grasos de cadena corta que alimentan las células del colon; uno de ellos en particular, llamado butirato, puede prevenir el cáncer, acelerar el metabolismo y disminuir la inflamación.[8]

El almidón resistente también puede mejorar la sensibilidad a la insulina[9] y ayudar a disminuir los niveles de azúcar en la sangre después de las comidas.[10] Dicho de otro modo, ayuda a revertir la diabesidad.[11] De hecho, en cierto estudio se demostró que consumir entre 15 y 30 gramos (entre 2 y 4 cucharadas) de almidón de papa aumentaba la sensibilidad a la insulina en hombres obesos tanto como los habría hecho perder 10% de su peso corporal.[12]

También tiene otros beneficios. Ayuda a perder peso, a reducir los picos de insulina después de comer, a aumentar la quema de grasas y a disminuir el almacenamiento de grasa en las céulas.[13] Cambia la flora intestinal en formas que promueven la salud y la pérdida de peso. Sabemos que puedes revertir la diabetes si se toma materia fecal de una persona delgada sana y se trasplanta a una persona diabética. Yo diría que comer almidón de papa es más atractivo que hacerse un trasplante fecal, ¿no crees?[14]

La mejor forma de incorporar almidón resistente es llevando una dieta baja en carbohidratos como la de *Come grasa y adelgaza*, y usar el almidón de papa (no la harina). Tiene como 8 gramos de almidón resistente por cucharada. También puedes usar harina de plátano o de plátano macho. El cuerpo suele tolerar bien el almidón de papa, además de que se mezcla bien con agua y sabe a papa. No es terrible. También te ayudará a dormir mejor por las noches. Lo puedes incorporar a tus licuados o mezclarlo con leche de almendra (sólo recuerda no calentarlo).

Al principio, el almidón de papa puede provocar gases, puesto que los bichos intestinales buenos y los malos están en una batalla campal. Empieza con una porción pequeña (¼ de cucharadita por las noches) y ve aumentando la proporción lentamente para que tu cuerpo se vaya acostumbrando a él. Si tienes *demasiado* gas o incomodidad gástrica, es probable que tengas un crecimiento excesivo de bacterias en el intestino delgado o un crecimiento excesivo de levaduras que necesite tratamiento. Consulta a un médico funcional que te ayude a reparar tu intestino.

perderás muchos fluidos, de modo que necesitarás más sal y electrolitos que te mantengan equilibrado.

- **Almidón de papa:** Diluye entre 1 y 2 cucharadas en ocho onzas de agua dos veces al día para ayudar a equilibrar tus niveles de azúcar en la sangre y alimentar a los bichos benéficos de tu intestino. Aunque técnicamente es un suplemento opcional, lo recomiendo ampliamente.

He aquí una lista de suplementos adicionales que ayudan a aliviar algunos síntomas:

- **Enzimas digestivas.** 1 a 2 cápsulas con cada comida. La buena digestión es fundamental para la buena salud. A medida que vayas haciendo la transición alimenticia, es posible que necesites ayuda para digerir una alimentación alta en grasas y alta en fibra. También ayudan a disminuir la inflamación.
- **Citrato de magnesio.** Cápsulas o tabletas de 150 mg, dos o tres veces al día. Es esencial si padeces estreñimiento, el cual puede ser ocasionado por la fibra PGX® adicional. Si no estás defecando una o dos veces al día, puedes sentirte mal al iniciar el programa, así que asegúrate de prestar atención a la frecuencia con la que eliminas los desechos, y haz lo que sea necesario para ir al baño todos los días (en la página 292 encontrarás soluciones al estreñimiento).
- **Laxante herbal.** La dosis recomendada en la etiqueta por las noches si es que no has evacuado durante el día o te sientes estreñido.
- **Vitamina C amortiguada.** Cápsulas de 500 mg, 2 a 4 cápsulas dos veces al día para promover la desintoxicación y aliviar el estreñimiento (en la página 290 encontrarás más consejos para aliviar los síntomas de la desintoxicación).

En la sección de recursos adicionales encontrarás una sencilla tabla de referencia sobre suplementos diarios y dosis.

PGX®: LA FIBRA MARAVILLA

La mayoría de los estadounidenses no come suficiente fibra. Hemos pasado de comer casi 100 gramos al día cuando éramos cazadores-recolectores, a comer de 8 a 15 gramos al día en nuestra dieta de comida procesada. La fibra ayuda a fertilizar las bacterias benéficas del intestino, mejora la digestión y previene el cáncer y las cardiopatías. Sin embargo, también ayuda a perder peso. Una superfibra especial, llamada PGX® (PolyGlycopleX®), ha sido ampliamente estudiada durante los últimos años.[15, 16, 17] Esta combinación de raíz de konjac (glucomanano) y fibras de alga marina disminuye la velocidad a la cual se absorbe el azúcar (y las grasas) en el torrente sanguíneo, y tiene el efecto generalizado de equilibrar el azúcar y la insulina en la sangre, con lo que disminuye el apetito y ayuda a perder peso.

Uno de mis pacientes diabéticos dejó las 100 unidades de insulina gracias únicamente a esta fibra especial y a que con su ayuda perdió 40 libras. Por eso recomiendo tomar PGX® antes de cada comida durante el programa. Si eliges consumir sólo un suplemento, la fibra PGX® es el más importante para el programa.

Toma nota: para garantizar que la fibra se mueva por el sistema como debe ser, es esencial que bebas a diario los ocho vasos de agua recomendados. De otro modo, puedes padecer estreñimiento. Si tiendes a esto, consulta la página 292 para aprender a limpiar de forma saludable tus intestinos y adelantarte a este problema.

Equipo deportivo

Si has leído alguno de mis libros, mi blog o me has visto en televisión, es probable que me hayas escuchado decir que "no se puede escapar de una mala alimentación a través del ejercicio". Es verdad. Ninguna cantidad de ejercicio puede revertir los efectos de una dieta procesada, dañina y carente de grasas. Tendrías que caminar cuatro y media millas para quemar una lata de refresco. Sin embargo, eso no significa que el ejercicio no sea fundamental para tener un metabolismo saludable y funcional, así como salud y bienestar a largo plazo. En este programa comerás los alimentos óptimos para reparar tu salud y reiniciar tu metabolismo, y el ejercicio puede intensificar sus efectos.

Uno de los principales enemigos del ejercicio no es la falta de motivación, sino la falta de organización. Cuando te facilitas las cosas, te levantas por las mañanas y sales a hacer ejercicio, es más probable que lo sigas haciendo. Pero si pones de pretexto que no encuentras los zapatos indicados, la ropa ideal o incluso la mejor hora del día, te estarás poniendo obstáculos innecesarios. Usa los dos días de la fase de establecimiento de las bases para organizar lo que necesitas para ponerte en marcha. Por ejemplo, comprar un buen par de tenis, mancuernas pequeñas, ropa deportiva cómoda, o encontrar música motivadora que puedas cargar a tu celular, etcétera.

Igualmente importante es incorporar el ejercicio a tu vida diaria. Durante los siguientes 21 días, deberás ocupar al menos 30 minutos al día para ejercitarte. (¡Sí! ¡Diario!) Planéalo como planearías cualquier otra cosa importante en tu vida. Haz una cita contigo mismo en tu calendario. Es igual de importante que cualquier junta o fecha de entrega. Suelo trabajar con gente muy ocupada y exitosa, pero siempre encuentran tiempo para ejercitarse.

En lo personal, no veo la televisión porque creo que hay cosas más divertidas en la vida. Digo, ¿cuánto tiempo pasas en Facebook o en las redes sociales? De alguna manera logramos pasar entre siete y ocho horas frente a una pantalla, así que quiero imaginar que podemos encontrar media hora para mover el cuerpo. En serio, ¿qué puede ser más importante que tu salud?

Agua de filtro y embotellada

Es esencial beber al menos ocho vasos de agua limpia y pura a diario para promover el proceso de desintoxicación y mantener el buen funcionamiento del sistema digestivo. Tener las herramientas correctas a la mano hará que la hidratación diaria sea un hábito fácil de adquirir. Recomiendo que compres un filtro de carbón sencillo, y viertas agua filtrada en una botella de acero inoxidable o de cristal que lleves contigo a todas partes. Puedes conseguir ambas cosas en tiendas de artículos para el hogar o en el supermercado.

El diario de Come grasa y adelgaza

Tu diario será tu compañero constante durante los 21 días. Compra un cuaderno en blanco o un diario que te guste para que registres tus resultados, pensamientos y experiencias.

Revisa tus cifras

Es importante que te tomes medidas y te hagas análisis antes de comenzar y después de terminar el programa. Quiero que seas capaz de ver las cifras reales de tu transformación.

Tómate medidas

Toma las siguientes medidas el día antes de comenzar el programa y anótalas en tu diario:

- Tu peso. Pésate por la mañana, sin ropa, antes de desayunar y después de ir al baño.
- Tu estatura. Mídela en pies y pulgadas.
- Tu cintura. Con una cinta métrica, mide el área más ancha alrededor de tu ombligo, y no donde usas el cinturón.
- Tu cadera. También con la cinta métrica, mide la circunferencia más ancha alrededor de tus caderas.
- La circunferencia de tus muslos: Mide el punto más ancho alrededor de ambos muslos.
- Tu tensión arterial. Puedes hacerlo con tu médico o en una farmacia, o compra un baumanómetro casero.

También asegúrate de contestar el cuestionario SDLP de las páginas 38 a 42. Y si planeas hacerte análisis de colesterol o pruebas de laboratorio básicas (lo cual sugiero que hagas), éste es el mejor momento. A continuación encontrarás los nombres de los análisis específicos que debes hacerte. Ver los resultados antes y después del programa puede ser una gran motivación para seguir adelante.

Mídete el azúcar en la sangre

Mucha gente cree que sólo debes revisar tus niveles de azúcar en la sangre si eres diabético. No es verdad. Aunque es opcional, creo que medir tus niveles de azúcar en la sangre antes, durante y después del programa es una forma sencilla y maravillosa de ver cómo responde tu cuerpo a lo que comes. Te dará retroalimentación inmediata y directa sobre los cambios veloces y dramáticos que está teniendo tu cuerpo ante los cambios adecuados en tu alimentación y estilo de vida.

Es posible que ya cuentes con un medidor de glucosa en la sangre y sepas medírtela. Si no, tal vez quieras comprar uno en tu farmacia local. Los medidores de glucosa caseros son fáciles de usar, aunque siempre puedes pedirle ayuda a tu boticario.

Éste es el protocolo que recomiendo para las pruebas:

Mide a diario tu nivel de azúcar en ayunas, a primera hora del día, antes de desayunar. Lo ideal es que esté entre 70 y 80 mg/dl.

Dos horas después de desayunar y dos horas después de cenar vuelve a medir tu glucosa. Lo ideal es que los niveles después de dos horas no superen los 120 mg/dl. Si superan los 140 mg/dl, tienes prediabetes. Si superan los 200 mg/dl, tienes diabetes tipo 2. Técnicamente, éstas son las medidas que usamos después de consumir 75 gramos de glucosa, pero si tus niveles de azúcar ascienden tanto cuando empieces el plan, definitivamente tienes un problema. Es importante que prestes atención a los cambios dependiendo de lo que comes.

Que tu médico te haga pruebas

Esto también es opcional, pero sugiero que tomes en cuenta hacerte análisis de laboratorio antes y después del programa. Éstos te los puede mandar a hacer tu médico o te lo pueden hacer en la mayoría de los hospitales o laboratorios.

Las pruebas que recomiendo incluyen:

- **Prueba de respuesta a la insulina**, la cual se parece al estudio de tolerancia a la glucosa de dos horas, pero también mide la insulina. Se hace midiendo tanto la insulina como la glucosa después de ayunar, y una o dos horas después de beber 75 gramos de glucosa.
- **Hemoglobina A1c**, la cual mide tu nivel promedio de azúcar en la sangre durante las últimas seis semanas. Cualquier cosa por encima de 5.5% se considera elevada; encima de 6% es diabetes.
- **Perfil de lípidos o perfil de riesgo coronario** (colesterol), mide el colesterol LDL, el HDL y los triglicéridos, así como la cantidad y tamaño de cada partícula de colesterol y triglicéridos (lo cual también es importante, porque las partículas grandes de triglicéridos son malas, al revés de las de HDL y LDL, en donde entre más grandes, mejor). Son pruebas bastante nuevas, pero recomiendo que se las exijas a tu médico porque las típicas pruebas de colesterol ya son obsoletas.

  — Colesterol total: Lo ideal es que esté por debajo de 200 mg/dl, pero no importa tanto como el perfil general. Si tu colesterol total es de 300 mg/dl y el HDL es de 100 mg/dl, tus niveles son mucho mejores que los de quien tiene colesterol total de 150 mg/dl, pero apenas 30 mg/dl de HDL.

  — Colesterol LDL: Lo ideal es que esté por debajo de 100 mg/dl, pero lo más importante es el número total de partículas, el cual debe estar por debajo de 1 000, así como el número de partículas pequeñas de LDL, el cual debe ser menor a 400 (o mucho menor a esa cifra).

  — Colesterol HDL: Lo ideal es que sea superior a 50 mg/dl en el caso de los hombres, y a 60 mg/dl para mujeres (aunque yo diría que estar por encima de 60 mg/dl es ideal tanto para hombres como para mujeres).

  — Triglicéridos: Lo ideal es que estén por debajo de 100 mg/dl, o incluso por debajo de 70 mg/dl.

— La proporción de colesterol total a HDL debe ser menor a 3:1.

— La proporción de triglicéridos a HDL debe ser inferior a 2:1; idealmente, debe ser 1:1 (si está por encima de 3:1, es casi seguro que padezcas intolerancia a los carbohidratos).

Test de intolerancia alimentaria por ADN

Esta batería exclusiva de pruebas te ayudará a identificar tendencias genéticas que puedan afectar tu capacidad para perder peso y estar sano.

Dependiendo de los resultados, puedes crear un enfoque personalizado para optimizar tu metabolismo.

Quizá te vaya mejor con una dieta más alta o más baja en grasas, o quizá tengas tendencia a la resistencia a la insulina o a la adicción al azúcar.

Parte de lo que harás estos 21 días será convertirte en socio activo de tu salud y tu pérdida de peso, y eso incluye comprender bien los números y darles seguimiento conforme pase el tiempo. Creo que todos debemos empoderarnos y aprender sobre nuestro cuerpo, interpretar nuestros propios resultados y usar esa información para darle seguimiento a nuestro progreso.

Únete a la comunidad virtual de *Come grasa y adelgaza*

Perder peso y adquirir salud son actividades sociales. Puedes hacer el programa solo, pero si encuentras un amigo o creas un grupo, no sólo encontrarás apoyo durante esta aventura y harás amigos en el camino, sino que te ayudarán cuando tengas inquietudes o te sientas desmoralizado, y te apuesto que tus resultados se duplicarán.

También soy un gran defensor del *coaching* de vida para ayudarte a ver más allá de tus narices.

Yo lo he usado durante muchos años para crecer y cambiar comportamientos que me impedían prosperar.

Asegúrate de consultar a tu médico

Debo hacer una nota precautoria antes de que empieces: el programa funciona tan bien que tus niveles de azúcar en la sangre y tu tensión arterial pueden disminuir radicalmente en uno o dos días. Si tomas medicina o insulina, debes monitorear tu tensión arterial y tus niveles de azúcar en la sangre, e ir disminuyendo las dosis de los medicamentos en compañía de tu médico para evitar meterte en problemas. Si tus niveles de azúcar o tu tensión arterial aumentan un poco durante una semana no hay peligro real (siempre y cuando el nivel de azúcar esté por debajo de 300 mg/dl y tu tensión arterial esté por debajo de 150/100), pero las caídas estrepitosas pueden poner en riesgo tu vida. Si tomas insulina o hipoglucemiantes orales, necesitas ser sumamente cuidadoso, pues tus niveles de azúcar pueden disminuir de forma sustancial. Así que asegúrate de hablar con tu médico antes de embarcarte en este viaje.

> Sigo sin poder creer lo pronto que dejé las medicinas; mis cifras de glucosa en la sangre y de tensión arterial bajaron más que cuando tomaba medicamentos. Fue como un pequeño milagro para mí... ¡recuperé la salud sin medicamentos!
>
> —JOANNE SCHWIEN

Lista de control de la Fase 1

- Renueva tu cocina y desecha las cosas dañinas.
- Llena tu alacena y refrigerador con los alimentos esenciales enumerados en las páginas 252 y 253.
- Anota tus respuestas al cuestionario de las páginas 251 y 252 en tu diario para taclear tu miedo a las grasas.
- Lee el capítulo 15 y elige las recetas que prepararás para los días 1 a 7, para que puedas comprar lo que sea indispensable.
- Compra los suplementos alimenticios.

- Organiza el equipo y material deportivo que vayas a necesitar.
- Compra un filtro de agua y una botella para transportarla.
- Toma todas tus medidas y anótalas en el diario (peso, estatura, talla de cintura, talla de cadera, tensión arterial e, idealmente, nivel de azúcar en la sangre).
- Hazte las pruebas opcionales mencionadas en las páginas 263 y 264.
- Consulta a tu médico antes de empezar el programa.

13

Fase 2: El plan de *Come grasa y adelgaza*

El programa de *Come grasa y adelgaza* es sencillo y fácil de seguir. Lo diseñé como una plantilla de trabajo, para que puedas aprender los aspectos esenciales de cómo y qué comer, y qué hacer para acelerar la pérdida de peso y mejorar al máximo tu salud. Cada día incluye los tres elementos centrales que introduje en el capítulo 11:

- **Nútrete:** Esto comprende lo que comerás y beberás, y lo que evitarás, así como los suplementos que consumirás a diario.
- **Energízate:** Te explicaré cuál es el ejercicio ideal, cuánto harás en este programa y cuándo.
- **Rejuvenece:** Te daré estrategias simples para asegurarnos de que te relajes y duermas tan bien como deberías.

Nútrete

No vas a contar calorías ni a pesar tus porciones ni ninguna otra cosa que convierta la comida en un engorro. Lo más importante es que en ningún momento te sentirás privado ni hambriento.

Éstos son los lineamientos básicos de lo que debes comer a diario y lo que debes evitar. Aquí encontrarás a detalle qué alimentos en especial son los óptimos para este programa.

Qué comer

- **Grasa.** Consume sólo grasas saludables y benéficas, y alimentos de origen animal limpios (de libre pastoreo o de crianza sustentable). Más adelante encontrarás la lista completa. Debes incluir al menos una porción de grasa en cada comida. Las mejores fuentes son aguacates; aceite de oliva extravirgen; frutos secos y semillas; aceite de coco extravirgen; leche de coco orgánica; huevos orgánicos enteros; pescados grasos como sardinas, salmón silvestre, caballa y arenque; cordero, bisonte y res alimentados con pasto, y aves orgánicas. También puedes agregar aceite MCT a los aderezos de ensalada y los licuados. El aceite MCT es insípido, de modo que puedes usarlo siempre que no quieras sentir el sabor a coco del aceite de coco, como en las ensaladas. Una porción típica de grasa es 1 cucharada de aceite, un puñado de frutos secos o semillas, o 4 onzas de pescado o proteína de origen animal. Lo ideal es que consumas entre cuatro y cinco porciones de grasa al día. Más adelante encontrarás una lista completa de las mejores opciones de grasa.

- **Proteína.** Come entre 4 y 6 onzas de proteína en cada comida (más adelante encontrarás la lista completa de las mejores fuentes de proteína). Una persona promedio necesita alrededor de 0.68 gramos de proteína por cada libra de peso; quizá necesites ajustar esa cifra si te ejercitas mucho o estás recuperándote de una enfermedad. Presta atención a cómo se siente tu cuerpo y lo sabrás. También puedes aprender experimentando y registrando tus observaciones a diario. Analiza tu hambre, tus niveles de energía, tus antojos y la cantidad y calidad de sueño para ver cómo van cambiando según el consumo de proteína. Si te sientes fatigado o sin energía, puede ser señal de que te hace falta proteína.

- **Carbohidratos.** La mayor parte de tu alimentación debe consistir en carbohidratos. Sorprendente, ¿verdad? Pero no estoy hablando de pan, arroz, papas ni galletas; me refiero a los carbohidratos contenidos en las plantas. Todas las verduras son carbohidratos. El brócoli, los espárragos y los ejotes son carbohidratos. De hecho, las verduras no almiláceas que están llenas de vitaminas, minerales, fitoquímicos y fibra deben representar entre 50 y 75% de tu plato en cada comida. Además, puedes servirte las veces que quieras, ¡así que llénate con estos alimentos! También los frutos secos y las semillas contienen carbohidratos (así como proteína y grasas), igual que la fruta.

- **Refrigerios (opcionales).** Puedes comer dos refrigerios al día, según lo necesites. Algunas opciones de refrigerios sencillos son un puñado de frutos secos crudos, verduras crudas con mantequilla de almendra o de nuez de la India, tapenade de aceituna o tahini, o medio aguacate espolvoreado con sal de mar, pimiento y jugo de limón. En la cuarta parte del libro encontrarás otras recetas deliciosas.
- **Sal.** Cuando le bajas a los carbohidratos, tu cuerpo necesita más sal. Perderás líquidos y sal al inicio, y podrás sentirte cansado, débil e incapaz de ejercitarte si no consumes suficiente sal (1 a 2 cucharaditas al día de sal de mar). Si tienes hipertensión sensible a la sal, basta con que te midas la tensión arterial a diario y vayas ajustando la sal para mantenerte en niveles normales. Por esto sugiero que complementes tu alimentación con electrolitos.
- **Fruta.** Puedes incluir entre ½ y 1 taza de fruta al día de las siguientes opciones (sólo éstas): moras, semillas de granada, melón (el cual tiene una carga glicémica muy baja porque está compuesto casi exclusivamente de agua), limón y kiwi.
- **Caldo de hueso.** Disfruta el **Caldo de hueso y verduras del doctor Hyman** (1 a 2 tazas al día; encontrarás la receta en la página 411), que te ayudará a sanar el intestino permeable, el cual es consecuencia de intolerancias alimenticias, sobrepoblación de bacterias dañinas y uso excesivo de antibióticos. Tener intestino permeable permite que las toxinas de las bacterias y las proteínas

alimenticias se "filtren" al torrente sanguíneo y provoquen inflamación y aumento de peso. El caldo de hueso también reduce la inflamación y representa una buena fuente de minerales (calcio, magnesio, potasio, silicio, azufre y fósforo), así como colágeno y nutrientes. Haz suficiente caldo para una semana y guárdalo en el refrigerador o el congelador.

- **Café (opcional).** Si te gusta el café, está bien tomar una taza al día hecho con granos de la mejor calidad posible. Prueba la receta del **Café antibalas** en la página 335, o licua 1 cucharada de aceite de coco extravirgen o ghee con 1 cucharada de aceite MCT en tu café, en lugar de echarle leche o crema. Éste puede ser tu desayuno, si te agrada, pues es alto en grasas saludables y te mantendrá satisfecho durante varias horas. Sin embargo, ¡no le añadas azúcar ni ningún otro endulzante!

- **Agua.** Bebe un mínimo de 8 vasos de agua pura y limpia a lo largo del día.

Asimismo, toma tus suplementos diarios, los cuales se detallan en las páginas 254, 255 y 258.

En la sección de **Recursos adicionales** encontrarás una guía fácil y rápida de qué tomar y cuándo.

He aquí algunos consejos que vale la pena recordar en cada comida:

- **Desayuno.** Para obtener mejores resultados, desayuna sólo grasas, proteínas y verduras. Échale espinacas a los huevos, o prueba el **Licuado triple verde** o el **Café antibalas**, o cualquiera de las otras recetas de desayuno que encontrarás en la cuarta parte del libro.

- **Comida.** En la comida, el volumen de tu plato debe consistir en 75% de verduras no almiláceas y 25% de proteínas, y la grasa debe estar presente en aderezos, aceite de oliva y aceite de coco, y de forma natural en proteínas como los pescados grasos, las carnes, los frutos secos o las semillas (más adelante encontrarás una lista de las mejores verduras y fuentes de proteína).

¿QUÉ ES EL INTESTINO PERMEABLE Y POR QUÉ ES RELEVANTE PARA LA SALUD Y LA PÉRDIDA DE PESO?

Por desgracia, la humanidad moderna ha hecho muchas cosas para dañar su jardín interior y promover la proliferación de bichos malignos que provocan aumento de peso, diabetes, cáncer, cardiopatías, depresión y hasta autismo.[1] En primer lugar, cambiamos sustancialmente nuestra dieta, y pasamos de consumir alimentos integrales, sin procesar, altos en fibra y bajos en azúcar, a comer cosas procesadas, con mucha azúcar y casi nada de fibra, y con exceso de ácidos grasos omega-6 (aceite de soya)[2] que dañan nuestra flora intestinal. Hay evidencias que indican que ciertos alimentos modificados genéticamente también afectan la flora intestinal. Asimismo, ha habido un incremento de cesáreas, lo cual impide la colonización normal del intestino del bebé cuando pasa por el canal de nacimiento materno.[3] También hemos experimentado una disminución de la lactancia, la cual es necesaria para el desarrollo normal del intestino y el sistema inmune intestinal.[4] El abuso de medicamentos como antibióticos, bloqueadores de ácido, antiinflamatorios, anticonceptivos, hormonas y esteroides ha provocado cambios en la flora intestinal y ha dañado el recubrimiento intestinal.

El resultado es la permeabilidad intestinal, lo que significa que los desechos bacterianos, las toxinas y las proteínas provenientes de los alimentos se "filtran" al torrente sanguíneo e interactúan con el sistema inmune, lo que provoca inflamación, resistencia a la insulina, aumento de peso y hasta cardiopatías, diabetes, cáncer, alergias y enfermedades autoinmunes. Hay quienes sugieren incluso que nuestro mundo ultrahigiénico y aséptico (que se refleja en el lavado constante de manos, el temor a la tierra, etcétera) afecta de forma negativa la función inmune normal que se desarrolla cuando convivimos con los bichos. El argumento es éste: la gente que crece en granjas o vive en países en vías de desarrollo tiene menos asma, alergias y enfermedades autoinmunes que quienes no.[5]

- **Cena.** La cena es igual que la comida. Si quieres, puedes incluir entre ½ y 1 taza de verduras almiláceas, como camote, calabaza de invierno o chirivías (más adelante encontrarás la lista de verduras almiláceas apropiadas para la cena).

Qué evitar

1) **Gluten.** Siempre y en todo lugar. El gluten está oculto en todas partes, así que asegúrate de revisar las etiquetas con detenimiento en busca de gluten oculto o de productos de trigo (en páginas especializadas sobre celiaquía podrás encontrar los nombres clave del gluten y descubrir las fuentes de gluten más comunes en nuestra alimentación diaria). El gluten está presente en el trigo, la cebada, el centeno, la avena, el Kamut, la espelta y el triticale, o en cualquier cosa que esté hecha a partir de esos productos, así como en la salsa de soya. Incluso la avena que dice ser libre de gluten implica un riesgo por posible contaminación cruzada. La mejor forma de evitarlo es sólo comer alimentos integrales frescos, y nada hecho en una fábrica, a menos de que estés cien por ciento seguro de que no contiene gluten. También debes estar pendiente cuando vayas a restaurantes, pues en sus cocinas suele haber mucha contaminación cruzada. Si eres sensible al gluten, hasta la más mínima pizca puede causarte problemas.

2) **Todos los cereales.** Evita el arroz, la quinoa, el trigo sarraceno, el mijo y todos los demás cereales. Los cereales integrales pueden ser parte de una dieta saludable, pero siguen conteniendo almidón, que puede provocar picos de azúcar e insulina en la sangre. Asimismo, en algunas personas provocan problemas intestinales e inflamatorios. Piensa que esto no es para siempre, pues puedes decidir reincorporarlos a tu alimentación después de 21 días, pero por ahora queremos reiniciar tu sistema, y eliminar estos cereales ayudará a sanar tu intestino y a disminuir los picos de insulina que provocan aumentos de peso.

3) **Todos los lácteos.** Las únicas excepciones son mantequilla de vacas alimentadas con pasto, mantequilla clarificada y ghee, todos los cuales están permitidos como parte del programa. Si sabes que tienes una alergia o intolerancia a la lactosa, es posible que toleres bien la mantequilla clarificada porque se le ha quitado toda la proteína de la leche. La mantequilla de vaca de pastoreo y el ghee tienen muchos antioxidantes y grasas saludables, incluyendo ácido linoleico conjugado, el cual estimula el metabolismo. Los lácteos se cuentan entre algunos de los alérgenos más comunes, y provocan inflamación a muchas personas. El problema no es la grasa, sino las proteínas que alteran al sistema inmune. Por eso la mantequilla clarificada y el ghee son excelentes opciones para la mayoría de la gente intolerante a la lactosa.

4) **Leguminosas.** Las leguminosas contienen una cantidad considerable de almidón, y no son precisamente buenas para mantener equilibrada el azúcar en la sangre. Asimismo, contienen compuestos inflamatorios llamados lecitinas, y como queremos combatir la inflamación, debemos dejar de consumirlas durante 21 días. Además, no son fáciles de digerir. Las únicas excepciones a esta regla son el tofu orgánico y no modificado genéticamente o el *tempeh* (soya trozada y fermentada que es más fácil de digerir), los ejotes y los chícharos japoneses.

5) **Toda la fruta.** Hay que evitar todas las frutas, excepto las enumeradas en la sección anterior de "Qué comer". La fruta está llena de antioxidantes, fibra benéfica y nutrientes, pero también es una fuente de azúcar, así que puede desencadenar problemas en personas que son resistentes a la insulina o que intentan perder peso o deshacerse de su adicción al azúcar. He visto a mucha gente comer compulsivamente fruta como sustituto de azúcar. Una vez que reinicies tu cuerpo, podrás ir reincorporando la fruta con moderación.

6) **Aceites refinados de origen vegetal.** Entre éstos se incluyen el aceite de maíz, de canola, de soya, de girasol, de cártamo, entre otros. Contienen gran cantidad de ácidos grasos omega-6 inflamatorios y contaminantes tóxicos. Aléjate de ellos para siempre. El aceite de oliva será tu principal aliado.

7) **Alimentos procesados de cualquier tipo.** Nada que contenga aditivos, conservadores, colorantes o glutamato monosódico.

Esto incluye carnes procesadas como tocino convencional, salami, carnes enlatadas, salchichas, etcétera. Éstas son las únicas carnes ligadas con un mayor riesgo de enfermedades. Olvídate de la charola de carnes frías. Se acabaron para siempre.

8) **Endulzantes artificiales.** Han sido relacionados con la obesidad, la diabetes y ciertos problemas neurológicos. Huye de ellos tan rápido como puedas y no mires atrás.

9) **Endulzantes naturales.** El sabor dulce es uno de los grandes placeres de la vida. Sin embargo, para poder reiniciar tu metabolismo y superar la adicción al azúcar, nos daremos un descanso durante 21 días de la miel, el jarabe de maple, el azúcar mascabado, etcétera. Esto te permitirá entablar una relación saludable con lo dulce en tu vida, la cual será de gran ayuda en el futuro.

10) **Carragenano.** Es un "espesante natural" contenido en leches de frutos secos y otras plantas, el cual puede provocar permeabilidad intestinal e inflamación en todo el cuerpo.

11) **Alcohol.** En realidad, el alcohol no es más que azúcar en otra presentación.

Pensaba que renunciar al vino sería difícil, pero como la inflamación fue disminuyendo, me di cuenta de que no necesitaba beber para disminuir el dolor. Cancelé la fisioterapia que había solicitado para el dolor de la rodilla porque ya no la necesitaba. ¡Fue tan emocionante como perder cuatro pulgadas de grasa abdominal en tres semanas! Sé desde hace tiempo que el trigo y los lácteos no me sientan bien, pero no me había dado cuenta de cuán vinculada estaba la inflamación al consumo de esos productos. Ahora me siento más motivada a evitarlos.

—POLLY STECYK

Fuentes saludables de grasa

Incluye las siguientes grasas saludables en tu dieta diaria. Asegúrate de incluir entre cuatro y cinco porciones de grasa al día. Los tamaños de las porciones aparecen entre paréntesis junto a cada artículo.

- Aceite de coco extravirgen (1 cucharada)
- Aceite de oliva extravirgen, aceite de aguacate, aceite de macadamia, aceite de nuez, aceite de almendra (1 cucharada); úsalos en ensaladas o estofados. No son aptos para cocinar a altas temperaturas; para eso, usa aceite de coco o ghee
- Aceite MCT (1 a 2 cucharadas al día)
- Leche orgánica de coco (¼ de taza)
- Aguacate (½ a 1 aguacate)
- Pescados grasos como sardinas, caballa, arenque, bacalao negro y salmón silvestre (4 a 6 onzas); intenta incluirlos entre tres y cuatro veces por semana
- Frutos secos y semillas (2 a 3 puñados); todos se valen, menos los cacahuates
- Aceitunas (¼ de taza)
- Mantequilla de vaca alimentada con res, mantequilla clarificada o ghee (1 cucharada). Si eres intolerante a la lactosa, opta por el ghee

Buenas fuentes de proteína

La proteína debe distribuirse a lo largo del día porque el cuerpo sólo puede usar entre 30 y 40 gramos en cada comida para llevar a cabo la síntesis muscular. Una ingesta regular de proteína también ayuda a incrementar lo que se conoce como termogénesis, o calor metabólico. La proteína enciende literalmente el motor metabólico e incrementa la capacidad de quema de calorías.[6] Si añades proteína a tu desayuno, por ejemplo, incrementarás tu capacidad de quema de calorías, lo cual asciende a hasta 11 libras de peso menos al año.

Tus mejores opciones de proteína son:

- Huevos orgánicos enteros, de libre pastoreo y altos en omega-3 (cantidad ilimitada).
- Carne orgánica de cordero, res, bisonte, venado u otro animal de cacería alimentado con pasto (máximo tres o cuatro veces

GUÍA DE LOS MEJORES ALIMENTOS CON GRASA

Proteína de origen animal

- Res, alimentada con pasto
- Bisonte, alimentado con pasto
- Cordero, alimentado con pasto
- Avestruz, alimentada con pasto
- Venado, alimentado con pasto

Aves

Sólo orgánicas, sin hormonas ni antibióticos

- Pollo, con o sin piel
- Pato
- Pavo
- Huevos (de granja, con omega-3 u orgánicos)

Pescados y mariscos

Pescado, sustentable y bajo en toxinas (de mercurio)

Infórmate sobre las marcas de pescados de granja más limpios y sustentables, o de pescados de caza sustentable. Si no los encuentras en esta lista, es porque son altos en toxinas o no hay granjas sustentables.

- Anchoas
- Pez gato
- Arenque
- Caballa
- Sardinas
- Lenguado (Pacífico)
- Calamar
- Tilapia
- Trucha (de agua dulce)
- Salmón silvestre (enlatado)
- Salmón silvestre (fresco) o salmón orgánico

Crustáceos

- Almejas
- Cangrejo
- Mejillones
- Ostiones
- Vieiras
- Camarones

Lácteos

- Mantequilla clarificada de vaca alimentada con pasto
- Mantequilla de vaca alimentada con pasto
- Ghee de vaca alimentada con pasto

Leches vegetales

Asegúrate de que no contengan carragenano ni endulzantes.
Las hechas en casa son preferibles.

- Almendra
- Nuez de la India
- Coco
- Cáñamo

Frutos secos

- Almendras
- Nuez de Brasil
- Nuez de la India
- Castañas
- Avellana
- Nuez de macadamia
- Nueces pecanas

Semillas

- Chía
- Ajonjolí negro
- Linaza
- Cáñamo
- Calabaza
- Ajonjolí
- Girasol
- Nuez de Castilla

Mantequillas de frutos secos y de semillas

- Almendra
- Nuez de la India
- Avellana
- Nuez de macadamia
- Nueces pecanas
- Semilla de girasol
- Nuez de Castilla

Grasas saturadas de origen vegetal

- Leche de coco (enlatada, no de caja ni empacada con ingredientes extraños)
- Mantequilla de coco orgánico extravirgen (no la uses para cocinar)
- Aceite de coco orgánico extravirgen (ideal para cocinar a altas temperaturas)
- Aceite de palma (sólo si es sustentable; para saberlo, busca que lo declare en la etiqueta)

Aceites saludables

- Aceite de almendra (para ensaladas)
- Aceite de oliva extravirgen (sólo para cocinar a muy baja temperatura)
- Aceite de macadamia (para ensaladas)
- Aceite de ajonjolí prensado por expulsor, sólo para cocinar a altas temperaturas
- Aceite de nuez de Castilla (para ensaladas)

Otros alimentos con grasas saludables

- Aguacates
- Mantequilla de cacao
- Chocolate amargo (como recompensa después de los 21 días)
- Aceitunas

por semana). Evita el cerdo, el cual acumula más toxinas que otros animales.

- Peces grasos como sardinas, caballa, arenque, bacalao negro y salmón silvestre (al menos tres o cuatro veces por semana). Como recordarás, éstos también cuentan como fuentes de grasa saludables, así que con ellos matas dos pájaros de un tiro.
- Mariscos, incluyendo almejas, ostiones, mejillones, camarón, vieiras y cangrejo. Evita la langosta, la cual tiene mayores cantidades de mercurio.
- Calamares o pulpo.
- Aves orgánicas (pollo, pavo, pato).
- Tofu o *tempeh* orgánico y no modificado genéticamente.
- Semillas, incluyendo cáñamo, chía, calabaza, ajonjolí (máximo 2 a 3 puñados al día).
- Frutos secos, incluyendo almendras, nueces de macadamia, nueces de Castilla, nueces pecanas y nueces de Brasil (máximo 2 a 3 puñados al día). Evita los cacahuates, pues son leguminosas y no frutos secos.

¿Qué hay de los polvos proteínicos?

Preferiría que evitaras los polvos de proteínas mientras sigas este programa, sin importar si son veganos o de origen animal. En primer lugar, la mayoría contiene endulzantes y saborizantes que interfieren con la función metabólica normal y te mantienen atrapado en el ciclo de los antojos. Hasta los endulzantes "saludables" como el stevia no son ideales para la pérdida de peso, el control de los niveles de azúcar en la sangre ni para normalizar el comportamiento adictivo en torno a la comida y los dulces.

En segundo lugar, dado que este programa usa la comida como medicina para reiniciar el metabolismo, la meta es sólo comer alimentos naturales y enteros. Por definición, los polvos de proteínas son procesados, de tal manera que su contenido nutricional puede verse afectado. Exponer las proteínas, grasas y fitonutrientes a calor de cualquier tipo desnaturaliza las estructuras moleculares de las que estaremos dependiendo para propulsar tu organismo.

Dicho lo anterior, si complementar tus licuados con algo de polvo de proteína te sienta bien y tiene un efecto positivo en tus niveles de energía y glucosa, sigue estos lineamientos para elegir la mejor opción:

1) Elige proteínas de origen vegetal como cáñamo o chía, proteínas de huevo, proteínas de colágeno o una combinación de las anteriores. También a veces recomiendo proteína de res hidrolizada, que es una proteína de buena calidad que casi no provoca alergias. Evita la proteína de chícharo; ésta puede ser útil a largo plazo, pero no para los 21 días.

2) Busca variedades simples, sin endulzar y sin sabores añadidos. Nada que contenga alcoholes de azúcar ni sabores "naturales". En la mayoría de los casos, un poco de stevia está bien. Aunque recomiendo dejar los endulzantes por completo durante los primeros 21 días, si sientes que quieres usar un polvo de proteína (sobre todo si eres vegano), entonces incluye algo de stevia en el licuado, ¡pero no en los otros alimentos!

3) Evita consumir polvo de proteína a diario. Comer la misma proteína concentrada en repetidas ocasiones incrementa su potencial alérgico. Rótala con otras fuentes de proteína provenientes de alimentos integrales que puedes añadir a tus licuados, como mantequillas de frutos secos o semillas, u opta por un desayuno a base de huevo o carne.

Carbohidratos saludables

Se está volviendo bastante común que la gente le agarre miedo a los carbohidratos. Sin embargo, el problema no son los carbohidratos como tal, sino los carbohidratos *erróneos*. Los cereales refinados, los alimentos procesados, los cereales azucarados y los postres… ¡todos deberíamos tener cuidado de ellos por las razones que ya compartí! Sonará a que estoy culpando a los carbohidratos de todos los males, pero a los que me refiero son los carbohidratos procesados y refinados, como las harinas y el azúcar en todas sus presentaciones. La realidad es que las verduras también son carbohidratos. ¡Sí, el brócoli es un carbohidrato! Por lo tanto, la clave está en comer los carbohidratos *adecuados*.

Los carbohidratos incluidos en el programa de *Come grasa y adelgaza* son benéficos: verduras y alimentos de origen vegetal. La mayor parte de tu alimentación debe provenir de alimentos vegetales enteros, y todos los alimentos de origen vegetal (verduras, frutas, frutos secos y semillas) contienen carbohidratos. Las plantas contienen también antioxidantes potentes, vitaminas y minerales, así como fitonutrientes que tienen cualidades sanadoras. Por ejemplo, el brócoli tiene glucosinolatos, los cuales ayudan al cuerpo a desintoxicarse y a prevenir el cáncer. Los tomates tienen licopeno, otro componente anticancerígeno. Para saber más sobre los increíbles componentes contenidos en los alimentos vegetales, te sugiero que busques tus frutas y verduras favoritas en la lista de World's Healthiest Foods (www.whfoods.com [en inglés]).

Aunque en este programa no contaremos gramos de carbohidratos (porque si eliges los alimentos adecuados no tendrás que preocuparte por contar nada), creo que es útil entender por qué ciertos carbohidratos (como el brócoli o los frutos secos) son mejores que otros (como las harinas y azúcares). La verdad es que todo se resume en el contenido de fibra, el cual determina lo que se conoce como *carbohidratos netos* de cada alimento, o el efecto neto de cualquier carbohidrato en el metabolismo. Los carbohidratos netos se calculan restando el número de gramos de fibra del total de gramos de carbohidratos. Por ejemplo, si tienes 45 gramos de carbohidratos en una porción, pero también tienes 15 de fibra, la cantidad de carbohidratos netos será 30 gramos.

Si incrementas la cantidad de fibra en tu dieta, disminuirás los picos de azúcar en la sangre que provocan los carbohidratos. Y si comes más grasas, necesitarás más fibra para mantener el equilibrio adecuado en tu flora intestinal. Este plan no sólo consiste en aumentar la cantidad de grasa alimenticia, sino en encontrar el equilibrio perfecto. Como ya he dicho, los almidones resistentes y la PGX® ayudarán a reducir el impacto de los carbohidratos en el azúcar y la insulina en la sangre, y de ese modo te ayudará a controlar tu peso, tu metabolismo y hasta tu colesterol.

Por lo tanto, es menos importante preocuparse por la cantidad neta de carbohidratos que enfocarte en la calidad de los carbohidratos que eliges. No es necesario que cuentes los gramos de comida ni las calorías. Basta con que elijas los alimentos indicados, y el resto cae por su propio peso. Cuando nos enfocamos en la calidad, la cantidad se ajusta solita porque tu apetito se regula de forma natural (es decir que no te vas a comer 750 calorías de brócoli, porque serían 21 tazas). Cuando tenemos alimentos procesados, con mucha azúcar, refinados o de poca calidad, el mecanismo normal que regula el apetito y el metabolismo se sale de control. El fundamento científico detrás de *Come grasa y adelgaza* es reiniciar tu biología a su estado original, de modo que puedas vivir en equilibrio fácil y naturalmente con tu organismo y tu mente, sin tener que combatir, restringir ni controlar cuánto comes. Si nos concentramos en comer los alimentos adecuados, lo demás se acomoda por sí solo. Tu cuerpo se deshará de las libras de más y alcanzará un nuevo balance saludable.

Un carbohidrato de calidad contendrá tanto fitonutrientes como fibra. Será entero, no estará procesado, y la distancia entre el campo y el tenedor será muy corta. ¿Cuántos "pasos de procesamiento" requiere el brócoli para llegar a tu plato? Casi ninguno, salvo cosecharlo, lavarlo, cocerlo al vapor o saltearlo, y ¡listo! Está en tu plato. Si tu comida hizo una parada técnica en una fábrica, tal vez quieras pensar dos veces antes de comértela, a menos de que todavía sea reconocible, como los corazones de alcachofa en frasco o en lata, o un fruto seco sin cáscara. Un carbohidrato de calidad no contendrá harinas refinadas, aditivos, conservadores, rellenos, endulzantes, colorantes ni ningún otro ingrediente que por lo regular se encuentra en los alimentos procesados. En resumen: si no puedes pronunciar un ingrediente o no reconoces que provenga de la naturaleza, ¡no te lo comas!

En el recuadro de las siguientes páginas están los mejores carbohidratos para apegarte al plan de *Come grasa y adelgaza*:

Verduras no almiláceas
En cantidades ilimitadas. ¡Date gusto!

- Alcachofas
- Arúgula
- Espárragos
- Aguacates
- Germinados de leguminosas (mas no de alfalfa, porque contiene carcinógenos naturales)
- Hojas de betabel
- Pimientos
- Brócoli
- Coles de Bruselas
- Zanahoria (no en jugo, porque se convierte en azúcar)
- Coliflor
- Apio
- Cebollín
- Hojas de col
- Hojas de diente de león
- Berenjena
- Endivias
- Hinojo
- Hierbas frescas
- Ajo
- Jengibre
- Ejotes
- Corazones de palma
- Jalapeños
- Kale
- Lechuga
- Champiñones
- Hojas de mostaza
- Cebollas
- Radiccio
- Rábanos
- Algas marinas (kelp, wakame, etcétera)
- Chalote
- Chícharo japonés
- Espinaca
- Calabaza de verano
- Acelgas
- Jitomates
- Grelos
- Berros
- Calabacín

Verduras almiláceas
Cómelas sólo en la cena, ½ a 1 taza máximo, hasta cuatro veces por semana

- Betabel
- Apio
- Chirivías
- Calabaza
- Colinabo
- Camote
- Nabo
- Calabaza de invierno

Fruta

Limita su consumo a ½ a 1 taza al día

- Moras (zarzamora fresca o congelada, frambuesa, mora azul o arándano; fresas no porque tienen mayores cantidades de azúcar)
- Kiwi
- Limón
- Lima
- Semillas de granada
- Sandía

Nota: En el sitio web del Grupo de Trabajo ambiental (www.ewg.org [en inglés]) encontrarás la lista de las 12 frutas y verduras que siempre debes consumir en versión orgánica, y las 15 que tienen niveles muy bajos de pesticidas, aunque no sean orgánicas.

Condimentos, especias y alimentos básicos

- Harina de almendra
- Vinagre de manzana
- Arrurruz (espesante natural)
- Vinagre balsámico
- Pimienta negra
- Cacao en polvo (sin endulzar)
- Harina de coco
- Mostaza Dijon
- Hierbas y especias secas o frescas, como albahaca, pimienta cayena, chile triturado, canela, cilantro, jengibre, comino, cebolla en polvo, orégano, paprika, perejil, romero, savia, tomillo, cúrcuma
- Tamari libre de gluten
- Sal de mar (al menos 1 o 2 cucharaditas al día, salvo que tengas hipertensión sensible a la sal o insuficiencia renal)
- Tahini (pasta de ajonjolí)
- Vainilla en polvo (sin endulzar)
- Caldo de verduras o de pollo (orgánico, sin glutamato monosódico ni gluten)

Qué beber

Asegúrate de consumir a diario al menos ocho vasos de agua de filtro. Esto es fundamental para la desintoxicación y para prevenir el estreñimiento. Asimismo, puedes disfrutar estas otras bebidas en el transcurso del día:

- Agua tibia de limón (ayuda a desintoxicar)
- Agua mineral gasificada
- Infusiones herbales o tés verdes
- Café o té con mantequilla (véase la receta del **Café antibalas** en la página 335)
- Caldo de hueso (véase la receta del **Caldo de hueso y verduras del doctor Hyman,** en la página 411)
- Leche orgánica de coco (1 lata mezclada con 3 o 4 latas de agua). Úsala en particular para hacer licuados o para cocinar.

Energízate

El ejercicio incrementa tus niveles de energía, estimula tu metabolismo, aumenta la claridad mental y, cuando se hace en conjunto con un programa antiinflamatorio y desintoxicante como el de *Come grasa y adelgaza*, facilita la pérdida de peso.

La clave está en encontrar el ejercicio que más disfrutes (aun si no estás acostumbrado a hacerlo y empezar requiera un poco de esfuerzo). Las investigaciones más recientes sobre las virtudes del ejercicio demuestran que no es necesario pasar horas en la caminadora para tener éxito. Los entrenamientos más breves de mayor intensidad (como los entrenamientos de intervalos de alta intensidad), en combinación con la tonificación de músculos con pesas o con tu propio peso corporal, derivan en ganancias increíbles para el metabolismo y el bienestar. Descubrirás que la grasa propulsa tus entrenamientos mucho mejor que los geles empalagosos o las bebidas "deportivas".

A todos mis pacientes les pido que empiecen caminando media hora al día si no practican otro ejercicio. Si tú ya haces ejercicio, puedes seguirlo haciendo o complementarlo con unos entrenamientos de intervalos y otros de resistencia (ya sea con pesas o con tu propio peso corporal) para adquirir más fuerza. El ejercicio por sí solo no es suficiente para bajar de peso, pero tiene miles de beneficios adicionales que repercutirán en el metabolismo. No obstante, para empezar no hay nada mejor ni más sencillo que una caminata a buen ritmo durante 30 minutos al día. Después de las primeras semanas tendrás la energía necesaria para arrancar un programa de movimiento que se ajuste a tus necesidades.

Como ya he dicho antes, no puedes zafarte de una mala dieta con puro ejercicio, pero si lo combinas con una dieta de alta calidad desarrollarás músculo y acelerarás tu metabolismo, por no mencionar que prevendrás casi todas las enfermedades relacionadas con el envejecimiento. ¡Y es mejor antidepresivo que el Prozac!

> Al principio no fue fácil hacer caminatas regulares, pero se está haciendo cada vez más sencillo ahora que la inflamación que tenía en las caderas y la espalda baja ha desaparecido. Ahora hago caminatas en la naturaleza con mis hijos, que es como planeo pasar mi cumpleaños 42.
>
> —HEATHER BARNES

Rejuvenece

Los dos propulsores del metabolismo y saciadores del apetito que todos necesitamos son el sueño y la relajación.

Comencemos por el sueño. Si quieres estar sano y perder peso, dormir debe ser tan prioritario como comer bien. Aspira a dormir entre siete y ocho horas como mínimo cada noche.

Éstos son mis consejos favoritos para garantizar que descanses bien y de forma sana:

- **Ponte horarios regulares.** Irte a dormir y despertar a la misma hora todos los días favorece un ritmo que se va volviendo familiar.
- **Usa la cama sólo para dormir y para el romance.**
- **Haz de tu recámara una guarida apacible y silenciosa.**
- **Exponte a la luz del sol al menos 20 minutos al día,** de preferencia por las mañanas. Esto provoca que tu cerebro libere sustancias químicas que ayudan a regular los ciclos de sueño.
- **Apaga las pantallas brillantes antes de dormir.** Intenta evitar las pantallas al menos durante una o dos horas antes de dormir. Puedes descargar alguna app para cambiar el espectro de luz que proyecta tu pantalla, de modo que no suprima la producción de melatonina ni inhiba el sueño.
- **Prueba usar lentes naranjas.** Los lentes naranjas ayudan al cerebro a bloquear la luz azul y reiniciarse para dormir, con lo que incrementan la producción de melatonina. Intenta usarlos durante las tres horas previas a irte a la cama.
- **Reinicia tu sistema nervioso.** Puedes usar un tapete de acupresión que te ayude a activar tu sistema nervioso parasimpático y a relajarte mucho antes de dormir. Recuéstate en él 35 minutos antes de irte a la cama.
- **Conéctate a la tierra.** En ocasiones, las frecuencias electromagnéticas alteran el sueño. Apaga tu modem inalámbrico. Mantén los aparatos electrónicos (como el celular o el radio) lejos de tu cama. Prueba usar "sábanas para conectarte con la tierra", las cuales están diseñadas para desconectarte de las frecuencias electromagnéticas que pueden afectar tu sueño.
- **Aclara tu mente.** Ten un diario o cuaderno junto a tu cama y anota todos tus pendientes o inquietudes antes de irte a dormir, de modo que cuando cierres los ojos sea menos probable que tu mente se ponga a dar vueltas.
- **Haz estiramientos ligeros o yoga antes de dormir.** Esto relajará tu cuerpo.
- **Calienta tu torso.** Esto aumenta la temperatura interna y desencadena la producción de sustancias químicas apropiadas para

un buen sueño. Usa una botella con agua caliente o un cojín térmico.

- **Usa terapias herbales.** Prueba tomar 300 a 600 mg de pasiflora, o 320 a 480 mg de extracto de raíz de valeriana antes de dormir.
- **Prueba otros suplementos naturales para dormir.** Prueba uno a la vez y ve cuál te funciona. Puedes empezar con melatonina y magnesio, que suelen ser suficientes para la mayoría de las personas. A veces los siguientes suplementos vienen combinados.
  - 1 a 3 mg de melatonina
  - 150 a 300 mg de magnesio
  - 200 a 400 mg de teanina
  - 500 a 1 000 mg de GABA (ácido gamma-aminobutírico)
  - 50 a 200 miligramos de 5 hidroxitriptófano
  - 365 mg de magnolia
- **Utiliza prácticas de relajación antes de dormir para tranquilizarte.** Algunos ejemplos de estas prácticas incluyen visualizaciones guiadas, meditación, respiración profunda, etcétera; en la siguiente sección encontrarás más información al respecto. Puedes buscar apps de meditaciones sencillas, cortas y guiadas, como Headspace.

Ahora hablemos de relajación. Cuando digo relajación, no me refiero a tirarte en el sofá a ver películas sin parar. Para que la relajación tenga el efecto deseado en el metabolismo, necesita ser profunda y activa. Por ejemplo, aparta idealmente 30 minutos al día (o al menos cinco) para hacer alguna de las siguientes actividades:

- Yoga
- Meditación
- Hacer cánticos
- Respirar profundamente (véase el recuadro siguiente)
- Visualizaciones guiadas
- Un baño de vapor o sauna
- Un baño caliente (con 2 tazas de sulfato de magnesio y 10 gotas de aceite de lavanda, al cual llamo "baño desintoxicante")

RESPIRA, CUENTA HASTA CINCO Y DESCANSA

Éste es un ejercicio de respiración que suelo recomendar: inhala profundo por la nariz mientras cuentas hasta cinco. Después exhala mientras cuentas hasta cinco. Hazlo cinco veces al día: al despertar, antes de cada comida y antes de irte a dormir. Verás que tiene un efecto profundo.

Si no encuentras cinco o 10 minutos al día para detenerte, reiniciarte y quedarte quieto, debes reconsiderar cómo estás pasando tu tiempo.

Tu rutina diaria

Así se verán tus días durante el programa de *Come grasa y adelgaza*:

Mañana

- Comienza el día con una caminata dinámica durante 30 minutos (o algún otro ejercicio)
- Antes de desayunar, consume de 2 a 5 gramos de fibra PGX®: 1 o 2 paquetes, o ½ a 1 cucharada del polvo en 10 onzas de agua, o 3 a 6 cápsulas, dependiendo de la presentación
- Hazte un licuado o desayuna
- Toma tus suplementos alimenticios con el desayuno
- Toma tu aceite MCT
- Disfruta un refrigerio a media mañana (opcional)
- Bebe agua (al menos ocho vasos durante el día) y electrolitos, dos veces al día

Tarde

- Antes de comer, toma de 2 a 5 gramos de fibra PGX®
- Come
- Disfruta un refrigerio a media tarde (opcional)

Noche

- Toma de 2 a 5 gramos de fibra PGX® antes de la cena
- Cena
- Toma tu segunda dosis de suplementos alimenticios con la cena
- Haz una o más prácticas de relajación (las puedes hacer en cualquier otro momento del día que te funcione)
- Toma 1 cucharada de almidón de papa diluido en agua antes de dormir (opcional)
- Duerme al menos siete u ocho horas

Soluciones a algunos problemas comunes

Cada uno de nosotros empieza en un lugar distinto, y tiene necesidades particulares y un organismo único. Pueden surgirte distintas preguntas o inquietudes cuando estés cambiando tu estilo de vida o tu dieta.

Sin embargo, no te preocupes. ¡Ya llegó el doctor! Esto es lo que les aconsejo a mis pacientes cuando surgen problemas.

PROBLEMA: No te sientes muy bien durante los primeros días del programa.

POSIBLE CAUSA: Síntomas de desintoxicación o falta de sal.

SOLUCIONES: No es poco común que el cuerpo reaccione de forma intensa cuando le dejas de dar los alimentos procesados y las sustancias artificiales a las que estaba acostumbrado, o cuando dejas los alimentos inflamatorios o alimentos a los que eres adicto. Estamos limpiando tu sistema de estos alimentos y bebidas tóxicos, así que, como con cualquier desintoxicación, puede haber algunas reacciones incómodas, como dolores, sensación de gripa, irritabilidad, náuseas, dolores de cabeza y dificultad para pensar con claridad. La buena noticia es que la incomodidad suele desaparecer en las primeras 48 horas. En el siguiente recuadro encontrarás consejos para aliviar los síntomas de la desintoxicación.

También es posible que no estés consumiendo suficiente sal. Cuando reduces la ingesta de azúcar y de carbohidratos poco saludables, desechas fluidos y agua a través de los riñones, y con ellos se va la sal. Esto ocurre porque, cuando le bajas a los carbohidratos, también disminuyes la producción de insulina, lo que provoca que los riñones excreten sodio, o sal. Esto provoca una contracción del volumen sanguíneo y una sensación generalizada de mareo, debilidad y malestar general. Por lo tanto, asegúrate de estar consumiendo al menos 1 o 2 cucharaditas de sal de mar a diario con tus alimentos. Si padeces hipertensión sensible a la sal o insuficiencia cardiaca, asegúrate de monitorear tu tensión arterial y los síntomas que experimenten.

CONSEJOS PARA FACILITAR LA DESINTOXICACIÓN

- Ve a un sauna, toma un masaje o haz estiramientos ligeros o yoga para limpiar tu sistema circulatorio o linfático.
- Asegúrate de que tu sistema de eliminación esté funcionando bien. Si estás recargado, también lo estarán las toxinas que estás intentando eliminar. Más adelante encontrarás consejos sobre cómo combatir el estreñimiento.
- Bebe mucha agua para excretar las toxinas por la orina.
- ¡Levántate y anda! El ejercicio moderado pone todo en circulación y limpia el fluido linfático que transporta las toxinas hacia el exterior del cuerpo. El sistema linfático funciona sólo a través de la contracción de los músculos, así que ¡a contraerlos!
- Toma de 1000 a 2000 mg de vitamina C amortiguada una o dos veces al día.
- Descansa lo suficiente. Incluso las siestas o los descansos de 10 minutos ayudan.
- Confía en el proceso. Estos síntomas son señal de que la desintoxicación está funcionando, y estás apenas a unos días de sentirte más ligero, limpio y lleno de energía que nunca.
- Toma electrolitos dos veces al día para asegurarte de estar siempre hidratado.

PROBLEMA: Alteraciones digestivas como distensión y gases, sentirte anormalmente lleno después de una comida ligera, diarrea o estreñimiento.

POSIBLES CAUSAS: Hay personas que no están acostumbradas a comer grasa, lo cual puede provocar que las heces sean blandas. Puede tomar algo de tiempo ajustarse, o quizá puedas necesitar tomar enzimas digestivas. Cambiar la alimentación a veces también provoca estreñimiento, en especial si no bebes suficiente agua y aumentas el consumo de fibra, como la PGX®. Sin agua, la fibra se endurece como cemento en el tracto intestinal. Si tienes crecimiento excesivo de bacterias dañinas en el intestino y agregas un almidón resistente, puede provocarte distensión o gas. Conforme tu flora intestinal vaya cambiando a partir de las mejorías alimenticias, el cuerpo se irá ajustando.

SOLUCIÓN: Toma una enzima digestiva que ayude a descomponer las grasas (lipasa), las proteínas (proteasas) y los carbohidratos (amilasas). Las enzimas de origen vegetal o animal están bien, sólo asegúrate de que no contengan rellenos, gluten, lácteos, colorantes ni aglutinantes. Si padeces estreñimiento, en el recuadro de la siguiente página encontrarás consejos sobre cómo poner en marcha tu sistema de eliminación de forma fácil y segura.

PROBLEMA: Fatiga.

POSIBLES CAUSAS: Sueño inadecuado, falta de carbohidratos o proteínas.

SOLUCIONES: En primer lugar, asegúrate de estar durmiendo suficientes horas por la noche. La falta de sueño o la mala calidad del mismo sabotearán tus esfuerzos por perder peso y mejorar tu salud. Alterarán tus señales de apetito y te harán ansiar los carbohidratos y las azúcares, lo cual hará más lento tu metabolismo. Si estás durmiendo bien y durante suficiente tiempo,

CONSEJOS PARA COMBATIR EL ESTREÑIMIENTO

- Primero que nada, asegúrate de estar bebiendo suficiente agua para limpiar tus intestinos. La fibra PGX® puede provocar estreñimiento si no se toma con suficiente agua. Asegúrate de beber al menos un vaso de agua completo con cada dosis de fibra PGX®.
- Espolvorea linaza molida en tus ensaladas y licuados. La linaza es alta en fibra, absorbe mucha agua y ayuda a aliviar el estreñimiento.
- Aumenta la cantidad diaria de citrato de magnesio de 600 a 1 000 mg hasta que pase el estreñimiento. Si tomas demasiado magnesio, tus heces se ablandarán demasiado, por lo que quizá sea necesario que vayas ajustando la dosis hasta encontrar la indicada. Si tienes problemas renales, consulta a tu médico antes de tomar magnesio.
- Toma de 1 000 a 2 000 mg de vitamina C amortiguada una o dos veces al día. Puedes incluso aumentar la dosis a 2 000 a 4 000 mg una o dos veces al día para ayudar a aliviar el estreñimiento. Igual que con el magnesio, disminuye la dosis si tienes heces blandas.
- ¡Levántate y anda! El ejercicio es una de las mejores formas de activar el sistema de eliminación.
- Si ninguna de estas estrategias funciona, puedes tomar un laxante herbal como cáscara sagrada, sena o ruibarbo a la hora de ir a dormir como apoyo temporal. Si no funciona, prueba citrato de magnesio líquido o un supositorio de glicerina o de bisacodilo. Si sigue sin funcionar, quizá es hora de que visites al médico, pues tu problema puede ser más grave.

y sigues fatigado, puede ser señal de que a tu cuerpo le hacen falta carbohidratos o proteínas (sobre todo si te ejercitas mucho y con frecuencia). Si no estás comiendo carbohidratos con almidón por las noches, como camote o calabaza de invierno (véase la página 282), te recomiendo incorporarlos a tu dieta. También puedes aumentar tu ingesta de proteínas durante el día. Anota en un diario cómo te sientes al aumentar los carbohidratos o las proteínas, de modo que encuentres las proporciones ideales para ti.

PROBLEMA: Te estancas o ya no estás obteniendo resultados. **POSIBLES CAUSAS Y SOLUCIONES:** Puede haber unas cuantas razones que requieran evaluar cuestiones hormonales, inflamatorias, intestinales, problemas con toxinas, cuestiones genéticas u otros problemas. Pero por el momento, empezaremos con las causas más sencillas y comunes:

- Sustancias como gluten, lácteos, azúcar o sustitutos de azúcar, cacahuates, aditivos ocultos, conservadores u otras sustancias químicas se están infiltrando en tu dieta. Te recomiendo que leas las etiquetas con detenimiento y sólo cocines en casa durante una temporada para disminuir la exposición a las mismas.
- Tu cuerpo puede estar necesitando más carbohidratos. En algunos casos, las dietas muy bajas en carbohidratos no son óptimas. Si estás estancado y no lo has hecho aún, intenta incorporar una verdura almilácea a la cena.
- Tu cuerpo requiere todavía menos carbohidratos. Algunas personas son intolerantes a los carbohidratos y necesitan reducirlos para reiniciar su organismo. Si eres diabético o prediabético, tienes los triglicéridos altos o cantidades muy bajas de HDL, y tienes exceso de grasa abdominal, es muy probable que seas muy intolerante a los carbohidratos. Elimina la verdura almilácea de la cena, así como toda la fruta, y registra cómo te sientes (en términos de niveles de energía, agilidad mental, funcionamiento digestivo, etc.), así como el peso que pierdas durante los siguientes días. Quizá necesites experimentar para encontrar tu nivel ideal de ingesta de carbohidratos, y la mejor forma de lograrlo es examinarlo de cerca.
- Si bebes café, quizá esté teniendo un efecto negativo en tu sistema. Intenta dejar el café y continúa con el programa para ver si éste es el caso. (En el siguiente recuadro encontrarás consejos para disminuir la incomodidad de la abstinencia de café.)
- No te estás apegando lo suficiente al programa. Las recomendaciones alimenticias, los suplementos y las prácticas están

CONSEJOS PARA ALIVIAR LA ABSTINENCIA DE CAFEÍNA

Abandonar la cafeína es más fácil de lo que crees... si sigues el protocolo indicado. He aquí una forma de hacerlo lo menos doloroso posible:

* Hazlo poco a poco. Disminuye tu ingesta de cafeína a la mitad el primer día, y luego otra vez a la mitad el segundo día, hasta llegar a cero.
* Para disminuir los dolores de cabeza, toma mucha agua, haz ejercicio moderado y toma 1 000 mg de vitamina C amortiguada dos veces al día. De ser necesario, intenta con 400 mg de ibuprofeno. Creo que no es necesario sufrir de a gratis.
* Si estás cansado, toma una siesta. Lo ideal es dejar la cafeína el fin de semana para darte permiso de descansar un poco más si es necesario.

diseñadas científicamente para funcionar en conjunto, por lo que recomiendo que se siga el programa al pie de la letra. Registra tus comidas, haz ejercicio y duerme bien para asegurarte de estar haciendo las cosas conforme el plan. Si necesitas apoyo adicional, busca ayuda de un coach de salud o de vida.

Si nada de esto ayuda, quizá sea útil visitar a un médico funcional que evalúe otras posibles causas de la resistencia a perder peso, como lenta función tiroidea, disfunción suprarrenal, exceso de bacterias intestinales dañinas y permeabilidad intestinal, entre otras.

Una vez preparado y con los lineamientos del programa de *Come grasa y adelgaza* a la mano, estás listo para embarcarte en los 21 días que cambiarán cómo te relacionas con la comida, y cómo te ves y te sientes. Me emociona mucho que vayas a experimentar la revitalización y la renovación que te están esperando.

14

Fase 3: Tu plan de transición

¿Qué pasa después de que eliminas los alimentos y las sustancias tóxicas que boicotean tu salud y tu cintura, y los remplazas con alimentos auténticos y frescos, y con una dosis sana de grasas saludables?

¿Cuál es el siguiente paso para continuar por el camino de la salud y la pérdida de peso?

Antes de llegar a eso, quiero hacerte una pregunta: ¿Cómo te sientes? ¿Qué ha cambiado en los últimos 21 días?

Como he dicho desde el principio, tú eres el mejor evaluador de qué le funciona a tu organismo.

Mi objetivo en este libro es empoderarte no sólo con conocimiento sobre las grasas y liberarte del "temor a la grasa", sino con las herramientas que necesitas para poder contestar en tus propias palabras, hoy y siempre, la pregunta:

"¿Qué debo comer para ser (o seguir siendo) la versión más sana, feliz y delgada de mí mismo?"

Tu "encuesta de salida" personal

Comencemos con una breve valoración propia para que tengas un panorama general de cuán lejos has llegado.

Vuelve a contestar el cuestionario "Sintiéndose de la patada"

Ahora que has terminado los 21 días del plan de *Come grasa y adelgaza*, regresa y contesta la sección de "después" del cuestionario SDLP. ¡Creo que te maravillarán los cambios! Ése es el poder que tiene la comida, pero también el que tiene el cuerpo para recuperarse y sanar.

Revisa tus cifras

Vuelve a registrar tus cifras. Anota tu peso, tu talla de cintura (alrededor del ombligo), la circunferencia de tu cadera (en el punto más ancho), tu tensión arterial y tus niveles de glucosa en ayunas, y compáralos con los valores iniciales.

Contrasta tus resultados de laboratorio

Si te hiciste pruebas de laboratorio básicas antes de empezar el programa de *Come grasa y adelgaza*, vale la pena que te las vuelvas a hacer para ver los cambios que hubo.

Revisa las preguntas de tu diario

¿Recuerdas las preguntas del diario que contestaste antes de iniciar el programa? Pues bien, es momento de mirar hacia atrás y volvértelas a hacer. ¿Qué cambió? ¿Qué mejoró? ¿En qué áreas quieres seguir trabajando?

Es importante que lleves registro de tu progreso y veas dónde estás parado. Así podrás determinar qué plan de transición te conviene más. Si sigues teniendo diabetes o quieres perder más peso y dejar los medicamentos, entonces continúa con el plan de *Come grasa y adelgaza*. El que haya sido un comienzo no significa que no puedas seguir con él más de 21 días. Si estás por lograr tus metas, puedes elegir como plan de transición la dieta pegana, la cual es más flexible y puede convertirse en un plan alimentario de larga duración. Para saber bien qué plan te conviene más, sigue los lineamientos de las siguientes secciones.

He seguido otras dietas de eliminación, pero tan pronto terminaban me emocionaba mucho volver a comer "como antes". Siento que ésta es la primera vez que me entusiasma seguir adelante y ver adónde llegaré si sigo el programa.

—TERI DODDS

Opción de transición #1:
sigue con el programa de *Come grasa y adelgaza*

Si quieres seguir perdiendo peso a la misma velocidad a la que lo has hecho durante los últimos 21 días (o simplemente te encanta cómo te sientes), puedes continuar con el mismo protocolo que has estado siguiendo. Puedes hacerlo otros 21 días o el tiempo que quieras hasta que alcances tus metas. Sugiero que sigas con el plan de *Come grasa y adelgaza* si:

- Quieres perder otras 25 libras o más
- Sigues teniendo diabetes y quieres revertirla
- Sigues tomando medicamentos para la diabetes o insulina, y quieres dejarlos
- Sigues teniendo altos los triglicéridos y bajos los niveles de HDL, y quieres dejar las estatinas
- Sigues teniendo hipertensión y quieres dejar los medicamentos
- Te sientes muy bien y quieres experimentar mayores niveles de bienestar

Revisa el protocolo a seguir en las páginas 298 a 302 para seguir con el programa de *Come grasa y adelgaza*.

Opción de transición #2: la dieta pegana

En el capítulo 10 te enseñé lo que denomino la dieta pegana, la cual creo que es la alimentación óptima a largo plazo para los seres humanos.

La transición a la dieta pegana ocurre en dos fases. La primera consiste en seguir una versión muy básica, como una forma de continuar con el proceso de sanación y pérdida de peso mientras se reintroducen las leguminosas (frijoles y lentejas) y ½ taza al día de cereales sin gluten. Idealmente, recomiendo que la gente se quede en esta fase de transición durante al menos tres meses.

Después de eso, puedes pasar a la segunda fase, la cual es más flexible. Durante esta segunda fase, hay opciones para poner a prueba y reincorporar pequeñas cantidades de gluten, lácteos y pecadillos. Si después de la prueba determinas que te sientes bien consumiendo gluten, lácteos y una que otra botana, sugiero que incorpores esas opciones a tu alimentación de forma ocasional por todas las razones que ya has aprendido en el programa. En las siguientes páginas te llevaré de la mano para que sepas exactamente cuándo y cómo poner a prueba estos alimentos, y cuáles son las mejores formas de incluirlos en tu alimentación de forma balanceada e inteligente, si así lo eliges. Ésta es una dieta que pretende ser para toda la vida, de ahí que sea flexible y fomente el disfrute de la buena comida que sustenta tu nuevo estilo de vida saludable.

La dieta pegana: Fase 1

Haz la transición a la fase 1 de la dieta pegana si:

- Quieres seguir obteniendo los beneficios del plan de *Come grasa y adelgaza*, pero también añadir leguminosas y cereales sin gluten a tu dieta para ver cómo reacciona tu organismo. (Algunas personas con diabesidad no toleran las leguminosas ni los cereales porque tienen suficiente almidón como para provocar picos de azúcar en la sangre, así como lecitinas que causan inflamación y fomentan el aumento de peso.)
- Tienes niveles normales de azúcar en la sangre y de tensión arterial, pero quieres perder más peso o grasa abdominal.
- Padeces algún trastorno de salud, inflamación o malestar general.

- No tienes historial de cardiopatías ni diabetes.
- Tus análisis de laboratorio demuestran que sigues teniendo altos los triglicéridos, bajos los niveles de HDL, partículas pequeñas de LDL, altos niveles de azúcar en la sangre y resistencia a la insulina.

Éste es el protocolo de la fase 1 de la dieta pegana:

- Sigue eliminando todos los productos con gluten o a base de harinas (aunque sean libres de gluten), y los lácteos (excepto la mantequilla de vaca alimentada con pasto o el ghee).
- Sigue eliminando toda forma de azúcar o endulzante.
- Sigue evitando los alimentos procesados.
- Evita consumir fruta en exceso (apégate a ½ taza o 1 taza al día de moras, semillas de granada, sandía, kiwi o limón).
- Evita las bebidas inflamatorias (alcohol, refrescos o bebidas endulzadas de cualquier tipo, y jugos).
- Incluye hasta ½ taza al día de cereales integrales libres de gluten, como quinoa, arroz negro, integral o rojo, trigo sarraceno.
- Incluye tantas verduras no almiláceas como sea posible en todas tus comidas y refrigerios.
- Si quieres, incluye una porción de alguna verdura almilácea en la cena.
- Incluye entre 4 y 6 onzas de proteína (huevo, pescado, pollo u otra proteína de origen animal) o ½ taza de leguminosas en cada comida.
- Consume entre cuatro y cinco porciones de grasas saludables al día (por ejemplo, ½ o 1 aguacate, o 1 cucharada de aceite de oliva extravirgen, mantequilla de vaca alimentada con pasto, mantequilla clarificada, aceite de nuez, aceite de ajonjolí, mantequilla o aceite de coco extravirgen, o mantequilla de fruto seco o de semilla, como almendra o nuez de la India). En el capítulo 13 encontrarás una reseña de las mejores opciones de grasas saludables.

- Continúa con las buenas prácticas cotidianas: media hora de ejercicio, suplementos alimenticios, relajación y de siete a ocho horas de sueño.
- Usa tus recetas favoritas de *Come grasa y adelgaza*, o busca más ideas de recetas en *Detox, la dieta de los 10 días.* Evita todas las recetas que incluyan gluten y lácteos, así como los postres.
- Sigue tomando los suplementos que incorporaste durante el programa de *Come grasa y adelgaza.*

A medida que reincorpores las leguminosas y los cereales sin gluten, es importante que prestes atención a cómo te sientes. ¿Cómo va tu digestión? ¿Te sientes distendido? ¿Estás más cansado que de costumbre? ¿Estás subiendo de peso o sigues bajando? ¿Tienes algún otro síntoma de inflamación? Recuerda que tu cuerpo es el mejor mecanismo de retroalimentación y te dirá exactamente qué le funciona y qué no, así como qué le hace sentir bien y qué no. Si reincorporar estos alimentos a tu alimentación no te funciona, entonces déjalos unos tres meses e inténtalo de nuevo. A veces toma un poco más de tiempo reiniciar el organismo, pero verás que después de una temporada podrás ampliar tu dieta sin efectos secundarios.

La dieta pegana: Fase 2

Ya alcanzaste tus metas de pérdida de peso… tu salud es lo que siempre soñaste… te sientes increíble y sacaste buenas notas en el cuestionario SDLP. ¡Es hora de convertirte en un pegano de por vida!

La fase 2 de la dieta pegana es parecida a la dieta pegana básica, pero es un poco más flexible. Para empezar, introduce el gluten y los lácteos (para ver si los toleras en cantidades moderadas), y si lo deseas, algunos pecadillos.

Éste es el protocolo de la dieta pegana para toda la vida:

- Evita las calorías de azúcar líquidas, como los refrescos y los jugos (los jugos verdes frescos sí están permitidos).

- Sigue eliminando todos los endulzantes artificiales, ¡para siempre!
- Reduce al mínimo todas las formas de azúcar, pero en especial evita los alimentos con azúcares añadidas. Siempre puedes agregarle a tus propios alimentos un poco de azúcar, jarabe de maple o miel. De esa forma, tendrás el control de las cantidades. Ten en cuenta que debes tener cuidado de observar si algún endulzante (sea azúcar, jarabe de maple, miel, etcétera) desencadena un patrón de alimentación adictivo. De ser así, es posible que tengas cero tolerancia al mismo, así que te recomiendo que te alejes de todo tipo de azúcar o endulzante, y que tu única fuente de "azúcar" sea la fruta fresca.
- Disfruta un poco de alcohol si lo deseas (opcional). Una copa de vino o de otra bebida alcohólica entre tres y cuatro veces por semana puede ser bien tolerada por la mayoría de la gente. Sin embargo, pon atención a cómo te hace sentir el alcohol. Por lo demás, evita el resto de las calorías de azúcar en forma líquida.
- Sigue evitando los alimentos procesados.
- Incluye la cantidad que quieras de verduras no almiláceas en todas tus comidas y refrigerios. Recuerda que si tres cuartas partes de tu plato están cubiertas de verduras no almiláceas vas por el camino correcto.
- Incluye hasta ½ taza de cereales integrales sin gluten, como quinoa, arroz negro, integral o rojo, trigo sarraceno.
- Evita todos los cereales o harinas procesadas (con excepción de la pasta que usarás para poner a prueba tu reacción al gluten, según las instrucciones que encontrarás más adelante en la sección "Reintroduciendo el gluten y los lácteos").
- Incluye hasta dos porciones al día de verduras almiláceas y de alta densidad de nutrientes, como camotes o calabazas de invierno (véase la página 282 para la medición de porciones).
- Incluye entre ½ y 1 taza de frutas con bajo índice glicémico, como manzanas, peras, moras, semillas de granada, sandía, kiwi y limón, de una a dos porciones al día.

CÓMO COMER FUERA DE CASA SIN ENFERMARTE NI ENGORDAR

Comer fuera de casa no sólo es más costoso en términos económicos, sino que también representa un costo para tu salud. Los científicos expertos en alimentación y las cadenas de restaurantes de alimentación industrial nos han tentado con sus alimentos adictivos, salados, azucarados, altos en calorías y con pocos nutrientes, los cuales tienen efectos adversos en nuestra salud. Sin embargo, es posible disfrutar alimentos auténticos y deliciosos cuando comes fuera de casa sin enfermarte ni engordar.

Quiero que salgas triunfante de la aventura del plan de *Come grasa y adelgaza*, pero también entiendo que las comidas de negocios, las reuniones familiares y otras obligaciones sociales son parte de la vida y no siempre se puede escapar de ellas. También creo que comer es uno de los mayores placeres de la vida, y que puede hacerse sin poner en riesgo la salud ni ensanchar tu barriga. Mucha gente está empezando a exigir que los restaurantes de todo el mundo ofrezcan alimentos de mejor calidad.

- Incluye una cantidad moderada de frijoles y leguminosas, entre ½ y 1 taza de frijoles o leguminosas cocidas o enlatadas al día.
- Continúa con las buenas prácticas cotidianas: media hora de ejercicio, suplementos alimenticios, relajación y de siete a ocho horas de sueño.
- Usa tus recetas favoritas de *Come grasa y adelgaza*, o busca más ideas de recetas en *Detox, la dieta de los 10 días*.
- Reincorpora el gluten y los lácteos siguiendo los pasos detallados a continuación.

Reintroduciendo el gluten y los lácteos

El proceso para reintroducir el gluten y los lácteos es lento y sistemático. Ésta es una oportunidad única para ver realmente cuánto tolera tu cuerpo estos alimentos que inflaman con facilidad. Queremos incorporarlos a tu dieta de forma responsable y sin poner en riesgo todo el esfuerzo que has hecho hasta ahora. Por eso, recomiendo los siguientes pasos:

1) Empieza por los lácteos.
2) Consúmelos al menos dos o tres veces al día durante tres días. Toma sólo leche entera o yogurt natural sin agregarles nada más para ver cómo te hacen sentir.
3) Registra las reacciones de tu organismo durante las siguientes 72 horas en la tabla alimenticia que encontrarás a continuación.
4) Si experimentas alguna reacción adversa, detén el consumo de lácteos de inmediato.

Espera al menos tres días antes de probar con el gluten. Para ello, sigue estos pasos:

1) Come alimentos que contengan gluten al menos dos o tres veces al día durante tres días. Consume únicamente trigo sin ingredientes añadidos. La mejor opción es pasta, pues la mayoría de los panes contienen levaduras y azúcares. O también puedes probar desayunando crema de trigo.
2) Registra las reacciones de tu organismo durante las siguientes 72 horas en la tabla alimenticia que encontrarás a continuación.
3) Si experimentas alguna reacción adversa, detén el consumo de gluten de inmediato.

Hacer un registro de tus síntomas y reacciones es bastante sencillo. Puedes usar la siguiente tabla alimenticia para monitorear tu progreso. Haz cuantas copias sean necesarias para llevar registro de todas tus reacciones a medida que vayas haciendo la transición.

FECHA	ALIMENTO INTRODUCIDO	SÍNTOMAS

El cuerpo de cada persona es único, y todos respondemos distinto a las alergias alimenticias. Sin embargo, para ayudarte a saber a qué prestarle atención, he aquí algunas de las reacciones más comunes cuando existe alguna intolerancia alimenticia:

- Aumento de peso
- Reaparición de los antojos
- Retención de fluidos
- Congestión nasal
- Dolores de cabeza
- Dificultad para pensar con claridad
- Problemas anímicos (depresión, ansiedad, ira, etcétera)
- Problemas de sueño
- Dolores articulares
- Dolores musculares
- Dolor
- Fatiga
- Cambios en la piel (acné, sarpullidos o eccema)
- Cambios digestivos o en la función intestinal (distensión, gas, diarrea, estreñimiento, reflujo)

Por naturaleza, el gluten y los lácteos son alimentos inflamatorios (de hecho, los lácteos pueden incrementar tus niveles de producción de insulina aunque no seas intolerante a ellos, así que recomiendo comerlos muy de vez en vez si padeces diabesidad). Si dentro de las siguientes 72 horas no experimentas ninguna de las reacciones ya mencionadas, estarás bien y podrás reincorporar esos alimentos a tu vida.

En términos generales, si toleras el gluten y los lácteos, está bien comerlos ocasionalmente, pero no los conviertas en la base de tu alimentación. En el caso de los lácteos, asegúrate de evitar los quesos industrializados, pues están llenos de sustancias artificiales, aditivos y hormonas. Asimismo, las cepas modernas de trigo tienen un contenido mucho mayor de almidón y más proteínas de gluten que sus antepasadas, lo cual hace que sea más factible que provoquen inflamación.

Intenta encontrar fuentes "ancestrales" de gluten y lácteos, como quesos de producción local hechos con vacas de granjas familiares alimentadas con pasto. Quizá sean más costosos, pero saben mejor y necesitarás comerlos en menores proporciones para sentirte satisfecho.

También puedes probar otros cereales, como espelta, centeno o kamut. Si no eres intolerante al gluten, el pan alemán de centeno integral puede ser una excelente opción para tu dieta. O también puedes probar el trigo escaña o *einkorn*, el cual comían los antiguos sumerios.

Si, por el contrario, experimentas alguna reacción, recomiendo que elimines el alimento dañino por completo de tu dieta durante 12 semanas. Con frecuencia, un alimento problemático primario, como el gluten o los lácteos, puede desencadenar reacciones a muchos otros alimentos. Una vez que eliminas el detonador, los otros alérgenos no te afectarán tanto. En la mayoría de los casos, 12 semanas es más que suficiente para permitir que la inflamación ceda. Después de eso, es probable que puedas volver a consumir el alimento en pequeñas dosis. Sugiero limitar el alimento problemático a una o dos veces por semana, de modo que no reinicies el ciclo de inflamación y enfermedad.

Si después de 12 semanas sigues reaccionando a ese alimento, elimínalo de tu vida para siempre, o consulta a un médico o nutriólogo especializado en el manejo de alergias alimenticias.

Reintroduciendo los pecadillos

Los pecadillos son placeres ocasionales, no la base de una alimentación saludable. Algunas buenas opciones son el chocolate amargo, el pudín de semillas de chía con jarabe de maple, el helado de coco y moras con miel (elaborado con crema y leche de coco) y las galletas de harina de almendra hechas con chispas de chocolate. Encontrarás más opciones dulces en *La solución del azúcar en la sangre*.

Recuerda prestar atención a lo que dice tu cuerpo y registrar tus reacciones. Si notas que algo desencadena antojos o que experimentas alguna otra reacción adversa, es señal de que debes bajarle a los pecadillos.

El viaje continuo

Como en todos los viajes, puede haber ocasiones en las que te desvíes del camino. Quizá haya circunstancias inesperadas, distracciones o presiones que te alejen del plan. Si esto ocurre, tente paciencia. Reconoce lo que ocurrió y vuelve al plan sin juzgarte ni avergonzarte. Si te has alejado demasiado, recomiendo volver a iniciar el plan de 21 días de *Come grasa y adelgaza* para reiniciar tu organismo y volver al buen camino. Verás entonces que, en poco tiempo, volverás a sentirte de maravilla. Desviarse es algo fácil de resolver, porque ahora conoces bien el camino de regreso a casa.

CUARTA PARTE

Recetas y consejos de cocina de *Come grasa y adelgaza*

He aprendido que todo sobre la cocina es conexión entre nosotros y otras especies, otros tiempos, otras culturas (tanto humanas como microbianas), pero, en especial, otras personas. Cocinar es una de las formas más hermosas que toma la generosidad humana; eso ya lo intuía. Pero descubrí que la mejor cocina es también una forma de intimidad.

—Michael Pollan, *Cocinar. Una historia natural de la transformación*

15

Cocina simple y saludable
para principiantes

Como tú, yo siempre estoy ocupado. De verdad. Mi trabajo es muy satisfactorio, pero también es muy demandante. Soy fundador y director del centro The Ultra Wellness Center en Lenox, Massachusetts, y recientemente inauguré el Centro de Medicina Funcional de la Clínica Cleveland, el cual crece y se expande día con día. Viajo de Massachusetts a Ohio y de regreso por lo menos dos veces al mes. He escrito una docena de libros a lo largo de los años.

Soy presidente del consejo del Institute for Functional Medicine, donde ayudo a enseñar y apoyo el desarrollo de entrenamientos para la nueva generación de practicantes de la medicina funcional. También soy padre soltero y me hago cargo de cuatro niños (mis dos hijos y los de mi hermana, pues ella falleció hace unos años), ¡y de un perro!

No te digo todo esto para que pienses que soy un superhumano, ¡porque no lo soy! Te digo todo esto para disipar el mito de que no puedes cuidarte a ti mismo en medio de una vida ocupada. Además de todo lo que te mencioné, me ejercito regularmente, duermo ocho horas cada noche (bueno, la mayoría de las noches), y me aseguro de alimentarme bien incluso cuando estoy de viaje enseñando y dando conferencias. Créeme, si yo puedo hacerlo, tú también.

No obstante, preparar comida saludable es una habilidad como montar en bicicleta o conducir un automóvil. Toma poco tiempo aprender, pero no es difícil. Todo lo que necesitas son unas técnicas simples, herramientas básicas y un plan. Estos días ya no hay excusa. Puedes incluso aprender a cocinar viendo videos en YouTube. Simplemente tecleas "cómo sofreír un salmón" en el buscador y en tres minutos puedes aprender a preparar el pescado perfecto.

Las comidas saludables pueden ser sencillas y fáciles de preparar para cuando tienes poco tiempo y tu horario está apretado. Yo no tengo tiempo para preparar recetas elaboradas, por lo que he aprendido a preparar tres comidas al día en sólo 30 minutos. Sí, así es: tres comidas en sólo 30 minutos. Aquí te muestro cómo:

Para el desayuno preparo una licuado de proteínas y granos enteros (encontrarás algunas de mis recetas favoritas en las páginas 334 a 342). La clave es tener todos los ingredientes listos para echarlos a la licuadora. Tiempo de preparación: de tres a cinco minutos.

Para la comida preparo una ensalada (con hortalizas verdes y demás verduras lavadas previamente para ahorrar tiempo). Mi combinación favorita es arúgula, aguacate, una lata de salmón silvestre, tomate cherry (¡así no tienes que picar!), y semillas de calabaza espolvoreadas por encima. El aderezo es una mezcla de aceite de oliva extravirgen, vinagre balsámico, sal y pimienta. Tiempo de preparación: entre cinco y 10 minutos, máximo.

Para la cena cocino un filete de pescado, una chuleta de cordero, carne de res alimentada con pasto o pollo orgánico en una sartén con un poco de aceite de coco. Para mis verduras, sofrío verduras picadas como *bok choy* o brócoli con ajo (el que ya está pelado, para ahorrar tiempo), y sirvo todo eso con un camote (que horneé la noche anterior y sólo lo recaliento) con sal y un poco de mantequilla de vaca alimentada con pasto. Súper simple, delicioso y te lleva tan sólo 15 minutos. Menos tiempo del que te toma ir al restaurante y ordenar para llevar.

En las siguientes páginas te daré algunas ideas básicas para cocinar de forma sencilla, que junto con las recetas de *Come grasa y adelgaza* te ayudarán a transformar tu cocina en tu nuevo puesto de comida favorito.

Planea tus comidas de la semana

El ingrediente más importante de cualquier dieta saludable es la planeación. Si no planeamos, nos vemos tentados a tomar decisiones poco saludables debido a la desesperación. Piensa: ¿cuántas veces te has visto a las seis de la tarde sin un plan para cenar o sin ingredientes para hacer una comida saludable? Muchas veces, eso hace que consumas alimentos para llevar, comida rápida o comida preenvasada y preparada... ¡y luego viene el arrepentimiento!

La forma más fácil de hacer un plan de comidas saludable es armarlo el fin de semana. Haz una lista —por escrito— de las cosas que vas a cocinar todos los días de la siguiente semana (y si sabes que vas a ir a cenar a algún restaurante en particular, qué vas a ordenar). Empieza con la cena, pues usualmente es la comida más difícil de preparar. Planea uno o dos tipos de verduras, una fuente de proteínas, grasas saludables y tal vez una ensalada de hojas verdes como verduras extra en cada comida. Con este marco básico no te puedes equivocar.

Elige primero tus proteínas: pollo, pescado, camarones, res, cordero, pavo, pato, etcétera. Tal vez tu lista de la semana tiene uno o dos platillos con pollo, uno o dos platillos de mariscos, uno de res, uno de cordero o pavo y uno vegetariano con tofu o *tempeh*, por ejemplo.

A continuación elige tus verduras. Elige una o dos verduras cocidas de la lista de verduras básicas en las páginas 316 y 317, junto con una ensalada. Como regla general, es deseable siempre tener muchas hortalizas de hoja verde a la mano. Las ensaladas prelavadas te ahorran tiempo y pueden ser un poco más caras, pero puedes comprar cabezas de lechuga oscura, lavarlas, secarlas y refrigerarlas en contenedores para tener ensaladas rápidas.

Haz lo mismo para las comidas de la semana. Escribe una lista de hortalizas verdes frescas, verduras, nueces, y otras proteínas que puedes agregar a una ensalada para prepararlas con antelación y guardarlas en un contenedor para llevarlas contigo. O elige alguna de las recetas sencillas de las páginas 360 a 374 y consigue todos los ingredientes necesarios.

Planear el desayuno también es muy sencillo. Elige algunas de las deliciosas recetas de licuados de las páginas 334 a 342 y compra los ingredientes que necesites. El pudín de desayuno de chía y moras es otra opción sencilla que puedes hacer con antelación y disfrutar por un par de días. Siempre es una buena idea tener huevos a la mano, porque los preparas en pocos minutos (los huevos también son muy buenos para servir en la cena en un momento de apuro, si es una noche en la que tienes muy poco tiempo).

De verdad sugiero que te des tiempo de escribir tus planes de comidas semanales, en lugar de sólo tener una vaga idea de lo que prepararás. Esto evita que tengas que adivinar o sacarte recetas de la manga al último momento y te permite disfrutar tus comidas en lugar de estresarte por ellas.

Cómo cocinar verduras

Éstas son algunas técnicas sencillas que te permitirán poner verduras en la mesa en cuestión de minutos sin una receta. Antes, sin embargo, ¡vuélvete un experto en verduras! Aquí tienes algunos consejos esenciales:

- Para un mejor sabor y máxima nutrición, no cuezas de más tus verduras. Muchas se pueden disfrutar crudas o ligeramente cocidas.
- Dale el toque final a tus verduras con un poco de aceite de oliva, aceite de coco, aceite de ajonjolí, mantequilla clarificada derretida o ghee para darles sabor y aportar grasas buenas. Puedes probar también con una porción de alguna de las salsas en la sección de recetas.
- Las nueces picadas y las semillas son una buena manera de aportar grasas buenas a las verduras básicas, así como algo crujiente. Para dar más sabor al platillo y hacerlo más atractivo, agrégale hierbas frescas picadas y una pizca de sal de mar, pimienta, o una sal gourmet como sal de mar con trufa.

Éstos son los puntos básicos que necesitas para preparar todas tus verduras de manera rápida y sencilla:

BLANQUEAR (COCINAR RÁPIDAMENTE EN AGUA HIRVIENDO)

Llena una olla grande con tres cuartas partes de agua y ponla a hervir. Agrega 1 cucharadita de sal. Añade las verduras y cuécelas de uno a tres minutos o hasta que estén tiernas y crocantes Sirve inmediatamente. Las verduras también pueden cocinarse con antelación. Cuando lo hagas, sumerge las verduras en un tazón con agua helada para detener el proceso de cocción, escurre, seca y refrigera. Recalienta cuando lo necesites.

ASAR

Precalienta el asador a temperatura alta con la rejilla del hornillo en el segundo nivel de arriba abajo. Acomoda las verduras en una bandeja para hornear con bordes. Rocía con aceite de oliva, sal de mar y pimienta. Asa las verduras hasta que estén tiernas y crocantes. Si se necesita, dales vuelta una vez. La mayoría de las verduras se cuece entre tres y cinco minutos. Comprueba su cocción pinchando con la punta de un cuchillo para pelar bien afilado.

ASAR A LA PARRILLA

Calienta una parrilla o un asador de gas de exterior con la rejilla limpia a fuego alto. Pon un poco de aceite con una brocha para que nada se pegue. Coloca las verduras en la parrilla y cuécelas, dales vuelta una vez, hasta que estén doradas pero no aguadas. Si utilizas un asador, una cesta para parrilla antiadherente es ideal. Muchas verduras, como el calabacín, los champiñones, los tomates y las cebollas pueden ensartarse en una brocheta y luego asarse.

HORNEAR

Precalienta el horno a 425 °F. Forra una bandeja para hornear con papel encerado o papel aluminio para que te sea más fácil limpiar. Pon las verduras con aceite de oliva y sazona con sal de mar y pimienta.

CONSEJOS PARA COMPRAR, PREPARAR

- **Espárragos:** Un atado o una libra generalmente alcanza para cuatro personas. Selecciona los tallos que tengan las puntas frescas y compactas (que no estén secas o raídas). Corta la parte inferior de los tallos y coloca el tallo verticalmente en un contenedor grande con una pulgada de agua. Cubre los tallos con papel plástico y refrigera hasta que necesites cocinarlos. Antes de cocinarlos, corta la parte dura inferior de los tallos. Puedes cocinar los tallos completos o cortarlos tamaño bocado para cocerlos al vapor.
- **Brócoli:** 16 onzas de floretes en bolsa o un tallo de brócoli rinde para cuatro personas. Elige un brócoli verde brillante (sin manchas cafés o amarillas), que se sienta firme al tacto, no suave ni aguado. Guárdalo en una bolsa hermética hasta por una semana en el cajón de verduras. Las bolsas de floretes ya están listas para cocinarse. Puedes también cortar los floretes del tallo de brócoli, dejando algo del tallo, y luego cortarlo en piezas tamaño bocado.
- **Broccolini:** Dos manojos rinden para cuatro personas. Selecciona manojos que sean firmes al tacto, no suaves ni aguados y de color verde brillante (no pasa nada si tiene algunas flores amarillas). Almacénalo en una bolsa hermética dentro del cajón de las verduras hasta por cuatro días. Para prepararlo, corta un poco de la parte inferior del tallo y rebana los tallos gordos por la mitad, o bien déjalos enteros (todo el tallo es comestible).
- **Coliflor:** Una cabeza grande alcanza para dos o cuatro personas, dependiendo del hambre que tengan. Las cabezas (de cualquier color) no deben tener manchas cafés; si las tienen, ya

Acomoda las verduras sin que se encimen en la bandeja y hornéalas hasta que queden tiernas y crocantes, y los bordes estén dorados. El tiempo de cocción varía según la verdura. Los espárragos tardan de tres a cuatro minutos únicamente, mientras que la coliflor o el brócoli pueden tardar hasta 20 o 30 minutos, y los tubérculos 45 minutos. Mientras más pequeñas sean las piezas, se cocinarán más rápido, pero no las cortes demasiado pequeñas porque se cocinarán muy rápido y se quemarán.

pasaron su pico nutritivo. Elige cabezas que tengan un montón de hojas verdes. Almacénalas en una bolsa hermética en el refrigerador hasta por una semana. Para preparar, corta los floretes de la cabeza, deja un poco del tallo, y luego corta en piezas tamaño bocado.

- **Ejotes:** De 12 a 16 onzas rinden para cuatro personas. Elige ejotes frescos y gorditos que no tengan manchas negras (los ejotes franceses delgados, llamados judías verdes, son los más tiernos). Los ejotes duran en el refrigerador entre cuatro y cinco días, en una bolsa hermética. Antes de cocinar, corta la punta superior del ejote y deja la punta que parece colita (la punta que no estaba unida a la planta).

- **Chícharo japonés:** De 12 a 16 onzas alcanzan para cuatro personas. Selecciona los que tengan chícharo fresco y gordito, que estén firmes, no marchitos. Puedes almacenarlos en una bolsa de tres a cuatro días en el refrigerador, idealmente en el cajón de las verduras. Para prepararlos, corta la punta superior y jala el lado para remover la fibra dura.

- **Calabacín:** 1 ½ libras rinden para cuatro personas. Elige calabacines verdes o amarillos que tengan la piel firme, suave y brillante. Los calabacines más pequeños contienen menos semillas que sus contrapartes de mayor tamaño; una calabaza más grande puede saber amarga. Los calabacines duran de cuatro a cinco días en el refrigerador, idealmente dentro del cajón de las verduras. Para prepararlos, corta la punta del tallo y corta en cuartos o a lo largo y luego pica en trozos pequeños (o puedes hacer fideos de calabacín con un cortador en espiral).

SALTEAR

Calienta una sartén grande (de 12 pulgadas) a fuego medio. Agrega una cucharada de aceite de coco, ghee, o aceite prensado en frío de ajonjolí a la sartén. Cuando el aceite esté caliente, añade las verduras, deja que se cocinen durante uno o dos minutos y muévelas. Los espárragos se cocinarán en sólo tres o cuatro minutos para que estén tiernos y crocantes, y las verduras más duras, como la coliflor, tomarán algunos minutos más.

COCER AL VAPOR

Pon una canasta vaporera en una olla grande (de cuatro o cinco cuartos). Llena la olla con bastante agua, que llegue justo por debajo de la vaporera. Tapa y deja hervir a fuego medio alto. Agrega las verduras a la vaporera, baja el fuego a medio y deja cocer hasta que queden tiernas y crocantes. La mayoría de las verduras tardan de dos a cinco minutos.

Cómo cocinar pollo, mariscos y carne

Cuando compres proteínas, planea de 4 a 6 onzas por persona si la proteína no tiene hueso ni piel. Cuando compres proteínas como pechuga de pollo con hueso, bistec con hueso o chuletas de cordero, generalmente deberías comprar la pieza completa. Si compras de más, las sobras son algo bueno y se pueden transformar en una comida rápida.

SALTEAR

Sazona con sal de mar, pimienta molida y tal vez con ajo o con otros sazonadores que te gusten. Calienta de 1 a 2 cucharadas de aceite de oliva en una sartén a fuego medio. Cuando la sartén y el aceite estén calientes (sin humear), coloca el pollo, pescado o carne en la sartén y sella hasta que se forme una costra dorada en un lado. Voltea las piezas y cocina del otro lado. No cocines de más las carnes o los pescados, pues se ponen duros y secos. Con el tiempo aprenderás a sentir cuando algo esté cocinado, pero para empezar, te recomiendo conseguir un termómetro de carne para medir las temperaturas. Sólo encaja el termómetro en la parte más gruesa de la carne. El pollo está cocinado cuando alcanza los 160 a 165 °F. El pescado está listo a 145 °F. La carne depende de tu preferencia, de 130 a 135 °F para un punto medio-crudo, o de 140 a 145 °F para término medio. La carne molida debe cocinarse a 165 °F. Si las piezas son gruesas, el pollo (como las pechugas con hueso), los bisteces e incluso los filetes gruesos de pescado pueden quedar listos en tan sólo unos minutos en el horno caliente (400 a 425 °F).

ASAR O ASAR A LA PARRILLA

Para asar, precalienta el asador, la parrilla o el asador de gas para el exterior a temperatura alta hasta que esté caliente. En el caso del asador, coloca la rejilla en el segundo nivel de arriba abajo del horno. Rocía un poco de aceite de oliva en la carne, pollo o pescado y sazona con sal de mar y pimienta negra molida, y otros sazonadores que te gusten. Para el asador, coloca la carne en una bandeja para hornear con bordes forrada con papel aluminio y asa, da vuelta una o dos veces a la comida hasta que esté cocinada de forma uniforme y según las temperaturas que te enlisté en la sección anterior.

Para asar a la parrilla, baja la temperatura a media-alta y coloca la comida en la parrilla caliente. Deja que un lado se dore y le salgan las marcas de la parrilla, luego voltea y baja la temperatura. Puede ser que el segundo lado no tarde tanto tiempo en cocinarse.

Los tiempos dependerán del tipo de proteína y el grosor de lo que estés cocinando. El pescado debería tardar de siete a 10 minutos, la pechuga de pollo sin hueso tarda de 12 a 15 minutos y el tiempo de los bisteces varía. Si la parte exterior se está cocinando de más, mueve las piezas a un lado menos caliente de la parrilla en lo que se termina de cocinar. (Nota: las comidas pequeñas como el camarón se cocinan muy rápido en el asador o en la parrilla. En cuanto el primer lado se ponga rosa, voltéalo y cocina por otro minuto o hasta que el segundo lado también se ponga rosa. No los cocines de más, y mantenlos tiernos.)

Ya sea que ases en el asador o ases a la parrilla, recuerda no carbonizar tu comida para asegurarte de evitar la exposición a componentes tóxicos.

Consejos para las compras

Las siguientes son mis estrategias favoritas para hacer la compra de alimentos lo más sencilla posible. Igual que cocinar saludablemente, comprar saludablemente no tiene que ser una carga si estás equipado con la información adecuada (¡y las listas adecuadas!).

COMPRA PRODUCTOS FRESCOS

- Compra tantos productos orgánicos como puedas. Si los precios o la disponibilidad suponen un problema, utiliza las listas de Dirty Dozen y de Clean Fifteen para guiarte.
- Compra productos de temporada para conseguir los mejores precios y disponibilidad.
- Compra en mercados locales.
- Para ahorrar dinero, pon atención a las rebajas y utiliza cupones.
- Si se almacenan correctamente, la mayor parte de los productos pueden durar casi una semana en tu refrigerador, así que planea de forma inteligente y ahorra tiempo en la tienda.
- Productos como las cebollas, los chalotes y el ajo se mantienen bien en una alacena seca y fresca; así es sencillo tenerlos a la mano.
- Compra hierbas frescas o intenta cultivar algunas propias para ahorrar dinero y tenerlas disponibles de forma instantánea.
- Las ensaladas verdes empaquetadas ahorran tiempo. También puedes comprar cabezas de lechuga frescas, lavarlas y secarlas, y empaquetarlas para la semana. Si compras un paquete, asegúrate de leer las etiquetas para conocer las fechas de caducidad y elegir sabiamente.
- Me encantan los aguacates por sus grasas buenas, sabor cremoso y textura parecida a la mantequilla. Puedes comprar algunos duros y dejar que maduren en la mesa de la cocina, o algunos suaves que se hundirán un poco si presionas suavemente, los cuales estarán listos para comer. No los compres si están demasiado suaves y blandos.

COMPRA DE COMESTIBLES

Con estos alimentos básicos saludables en tu alacena, te sorprenderás de todos los platillos deliciosos y nutritivos que puedes crear.

- Aceites y grasas: El aceite de oliva extravirgen, el aceite de aguacate y el aceite de coco extravirgen serán tus pilares.

También puedes utilizar mantequilla clarificada o ghee, o aceite de ajonjolí.

- Frutos secos: Almendras crudas, castañas, nueces de Castilla, piñones, pecanas, nueces de macadamia (cacahuates no).
- Semillas: Cáñamo, chía, semilla de girasol, ajonjolí y linaza.
- Mantequilla de nueces y semillas: Mantequilla de castañas, de almendra, de girasol y de coco, puras.
- Harinas: Harina de almendra blanqueada y harina de coco.
- Leches: Leche de almendra, de coco (sin azúcar ni aditivos). Revisa las páginas 343 a 346 para aprender a preparar tus propias leches, pues es la mejor opción.
- Caldos: Bajos en sodio o sin sodio, congelados o envasados, de verduras, de res y de pollo (es mejor si son caseros, pero si los compras, asegúrate de leer las etiquetas para revisar si tienen aditivos).
- Hierbas secas y especias:
  — Sal de mar, pimienta negra molida y ajo. La pimienta blanca también está bien, en caso de que no quieras que se vean partículas negras, aunque el sabor es ligeramente diferente al de la pimienta negra.
  — Hierbas secas como orégano, albahaca, tomillo, romero, hojas de laurel, condimentos italianos y hierbas provenzales.
  — Especias como el comino, cilantro, cúrcuma, pimienta de Jamaica, chile ancho en polvo, chipotle, pimentón, pimentón ahumado, canela, hojuelas de chile rojo, nuez moscada, jengibre (fresco, seco, y en puré orgánico envasado; refrigera el fresco y el puré una vez abiertos), azafrán.
- Condimentos:
  — Mostaza Dijon (busca alguna mostaza pura, sin azúcar ni químicos).
  — Alcaparras.
  — Tamari bajo en sodio (salsa de soya sin gluten).
  — Vinagres: Balsámico, de arroz sin condimentos, de vino tinto, de vino blanco, de jerez y de champán.

— Aceitunas griegas sin semilla.

— Levadura nutricional (aunque suene extraña, es muy buena para ti y tiene un delicioso sabor parecido al queso).

CONGELADOS

* Moras congeladas: Moras azules, frambuesas, moras negras, puré de *açai* sin endulzar.
* Verduras orgánicas congeladas (si no cuentas con verduras frescas, no están disponibles localmente o no es temporada).
* Camarones y otros mariscos congelados.
* Carnes de animales alimentados con pasto congeladas (res, bisonte, cordero), pollo y pavo orgánicos, y pescado limpio. Revisa la página web de Natural Resources Defense Council (www. nrdc.org [en inglés]) para pescado bajo en mercurio.

Herramientas de cocina básicas

Invierte en buenas herramientas de cocina para que cocinar sea lo más fácil y lo más eficiente posible. Aquí están los básicos que sugiero que todos tengan en su cocina.

CUCHILLOS

Unos buenos cuchillos te duran para toda la vida y valen la inversión. Elige cuchillos que se acomoden a tu mano (puedes probarlos en una tienda de cuchillos o de artículos de cocina). No compres un set, pues a menudo tendrá cuchillos que no utilizarás; cómpralos individualmente. Sugiero empezar por un cuchillo francés o de chef de ocho a nueve pulgadas, un cuchillo para pelar y un cuchillo Santoku (un cuchillo multifuncional de estilo japonés sin el que yo no puedo vivir) de siete pulgadas. También puedes sumarle un cuchillo jamonero, un cuchillo para filetear para quitarle la piel al pescado y un cuchillo de chef de 10 pulgadas para trabajos más grandes.

Para mantener tus cuchillos afilados, guárdalos en una base o en un cajón forrado para proteger las cuchillas. Llévalos a sacar filo con un profesional un par de veces al año y nunca los laves en el lavavajillas.

OLLAS Y SARTENES

Los tamaños que compres deben depender de para cuántas personas cocinas generalmente; una familia de dos miembros y una de seis tienen necesidades diferentes. Compra sartenes que se sientan pesadas, pues el peso conduce el calor. Buenas ollas y sartenes bien cuidadas durarán muchos años. Sugiero que tengas lo siguiente en tu cocina:

- Una sartén de acero inoxidable de 11 a 12 pulgadas con los lados inclinados.
- Una sartén antiadherente que no sea de teflón, como de cerámica. Pequeñas, como de ocho a nueve pulgadas, son buenas para hacer huevos revueltos, omelets, y sellar pescado y alimentos delicados. Una sartén de 11 a 12 pulgadas es buena para cantidades más grandes de comida. Si tienes sartenes antiadherentes que estén ralladas o descamadas, invierte en nuevas.
- Sartenes para saltear de acero inoxidable con los lados rectos. Una de tres a cuatro cuartos es de buen tamaño. Para familias grandes, agrega una de seis cuartos.
- Cacerolas: de dos, de cuatro y de cinco cuartos son buenos tamaños básicos.
- Hornos holandeses: de hierro fundido esmaltado en tamaños de 3½ cuartos y 5½ cuartos.
- Una sartén para freír tradicional de hierro fundido (curada) de 10½ pulgadas es un clásico, versátil y barato, pero nunca la laves con jabón. Con un cuidado especial, te durará toda la vida.
- Una parrilla antiadherente te dará marcas de asador cuando el clima no te deje asar al exterior o si no tienes acceso a un asador de gas.
- Una olla de ocho a 10 cuartos para tandas grandes de sopa y de caldo casero.

- Bandejas para hornear con bordes, una de media hoja y una de un cuarto de hoja; de preferencia compra bandejas pesadas que no se deformen.

OTRAS HERRAMIENTAS
Además, recomiendo las siguientes herramientas útiles:

- Una buena licuadora de alta velocidad; son muy buenas para preparar licuados rápidos y saludables
- Un procesador de alimentos tamaño estándar (no mini) con diferentes opciones de cuchillas
- Prensa de ajo
- Pelador de verduras
- Rallador
- Un exprimidor de cítricos manual
- Un abrelatas manual
- Un juego de tazas medidoras para productos secos
- Tazas medidoras para productos líquidos; tamaños de una, dos y cuatro tazas
- Un juego de tazones para mezclar de vidrio o acero inoxidable
- Un juego de cucharas medidoras, de preferencia de acero inoxidable
- Un rallador de cuatro caras con agujeros de buen filo (busca un modelo que se doble y quede plano)
- Coladores grandes y pequeños de malla fina
- Escurridor
- Vaporera o rejilla vaporera que quepa dentro de ollas y sartenes
- Pinzas para quitar espinas de pescado
- Espátulas de silicón flexible
- Espátula plana de pescado
- Pinzas de cocina
- Agitadores de alambre —un agitador de globo y otros pequeños para comidas como vinagretas y huevos—
- Cucharas de madera

- Tablas para picar de madera o de fibras de madera ecológicas (por ejemplo, de bambú), una para los productos frescos y otra para las proteínas crudas
- Termómetro de cocina digital
- Varios temporizadores de cocina

ALMACENAMIENTO Y SUMINISTROS

Por último, sugiero:

- Papel encerado natural, en rollos o en hojas precortadas
- Papel aluminio de uso rudo
- Toallas de cocina de tela
- Contenedores de vidrio con tapa que selle en una variedad de tamaños para almacenar la preparación y las sobras

Tómate tu tiempo para establecerte en la cocina. De verdad es una de las claves esenciales para lograr comer saludablemente, no sólo durante los siguientes 21 días, sino para toda la vida. Puede ser que tengas que gastar un poco de dinero y tiempo extra para conseguir los suministros que necesitas, pero velo como una inversión a largo plazo en tu salud y en el control de tu peso. Bien vale la pena.

Ahora vamos con las recetas, que te demostrarán que comer saludablemente es más fácil —y mucho más delicioso— de lo que crees.

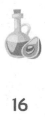

16

Las recetas

BOTANAS

Salsa romesco española con verduras 331

Crema de aguacate con verduras picadas. 332

LICUADOS Y MÁS

Licuado verde de desayuno del doctor Hyman 334

Café antibalas 335

Latte de vainilla sin café 335

Licuado verde. 336

Licuado rubí. 337

Licuado sueño paradisiaco 338

Licuado de jengibre 339

Licuado triple verde 339

Licuado dicha de cacao. 340

Licuado de cacao y moras del Amazonas. 341

Licuado de kiwi-limón 342

Leche de coco. 343

Leche de almendra 344

Leche de nuez de la India 345

Pudín de desayuno de chía y moras 346

HUEVOS Y PANCAKES

Frittata de brócoli y salchicha 348
Pancakes Dutch baby sin cereal
   con hojas de diente de león salteadas 350
Huevos a la mexicana 352
Omelette rápido de aguacate y hierbas 354
Kale y pimientos salteados con huevos pochados 355
Pancakes de almendra con moras 357

ENSALADAS

Ensalada de camarones al limón y eneldo con aguacate 360
Ensalada de pollo rostizado, frambuesa y nuez de Castilla 362
Ensalada Cobb californiana con kale 363
Ensalada de huevos al curry
   (y cómo preparar huevos duros perfectos) 365
Ensalada de arrachera bistró con ejotes *baby* 367
Ensalada de pollo picado y palmitos
   con aderezo cremoso de hierbas 369
Ensalada mediterránea de chuletas de cordero
   y espinaca con pesto griego 370
Ensalada básica con vinagreta 372

POLLO, PAVO Y PATO

Hamburguesas de jitomate seco y pavo con crema de aguacate . . . 375
Pechuga de pollo rápida con salsa romesco española 377
Pechuga de pollo pochada 379
Wraps de lechuga y pavo con salsa cremosa
   de nuez de la India y limón 380
Muslos de pollo a la griega con alcachofas y aceitunas 382
Pechuga de pato sellada crujiente
   con salsa de mora azul y vinagre balsámico 384
Pollo estofado con salsa cremosa de nuez de la India 386

RES Y CORDERO

Pimientos rellenos de res y verduras 389
Shepherd's pie de cordero especiado y verduras. 391
Wraps de res con guacamole 394

MARISCOS

Almejas al curry de coco con fideos de calabacín. 396
Salmón sellado a las cinco especias
     con col y ajonjolí salteados. 399
Bacalao negro al teriyaki con espárragos al ajonjolí 401
Camarón con jengibre estilo asiático
     con dip cremoso de almendra 403
Filetes de pescado empanizados
     con macadamia y coco 405
Vieiras a la parrilla con vinagreta
     de limón y alcaparras 406
Filetes de salmón al vapor con alioli de limón 408

SOPAS Y ESTOFADOS

Caldo de hueso y verduras del doctor Hyman 411
Estofado caribeño picante de *tempeh* 412
Crema de almejas 415
Estofado de res bistró y verduras. 417
Crema de champiñones y hierbas 419

SALSAS

Salsa de queso sin queso 422
Salsa de almendra 423
Crema de aguacate 424
Salsa holandesa cremosa licuada 425
Mayonesa casera 426

ACOMPAÑAMIENTOS Y VERDURAS

Hinojo a la parrilla 429

"Arroz" de coliflor y hierbas 430

Cebolla morada caramelizada en el horno 432

Camotes con romero y ajo 433

Ensalada de col y brócoli al limón 434

Ensalada de listón de calabacín crudo, tomate y aguacate 436

BOTANAS

🍵 Salsa romesco española con verduras

✓ RINDE: 1¾ TAZAS, APROXIMADAMENTE

TIEMPO DE PREPARACIÓN: 5 MINUTOS

La romesco es una salsa clásica de la región de Cataluña en España. Va muy bien con pescado o pollo y también como un dip para verduras crudas. Para agregarle una capa más de sabor, utiliza pimentón ahumado. Si quieres que tu salsa esté más líquida, agrega leche de almendra. Si quieres una salsa espesa, sigue la receta tal como está.

INGREDIENTES

½ taza (3 onzas) de almendras enteras

3 dientes de ajo pelados

½ frasco de 16 onzas de pimientos rojos asados

2 jitomates (8 onzas), cortados en cuartos

¼ de taza de cebolla finamente picada

3 cucharadas de aceite de oliva

1½ cucharaditas de pimentón, regular o ahumado

1 cucharadita de vinagre de vino tinto o de jerez

¼ de cucharadita de sal de mar

¼ de cucharadita de pimienta negra molida

INSTRUCCIONES

1. Arma el procesador de alimentos con la cuchilla de acero. Con el procesador encendido, agrega las almendras y los dientes de ajo por el tubo alimentador. Procesa hasta que todo esté molido, de 20 a 30 segundos.
2. Saca la mitad de los pimientos del frasco, que sumen de 5 a 6 onzas. Enjuaga los pimientos y quítales las semillas, y pícalos en trozos. Agrégalos al procesador junto con los jitomates, la cebolla, el aceite, el pimentón, el vinagre, la sal y la pimienta. Procesa todos los ingredientes, de 1 a 2 minutos, hasta obtener una salsa de consistencia suave.
3. Sirve junto con tus verduras no almiláceas favoritas (apio, chícharo japonés, coliflor, brócoli, etcétera).

Información nutricional por porción (1 taza de verduras, ⅓ de taza de salsa): calorías: 150, grasas: 13 g, grasas saturadas: 2 g, colesterol: 0 mg, fibra: 4 g, proteína: 3 g, carbohidratos: 7 g, sodio: 170 mg

Crema de aguacate con verduras picadas

RINDE: APROXIMADAMENTE 1 TAZA

TIEMPO DE PREPARACIÓN: 5 MINUTOS

Un cremoso y rico aguacate hecho puré con una suave mayonesa de aguacate y limón que resulta en un aderezo increíble para hamburguesas o pollo, y un dip que puedes comer como botana con verduras picadas.

INGREDIENTES

1 aguacate maduro, pelado y sin semilla

¼ de taza de mayonesa orgánica (si quieres una casera, mira la receta de **Mayonesa casera** en la página 426)

1 cucharada de jugo de limón fresco

2 pizcas de sal de mar

INSTRUCCIONES

1. Coloca el aguacate, la mayonesa, el jugo de limón y la sal en el tazón de un procesador de alimentos armado con la cuchilla de acero y muele hasta obtener una consistencia suave y cremosa.
2. Sirve junto con tus verduras frescas favoritas.

Información nutricional por porción (1 taza de verduras, ⅓ de taza de salsa): calorías: 180, grasas: 18 g, grasas saturadas: 3 g, colesterol: 25 mg, fibra: 4 g, proteína: 2 g, carbohidratos: 6 g, sodio: 115 mg

LICUADOS Y MÁS

🥛 Licuado verde de desayuno del doctor Hyman

✓ RINDE: 1 PORCIÓN

TIEMPO DE PREPARACIÓN: 5 MINUTOS

INGREDIENTES

1 limón, en cuartos (lavado y sin pelar)

1 aguacate entero, pelado y sin semilla

2 tallos de apio

2 tazas de espinaca

½ manojo de perejil

½ manojo de cilantro

1 pepino orgánico (lavado y sin pelar)

1 cucharadita de aceite de oliva extravirgen orgánico

Una pizca de sal de mar

Agua (la suficiente para adquirir la consistencia deseada)

INSTRUCCIONES

1. Coloca todos los ingredientes en la licuadora y licua hasta obtener una consistencia suave.

Información nutricional por porción (1 licuado): calorías: 420, grasas: 30 g, grasas saturadas: 5 g, colesterol: 0 mg, fibra: 23 g, proteína: 12 g, carbohidratos: 36 g, sodio: 180 mg

Café antibalas

RINDE: 1 PORCIÓN

TIEMPO DE PREPARACIÓN: 5 MINUTOS

Ésta es una versión de la receta de café antibalas de mi amigo Dave Asprey.

INGREDIENTES

2 tazas de café caliente (regular o descafeinado), idealmente recién hecho con granos orgánicos

2 cucharadas de mantequilla de vaca alimentada con pasto o ghee

2 cucharadas de aceite de coco extravirgen o 2 cucharadas de aceite MCT

½ cucharadita de canela orgánica molida o 1 cucharadita de polvo de cacao orgánico (opcional)

INSTRUCCIONES

1. Coloca todos los ingredientes en la licuadora y licua hasta obtener una consistencia cremosa y espumosa.

Consejo: para obtener mejores resultados, haz tu café utilizando un filtro de malla de metal o una prensa francesa.

Información nutricional por porción (2 tazas): calorías: 500, grasas: 54 g, grasas saturadas: 44 g, colesterol: 80 mg, fibra: 1 g, proteína: 0 g, carbohidratos: 1 g, sodio: 15 mg

Latte de vainilla sin café

RINDE: 1 PORCIÓN

TIEMPO DE PREPARACIÓN: 5 MINUTOS

Ésta es una increíble bebida mañanera para los que no quieren café, que te provee de grasas sin cafeína.

INGREDIENTES

2 tazas de agua filtrada caliente

2 cucharadas de mantequilla de vaca alimentada con pasto o ghee

2 cucharadas de aceite de coco orgánico o 2 cucharadas de aceite MCT

1 cucharadita de polvo de vainilla sin azúcar, o de extracto puro de
vainilla sin gluten y sin alcohol

½ cucharadita de canela orgánica molida y ¼ de cucharadita de
cardamomo (opcional)

1 cucharadita de polvo de cacao orgánico (opcional)

INSTRUCCIONES

1. Coloca todos los ingredientes en la licuadora y licua hasta obtener una consistencia cremosa.

Información nutricional por porción (2 tazas): calorías: 520, grasas:
54 g, grasas saturadas: 44 g, colesterol: 80 mg, fibra: 1 g, proteína:
1 g, carbohidratos: 2 g, sodio: 0 mg

🥤 Licuado verde

✓ RINDE: 1 PORCIÓN

TIEMPO DE PREPARACIÓN: 5 MINUTOS

Este licuado verde brillante es cremoso gracias al aguacate rico en nutrientes, una fuente excelente de los nueve aminoácidos esenciales que
nuestro cuerpo necesita para construir músculo, así como grasas ome-
ga-3, que son buenas para el corazón y el cerebro. El té verde, que está
lleno de compuestos bioactivos, nos ayuda a incrementar la quema de
grasas. Para el té verde, yo utilizo té verde matcha orgánico.

INGREDIENTES

1 taza de leche de almendra sin azúcar

¼ de taza de leche de coco entera

2 onzas (2 manojos grandes) de hojas de espinaca *baby*

½ aguacate pequeño

2 cucharadas de semillas de cáñamo

El jugo de 1 limón

1 sobre de té verde matcha (aproximadamente 1 cucharadita)

INSTRUCCIONES

1. Coloca todos los ingredientes en una licuadora y licua hasta obtener una consistencia suave y cremosa.

Información nutricional por porción (2 tazas aproximadamente): calorías: 480, grasas: 39 g, grasas saturadas: 7 g, colesterol: 0 mg, fibra: 12 g, proteína: 16 g, carbohidratos: 22 g, sodio: 65 mg

Licuado rubí

RINDE: 1 PORCIÓN

TIEMPO DE PREPARACIÓN: 5 MINUTOS

Este licuado de frambuesa con leche de almendra y mantequilla de almendras cremosa hará que tu día despegue con grasas buenas, antioxidantes y fitonutrientes.

Los lectores que tienen alergia a las nueces pueden usar leche de arroz, leche de cáñamo o leche de soya orgánica.

INGREDIENTES

1¼ tazas de leche de almendra sin azúcar

½ taza de frambuesas congeladas sin azúcar

2 cucharadas de linaza molida

2 cucharadas de mantequilla de almendras cremosa

1 cucharada de semillas de chía

1 cucharada de polvo de granada (lo puedes sustituir por 3 fresas)

INSTRUCCIONES

1. Coloca todos los ingredientes en la licuadora y licua primero a velocidad baja e incrementa hasta alcanzar velocidad alta.

2. Licua hasta obtener una consistencia cremosa y suave.

Información nutricional por porción (2 tazas): calorías: 430, grasas: 31 g, grasas saturadas: 2 g, colesterol: 0 mg, fibra: 15 g, proteína: 13 g, carbohidratos: 31 g, sodio: 320 mg

🥛 Licuado sueño paradisiaco

✓ RINDE: 1 PORCIÓN

TIEMPO DE PREPARACIÓN: 5 MINUTOS

Una forma cremosa y ligera de empezar el día con un toque de verduras verdes.

INGREDIENTES

¾ de taza de leche de almendra sin azúcar
¾ de taza de leche de coco entera
1 cucharadita de extracto puro de vainilla libre de gluten y sin alcohol (o polvo de vainilla sin azúcar)
1 cucharadita de canela molida
1 manojo de espinaca *baby*

INSTRUCCIONES

1. Coloca todos los ingredientes en la licuadora y licua hasta obtener una consistencia suave y cremosa.

Información nutricional por porción (1½ tazas): calorías: 250, grasas: 20 g, grasas saturadas: 10 g, colesterol: 9 mg, fibra: 5 g, proteína: 6 g, carbohidratos: 9 g, sodio: 55 mg

🥤 Licuado de jengibre

✓ RINDE: 1 PORCIÓN

TIEMPO DE PREPARACIÓN: 5 MINUTOS

Este cremoso y picante licuado bajo en calorías es una manera genial de empezar tu día y ponerte a quemar grasas. El jengibre también es muy bueno para la digestión.

INGREDIENTES

1½ tazas de leche de almendra o de nuez de la India
2 cucharadas de mantequilla de almendras crudas
2 cucharaditas de jengibre rallado
¼ de cucharadita de nuez moscada rallada
1 manojo de espinacas *baby* o de tus hortalizas de hoja verde
favoritas (opcional)

INSTRUCCIONES

1. Coloca todos los ingredientes en una licuadora y licua hasta obtener una consistencia suave y cremosa.

Información nutricional por porción (1½ tazas): calorías: 400, grasas: 31 g, grasas saturadas: 4 g, colesterol: 0 mg, fibra: 7 g, proteína: 13 g, carbohidratos: 19 g, sodio: 30 mg

🥤 Licuado triple verde

✓ RINDE: 1 PORCIÓN

TIEMPO DE PREPARACIÓN: 5 MINUTOS

Lleno de grasas de alta calidad con la leche de coco y el aguacate, este licuado verde brillante te ayuda a quemar grasa y mantenerte con energía.

INGREDIENTES

1½ tazas de leche de coco entera

½ aguacate pequeño

El jugo de 1 limón

1 manojo de hojas de espinaca *baby*

INSTRUCCIONES

1. Coloca todos los ingredientes en la licuadora y licua hasta obtener una consistencia suave y cremosa.

Información nutricional por porción (1½ tazas): calorías: 330, grasas: 29 g, grasas saturadas: 15 g, colesterol: 0 mg, fibra: 7 g, proteína: 4 g, carbohidratos: 14 g, sodio: 65 mg

🥤 Licuado dicha de cacao

✓ RINDE: 1 PORCIÓN

TIEMPO DE PREPARACIÓN: 5 MINUTOS

¡Amantes del chocolate, regocíjense! Tienen la oportunidad de beber un licuado de chocolate para el desayuno, y éste está lleno de grasas saludables y cremosas. El cacao no sólo aporta un gran sabor, sino que es una excelente fuente de antioxidantes, vitaminas y minerales.

INGREDIENTES

1 taza de leche de almendra o nuez de la India

½ taza de leche de coco entera

1 cucharada de polvo de cacao

1 cucharada de extracto puro de vainilla libre de gluten y sin alcohol

1 cucharada de mantequilla de coco

INSTRUCCIONES

1. Coloca todos los ingredientes en una licuadora y licua hasta obtener una consistencia suave y cremosa.

Información nutricional por porción (1½ tazas): calorías: 420, grasas: 33 g, grasas saturadas: 18 g, colesterol: 0 mg, fibra: 9 g, proteína: 10 g, carbohidratos: 17 g, sodio: 40 mg

🥤 Licuado de cacao y moras del Amazonas

✓ RINDE: 1 PORCIÓN

TIEMPO DE PREPARACIÓN: 5 MINUTOS

Este vistoso licuado morado te llenará de energía en la mañana con moras de *açai* del Amazonas y moras azules. El *açai*, además de ser una fuente rica de grasas saludables omega, provee vitaminas y minerales. El polvo de cacao, una excelente fuente de minerales, se contrapone con el sabor natural a cacao del *açai*.

INGREDIENTES

1 paquete (3.5 onzas) de puré de *açai* congelado sin azúcar
½ taza más dos cucharadas de agua filtrada
½ taza de leche de coco entera
⅓ de taza de moras azules congeladas
1 cucharada de semillas de cáñamo
1 cucharada de semillas de chía
1 cucharada de mantequilla de coco
1 cucharada de mantequilla de nuez de la India
1 cucharada de polvo de cacao natural

INSTRUCCIONES

1. Moja el paquete de *açai* congelado con agua fría de la llave durante unos segundos y trocéalo con tus dedos.
2. Abre el paquete y exprime el puré de *açai* dentro de la licuadora.
3. Agrega el resto de los ingredientes y licua hasta obtener una consistencia suave y cremosa.

Información nutricional por porción (2 tazas): calorías: 450, grasas: 37 g, grasas saturadas: 18 g, colesterol: 0 mg, fibra: 8 g, proteína: 10 g, carbohidratos: 24 g, sodio: 25 mg

🥤 Licuado de kiwi-limón

✓ RINDE: 1 PORCIÓN

TIEMPO DE PREPARACIÓN: 5 MINUTOS

Nunca imaginarías que la cremosidad y la proteína de este licuado vienen del tofu y de la mantequilla de nuez de la India. A ti sólo te sabrá a un toque de limón y de kiwi. El tofu es una gran fuente de proteínas.

INGREDIENTES

1 ¼ tazas de leche de almendra sin azúcar

3 ½ onzas de tofu suave orgánico, escurrido

2 kiwis pelados y cortados en cuartos

2 cucharadas de mantequilla de nuez de la India

2 cucharadas de semillas de cáñamo

El jugo de 1 limón

½ cucharadita de extracto puro de vainilla libre de gluten y sin alcohol o polvo de vainilla sin azúcar (opcional)

INSTRUCCIONES

1. Coloca todos los ingredientes en la licuadora y licua hasta obtener una consistencia suave y cremosa.

Información nutricional por porción (2½ tazas): calorías: 500, grasas: 30 g, grasas saturadas: 4 g, colesterol: 75 mg, fibra: 8 g, proteína: 19 g, carbohidratos: 41 g, sodio: 170 mg

Leches de especialidad

Hay muchas leches de especialidad maravillosas que son una alternativa a la leche de vaca. Aquí te presento tres básicas que cubren la mayor parte de las necesidades, a menos de que tengas una alergia a los frutos secos. Hacer tu propia leche en casa elimina los aditivos, endulzantes, espesantes y conservadores innecesarios que encuentras en las marcas comerciales.

¡Un nuevo triunfo para lo casero!

☐ Leche de coco

✓ **RINDE: 1 CUARTO**

TIEMPO DE PREPARACIÓN: 5 MINUTOS

Ésta es una manera sencilla para preparar tu propia leche de coco casera.

INGREDIENTES

1 lata (13.5 onzas) de leche de coco entera
2¼ tazas de agua filtrada

INSTRUCCIONES

1. Coloca la leche de coco y el agua en un contenedor de vidrio con una tapa que selle bien.
2. Agita o revuelve hasta que quede bien mezclado.
3. Refrigera y utiliza durante 4 o 5 días.

Información nutricional por porción (1 taza): calorías: 236, grasas: 25 g, colesterol: 0 mg, fibra: 0 g, proteína: 1 g, carbohidratos: 3 g, sodio: 35 mg

⊓ Leche de almendra

✓ RINDE 1¼ CUARTOS (SIN COLAR)

TIEMPO DE PREPARACIÓN: TODA LA NOCHE

PARA REMOJAR, MÁS 2 MINUTOS PARA LICUAR

Remoja las almendras durante toda la noche para suavizarlas, lo que hace que sea más fácil licuarlas. Remojarlas también libera nutrientes, lo que hace que sean más sencillos de absorber y digerir.

INGREDIENTES

1 taza de almendras crudas

4 tazas de agua filtrada, y agua adicional para remojar

INSTRUCCIONES

1. Coloca las almendras en un contenedor de cristal y agrega agua suficiente para cubrir las almendras 2 pulgadas por encima, aproximadamente.
2. Cubre y refrigera toda la noche o hasta 12 horas.
3. Escurre el agua con la que remojaste las almendras.
4. Agrega las almendras y las 4 tazas de agua a la licuadora. Empieza a licuar a velocidad baja y poco a poco incrementa la velocidad. Sigue licuando a velocidad alta durante 60 o 90 segundos.
5. Para obtener una leche más suave y fina, cuela la leche licuada con una bolsa para filtrar leche vegetal (las encuentras en línea o en tiendas orgánicas o de productos naturales) en un contenedor limpio o un tazón grande.
6. Exprime la bolsa para obtener tanta leche de la pulpa de las almendras como sea posible.
7. Cubre y refrigera la leche; úsala por espacio de 3 días.
8. Agita o revuelve bien antes de usar.

Información nutricional por porción (1 taza sin colar): calorías: 180, grasas: 15 g, grasas saturadas: 1 g, colesterol: 0 mg, fibra: 4 g, proteína: 6 g, carbohidratos: 6 g, sodio: 5 mg

Información nutricional por porción (1 taza colada): calorías: 90, grasas: 8 g, grasas saturadas: 1 g, colesterol: 0 mg, fibra: 2 g, proteína: 3 g, carbohidratos: 3 g, sodio: 5 mg

⎕ Leche de nuez de la India

⟋ RINDE: 1¼ CUARTOS

TIEMPO DE PREPARACIÓN: TODA LA NOCHE

PARA REMOJAR, MÁS 2 MINUTOS PARA LICUAR

Una vez que has remojado y licuado las nueces, esta leche es suave y cremosa (no hay necesidad de colarla).

INGREDIENTES

6 onzas de nueces de la India crudas

4 tazas de agua filtrada, y agua adicional para remojar

INSTRUCCIONES

1. Coloca las nueces en un contenedor y agrega agua suficiente para cubrirlas 2 pulgadas por encima, aproximadamente.
2. Deja remojar las nueces durante toda la noche tapadas en el refrigerador o en la mesa de la cocina.
3. A la mañana siguiente, enjuaga las nueces y colócalas en la licuadora.
4. Agrega las 4 tazas de agua. Empieza a licuar a velocidad baja y poco a poco incrementa la velocidad. Sigue licuando a velocidad alta por 60 o 90 segundos hasta que la leche esté suave y cremosa.

5. Cubre y refrigera la leche sin colar. Úsala por espacio de 3 o 4 días. Agita o revuelve bien antes de usar.

Consejo: para leche de sabor, extrae las semillas de 1 o 2 vainas de vainilla y agrégalas a la leche, o agrega canela molida u otra especia aromática antes de licuar la leche.

Información nutricional por porción (1 taza): calorías: 243, grasas: 18 g, grasas saturadas: 3 g, colesterol: 0 mg, fibra: 1.5 g, proteína: 7.6 g, carbohidratos: 13.7 g, sodio: 7 mg

🍵 Pudín de desayuno de chía y moras

✓ RINDE: 4 PORCIONES

TIEMPO DE PREPARACIÓN: 10 MINUTOS

Para apartarnos un poco de los licuados y los huevos, este pudín es casi como comer un postre. Prepáralo con antelación para un desayuno rápido y delicioso. Las semillas de chía aportan proteína, fibra, grasas saludables omega-3 y minerales importantes.

INGREDIENTES

1½ tazas de leche de coco entera

1½ tazas de leche de almendra sin azúcar

¾ de taza de semillas de chía

2 cucharaditas de extracto puro de vainilla libre de gluten y sin alcohol

2 cucharaditas de canela molida

2 tazas de moras frescas

¼ de taza de nuez de Castilla picada finamente, para decorar

¾ de cucharadita de nuez moscada (opcional)

INSTRUCCIONES

1. Coloca todos los ingredientes, menos las moras, las nueces y la nuez moscada en un tazón para mezclar grande y mezcla hasta que todo se incorpore.
2. Vacía la mezcla en 4 tazones o recipientes de 10 onzas.
3. Cubre y refrigera durante toda la noche para que el pudín se asiente y se vuelva cremoso.
4. Para servir, coloca ½ taza de moras encima del pudín y decora con 1 cucharada de nuez de Castilla picada y con la nuez moscada.

Información nutricional por porción (½ taza de pudín con moras): calorías: 430, grasas: 31 g, grasas saturadas: 12 g, colesterol: 0 mg, fibra: 15 g, proteína: 9 g, carbohidratos: 28 g, sodio: 95 mg

HUEVOS Y PANCAKES

|◉| **Frittata de brócoli y salchicha**

✓ RINDE: 4 PORCIONES

TIEMPO DE PREPARACIÓN: 20 MINUTOS

TIEMPO DE COCCIÓN: 20 MINUTOS

Con algunas verduras y salchicha italiana de pollo precocida, esta sabrosa y gratificante *frittata* puede estar sobre la mesa en menos de 45 minutos, es perfecta para un desayuno el fin de semana o una comida. Sirve con aguacate picado y moras frescas a un lado.

INGREDIENTES

6 onzas de floretes de brócoli de bolsa

2 salchichas italianas de pollo orgánicas, libres de nitratos, precocidas

1 poro pequeño

1 cucharada de mantequilla clarificada sin sal o ghee

8 huevos con omega-3 grandes

1 cucharada de orégano fresco o perejil picado

¼ de cucharadita de pimienta negra molida

1 aguacate pelado, sin semilla y picado

INSTRUCCIONES

1. Precalienta el horno a 400 °F.
2. Llena una olla de 4 o 5 cuartos a tres cuartas partes de su capacidad con agua y ponla a hervir.

3. Agrega los floretes de brócoli y cocina por 2 minutos.

4. Enjuaga inmediatamente y pica los floretes en pedazos pequeños. Para hacer la preparación más rápida, este paso lo puedes hacer con antelación.

5. Corta las salchichas a lo largo en 4 pedazos y luego pica en trozos pequeños.

6. Corta la parte verde oscura del tallo y la raíz del poro y utiliza sólo la parte blanca y verde claro.

7. Corta el poro a lo largo y enjuaga muy bien con agua fría para retirar la tierra y la suciedad.

8. Pica el poro en rebanadas delgadas.

9. Derrite la mantequilla clarificada en una sartén de hierro fundido bien curado de 26 pulgadas a fuego medio.

10. Agrega los poros a la sartén y cocina hasta que se ablanden, lo que tomará aproximadamente 2 minutos.

11. Agrega los trozos de salchicha y dora por 3 o 4 minutos, revolviendo con los poros.

12. Agrega el brócoli y extiende las verduras y la salchicha en una capa uniforme.

13. En un tazón mediano, bate los huevos hasta que se vean homogéneos, y vacíalos sobre la preparación de verduras. Extiende la mezcla de huevos de manera uniforme sobre las verduras, utiliza una espátula si lo necesitas.

14. Espolvorea el orégano y la pimienta por toda la mezcla.

15. Coloca la sartén en el horno y hornea hasta que la *frittata* se vea firme en el centro y la parte superior se vea ligeramente dorada, de 14 a 16 minutos.

16. Divide la *frittata* en 4 rebanadas, agrega un cuarto del aguacate encima de cada una de las rebanadas y sirve inmediatamente o a temperatura ambiente.

17. Las sobras se deben cubrir y refrigerar hasta por dos días.

18. Recalienta en el horno tibio o disfruta a temperatura ambiente.

Información nutricional por porción (1 rebanada): calorías: 340, grasas: 25 g, grasas saturadas: 7 g, colesterol: 495 mg, fibra: 5 g, proteína: 24 g, carbohidratos: 13 g, sodio: 570 mg

|◉| Pancakes *Dutch baby* sin cereal con hojas de diente de león salteadas

✓ RINDE: 4 PORCIONES

TIEMPO DE PREPARACIÓN: 15 MINUTOS

TIEMPO DE COCCIÓN: 25 MINUTOS

Cuando este *pancake* sale del horno, casi parece un pan de maíz. Pero no te engañes. En esta receta no se utiliza ningún cereal, únicamente harina de almendra y harina de coco libre de gluten. Sirve las rebanadas apiladas con hojas de diente de león salteadas. El kale, la espinaca o la acelga funcionan igual. Nosotros utilizamos diente de león para darle un toque amargo.

INGREDIENTES

¼ de taza más 2 cucharadas de harina de almendra blanqueada

¼ de taza de harina de coco

½ cucharadita de polvo para hornear

Una pizca de sal de mar

6 huevos con omega-3 grandes

1 taza de leche de almendra colada sin azúcar

2 cucharadas de mantequilla

2 manojos de hojas de diente de león, lavadas y secas

1 chalote grande

1 cucharada de aceite de oliva extravirgen

3 dientes de ajo picados finamente

¼ de cucharadita de sal de mar

¼ de cucharadita de pimienta negra molida

INSTRUCCIONES

1. Coloca una sartén de hierro fundido de 10 pulgadas en el horno y precalienta el horno y la sartén a 425 °F. Mientras el horno se calienta, prepara la mezcla.

2. En un tazón mediano, combina las harinas, el polvo para hornear y la sal.

3. En otro tazón o en una taza medidora grande, bate los huevos hasta que se vean homogéneos y agrega la leche de almendra sin dejar de batir.

4. Agrega la mezcla de huevos a la mezcla de harinas y bate hasta que todo se combine.

5. Cuando el horno y la sartén estén calientes, agrega la mantequilla a la sartén y espera hasta que se derrita por completo, aproximadamente 45 segundos.

6. Agrega la mezcla y hornea por 20 minutos. Cuando esté cocido, el *pancake* parecerá pan de maíz, con la parte superior ligeramente dorada y los lados un poco separados de la sartén. Estará un poco inflado.

7. Retira del horno y deja enfriar durante 1 minuto.

8. Mientras se hornea el *pancake*, saltea las verduras. Corta unas 3 a 4 pulgadas de los tallos del diente de león y luego pica las hojas en trozos pequeños. Parecerán muchas hojas, pero estas verduras se reducen rápidamente.

9. Pela el chalote, córtalo a la mitad a lo largo, pon las mitades una junto a la otra y rebana finamente.

10. Calienta una sartén para sofreír grande (de 12 a 14 pulgadas) a fuego medio y agrega el aceite.

11. Cuando el aceite esté caliente, agrega los chalotes y cocina de 1 a 2 minutos hasta que se suavicen. Mueve para que no se quemen los chalotes; si es necesario, reduce la flama.

12. Agrega el ajo y saltea durante otros 30 a 60 segundos, luego agrega las hojas picadas.

13. Cocina las hojas, moviendo hasta que se hayan reducido y suavizado, de 3 a 4 minutos.

14. Para servir, corta el *pancake* en 4 rebanadas y colócalas en los platos.

15. Coloca ¼ de las hojas cocidas encima de cada rebanada de *pancake* y espolvorea con sal y pimienta al gusto.

Información nutricional por porción (⅓ de las hojas de diente de león, aproximadamente 3 onzas, más ⅓ del *pancake*): calorías: 350, grasas: 27 g, grasas saturadas: 9 g, colesterol: 350 mg, fibra: 7 g, proteína: 17 g, carbohidratos: 18 g, sodio: 390 mg

|◉| Huevos a la mexicana

✓ RINDE: 4 PORCIONES

TIEMPO DE PREPARACIÓN: 10 MINUTOS

TIEMPO DE COCCIÓN: 25 A 30 MINUTOS

Mucho color y verduras crean un desayuno extraordinario con una sazón muy exótica. Puedes cocinar el tocino con antelación para que la preparación sea más rápida en las mañanas ocupadas. Agrega tanto jalapeño como te atrevas. Acompaña con un plato pequeño de moras frescas.

INGREDIENTES

4 rebanadas de tocino no curado de pavo

6 huevos con omega-3 grandes

2 cucharadas de leche de coco entera

1 cucharada más 1 cucharadita de mantequilla clarificada sin sal o ghee

1 cebolla o cebolla morada pequeña finamente picada

1 pimiento rojo o naranja desvenado y sin semillas picado finamente

1 jitomate sin semillas picado finamente

1 jalapeño pequeño desvenado y sin semillas picado finamente (opcional)

1 cucharada de hojas de cilantro picadas

1 aguacate pelado, sin semilla y rebanado

¼ de cucharadita de sal de mar

¼ de cucharadita de pimienta negra molida

INSTRUCCIONES

1. Precalienta el horno a 350 °F.
2. Forra una bandeja para hornear con bordes con papel aluminio.
3. Cuando esté listo el horno, coloca las lonjas de tocino en la bandeja y hornea de 9 a 10 minutos. Voltea el tocino y hornea el otro lado otros 9 o 10 minutos, o hasta que el tocino esté dorado y crujiente. Para facilitar el dorado, puedes colocar el tocino sobre una rejilla de alambre mientras lo horneas. Retira el tocino del horno y pícalo en trozos pequeños. Reserva.
4. Rompe los huevos en un tazón, agrega a leche de coco y bate hasta obtener una mezcla homogénea. Reserva.
5. Calienta una sartén antiadherente a fuego medio y agrega la mantequilla. Cuando la mantequilla esté caliente, agrega la cebolla, el pimiento y el jitomate. Mueve y cocina hasta que las verduras se suavicen, aproximadamente durante 2 minutos.
6. Añade el jalapeño (si lo vas a utilizar) y cocina hasta que se suavice, aproximadamente 1 minuto más.
7. Agrega la mezcla de huevos a la sartén y baja el fuego.
8. Espolvorea el tocino picado sobre los huevos.
9. Cocina los huevos y las verduras lentamente, moviendo con una cuchara de madera o una espátula flexible hasta que estén cremosos y revueltos.
10. Espolvorea cilantro sobre los huevos y sirve con rebanadas de aguacate.
11. Sazona a tu gusto con sal y pimienta.

Consejo de herramientas: si tu sartén antiadherente está rallado o descamado, es hora de comprar uno nuevo. Utiliza solamente instrumentos de madera o de silicón resistente al fuego cuando cocines con sartenes antiadherentes para extender su vida útil, y asegúrate de lavarlos a mano. Sólo utiliza aceites líquidos o mantequilla —nunca aceites en aerosol— en tus sartenes antiadherentes.

Información nutricional por porción (1⅓ tazas de huevos y verduras, ⅓ de aguacate): calorías: 290, grasas: 21 g, grasas saturadas: 5 g, colesterol: 360 mg, fibra: 5 g, proteína: 17 g, carbohidratos: 11 g, sodio: 540 mg

|◉| Omelette rápido de aguacate y hierbas

✓ RINDE: 1 PORCIÓN

TIEMPO DE PREPARACIÓN: 5 MINUTOS

TIEMPO DE COCCIÓN: 5 MINUTOS

Esta combinación es lo suficientemente rápida para un desayuno apurado y es excelente como comida junto a una ensalada verde. Consejo: si te gusta que tu *omelette* tenga el centro bien cocido, que no sea cremoso, el truco es dejar tu platillo en el asador otros 30 segundos para que se termine de cocer.

INGREDIENTES

2 cucharadas de mantequilla sin sal

2 huevos omega-3 grandes

2 cucharaditas de agua filtrada

1 cucharada de perejil o cilantro picado

Una pizca de sal

Una pizca de pimienta negra molida

½ jitomate pequeño rebanado

¼ de aguacate rebanado

1 cebollín finamente picado

INSTRUCCIONES

1. Coloca una sartén antiadherente de 8 o 9 pulgadas a fuego medio bajo y añade la mantequilla.

2. Mientras la mantequilla se derrite, bate los huevos junto con el agua y las hierbas.

3. Agrega sal y pimienta y bate muy bien.

4. Cuando la mantequilla se haya derretido y la sartén esté caliente, agrega los huevos y déjalos reposar sin mover hasta que la parte de abajo se haya cocinado, de 1 a 2 minutos.

5. Con una espátula flexible, levanta suavemente los lados del *omelette* y deja que la mezcla que aún está líquida baje por los lados.

6. Para obtener un centro cremoso, deja cocinar los huevos durante 1 minuto más, hasta que se vean firmes pero cremosos, y luego agrega las rebanadas de jitomate y de aguacate en el centro, dobla los extremos del omelette hacia el centro.

7. Para obtener un *omelette* más firme, precalienta tu asador a temperatura alta y coloca la rejilla en el segundo nivel de arriba abajo. Coloca la sartén en el asador de 15 a 30 segundos para secar la parte cremosa del *omelette*, luego retira de la estufa, agrega los jitomates y el aguacate y dobla.

8. Esparce el cebollín por encima como decoración y sirve.

Información nutricional por porción (1 omelette): calorías: 300, grasas: 25 g, grasas saturadas: 9 g, colesterol: 470 mg, fibra: 4 g, proteína: 16 g, carbohidratos: 9 g, sodio: 230 mg

|◎| Kale y pimientos salteados con huevos pochados

✓ RINDE: 4 PORCIONES

TIEMPO DE PREPARACIÓN: 25 MINUTOS

TIEMPO DE COCCIÓN: 20 MINUTOS

Los huevos pochados funcionan para casi cualquier comida y este platillo colorido y lleno de verduras es ideal para un brunch o una comida de fin de semana. Incluyo una receta de una salsa de mostaza, pero también puedes utilizar una **Crema de aguacate** (página 424) o la **Salsa de queso sin queso** (página 422).

INGREDIENTES PARA LOS HUEVOS

2 manojos de kale

1 cebolla amarilla o cebolla dulce

1 cucharada más 2 cucharaditas extra de aceite de oliva extravirgen

2 pimientos rojos o naranjas grandes, sin corazón ni semillas y
cortados en juliana

4 dientes de ajo picados finamente

¼ de cucharadita de sal de mar

¼ de cucharadita más una pizca de pimienta negra molida

8 huevos con omega-3 grandes, pochados

INGREDIENTES PARA LA SALSA

½ taza de mayonesa orgánica (para una opción casera, ve la receta
de **Mayonesa casera** en la página 426)

2 cucharadas de mostaza Dijon

1 cucharadita de estragón fresco finamente picado

Unas gotas de salsa picante (opcional)

½ cucharadita de pimentón (opcional)

INSTRUCCIONES

1. Quita el tallo del centro del kale. Sostén la base de la hoja con una mano y con la otra mano sostén el tallo y jálalo para separar el tallo de la hoja. También puedes quitar el tallo con un cuchillo filoso. Corta las hojas en juliana.

2. Parte la cebolla por la mitad, pélala y coloca las mitades una junto a la otra. Rebana finamente la cebolla para formar medias lunas delgadas.

3. Calienta el aceite en una sartén grande (de 12 a 14 pulgadas) a fuego medio.

4. Agrega las cebollas y los pimientos y cocina hasta que las verduras se suavicen, aproximadamente 4 minutos, moviendo mientras se cocinan.

5. Agrega el ajo y cocina por otros 30 segundos sin dejar de mover.

6. Espolvorea la sal y la pimienta.

7. Agrega el kale y mueve para mezclar las hojas con la cebolla y el pimiento hasta que las hojas queden cubiertas de aceite y de jugo que soltaron las verduras. El kale se ve grande, pero se reduce rápidamente.

8. Sigue cociendo las verduras hasta que el kale se reduzca y se suavice, de 5 a 7 minutos. Para que el kale quede más suave, agrega de 1 a 2 cucharadas de agua a la sartén para que el vapor cocine las hojas. Cubre la sartén y apaga el fuego

9. Bate la mayonesa junto con la mostaza Dijon, el estragón y la salsa picante (si la utilizas).

10. Reserva para cubrir los huevos a la hora de servir.

11. Para servir, divide las verduras en cuatro platos hondos, coloca dos huevos pochados en cada plato y cubre con 2 cucharadas de la salsa.

12. Espolvorea pimentón (si lo utilizas) y la pimienta negra molida.

Información nutricional por porción (1½ tazas de verduras, 2 huevos, 2 cucharadas de salsa): calorías: 470, grasas: 37 g, grasas saturadas: 7 g, colesterol: 495 mg, fibra: 4 g, proteína: 19 g, carbohidratos: 22 g, sodio: 620 mg

|◉| Pancakes de almendra con moras

⌒ RINDE: 4 PORCIONES (APROXIMADAMENTE 12 PANCAKES DE 4 PULGADAS)

TIEMPO DE PREPARACIÓN: 10 MINUTOS

TIEMPO DE COCCIÓN: 20 MINUTOS

Los mejores *pancakes* para desayunar un fin de semana que te quieras consentir, ¡sin trigo ni cereales! Agrégales moras frescas y rocíales un poco de aceite de coco, mantequilla clarificada o ghee tibios.

INGREDIENTES

4 huevos con omega-3 grandes

½ taza de leche de coco entera

½ taza de agua filtrada

2 cucharadas de mantequilla clarificada, ghee o aceite de coco

2 cucharaditas de extracto puro de vainilla libre de gluten y sin
    alcohol, o extracto de almendra

1 taza de harina de almendra

¼ de taza de harina de coco

1 cucharadita de bicarbonato de sodio

½ cucharadita de canela molida

¼ de cucharadita de sal de mar

1 cucharada de aceite de coco (para la plancha)

INGREDIENTES PARA ADEREZAR

2 tazas de frambuesas, moras negras, moras azules o fresas
    rebanadas

2 cucharadas más 2 cucharaditas de aceite de coco o mantequilla
    clarificada derretidos

INSTRUCCIONES

1. Precalienta el horno a 200 °F y coloca un plato resistente al calor en el horno.
2. En un tazón mediano, mezcla los huevos, la leche de coco, el agua, la mantequilla y la vainilla hasta que se combinen.
3. En otro tazón grande mezcla las harinas, el bicarbonato, la canela y la sal.
4. Agrega la mezcla de huevos y mezcla hasta que se combine todo. La mezcla será espesa y se verá un poco granulada.
5. Calienta una plancha o asador antiadherente grande o una sartén grande a fuego medio con el aceite de coco.
6. Cuando la sartén esté caliente, usa una taza medidora de ¼ de taza para vaciar la mezcla en la sartén por cada *pancake*.

7. Cocina los *pancakes* hasta que el primer lado se vea ligeramente dorado, de 4 a 5 minutos. Se empezarán a formar burbujas en las orillas poco antes de que el *pancake* esté listo para ser volteado. Voltea el *pancake* y cocina el otro lado hasta que esté listo, otros 2 minutos aproximadamente.

8. Reserva los *pancakes* listos en el plato caliente del horno, cubriendo con una toalla de cocina limpia, y repite el proceso hasta juntar 12 *pancakes*.

9. Sirve los *pancakes* calientes, 3 por persona, aderezados con ½ taza de moras frescas y 2 cucharaditas de aceite de coco o mantequilla clarificada derretidos por persona.

Información nutricional por porción (3 pancakes, ½ taza de moras frescas, 2 cucharaditas de aceite o mantequilla): calorías: 460, grasas: 39 g, grasas saturadas: 19 g, colesterol: 225 mg, fibra: 10 g, proteína: 59 g, carbohidratos: 20 g, sodio: 580 mg

ENSALADAS

|◉| Ensalada de camarones al limón y eneldo con aguacate

✓ RINDE: 4 PORCIONES

TIEMPO DE PREPARACIÓN: 20 MINUTOS

La clásica combinación de sabores del limón y el eneldo refrescante crean una salsa cremosa para camarones cocidos, servidos sobre una mitad de aguacate con verduras crujientes. Puedes transportar fácilmente la ensalada para una comida fuera de casa con los ingredientes fríos y guardados en contenedores separados. La mayonesa casera hace esta ensalada superdeliciosa.

INGREDIENTES PARA LA ENSALADA

1½ libras de camarones cocidos

El jugo de 1 limón

1 chalote pequeño picado finamente (2 cucharadas)

3 cucharadas de mayonesa orgánica (para una opción casera, revisa la receta de **Mayonesa casera** de la página 426)

1 cucharada más 1 cucharadita de mostaza Dijon

1 cucharada más 1 cucharadita de alcaparras, enjuagadas y escurridas

2 cucharadas de eneldo fresco picado finamente

Sal de mar y pimienta negra molida

2 tallos de apio, picados finamente

12 onzas de hojas de ensalada verde, lavadas y secas

2 aguacates, pelados, sin semilla, y cortados por la mitad

1 cucharada más 1 cucharadita de semillas de cáñamo

2 cebollitas de cambray grandes, picadas finamente

½ paquete de jitomates uva (20 aproximadamente)

INGREDIENTES PARA LA VINAGRETA

3 cucharadas de aceite de oliva extravirgen

1½ cucharadas de vinagre de vino blanco o de champán

1 cucharadita de mostaza Dijon

Sal de mar y pimienta negra molida

INSTRUCCIONES

1. Coloca el camarón en un tazón y agrégale una cucharada de jugo de limón.
2. En otro tazón, combina los chalotes, la mayonesa, 4 cucharadas de jugo de limón, la mostaza, las alcaparras, el eneldo y mezcla bien.
3. Sazona con un poco de sal y pimienta al gusto.
4. Escurre los camarones y agrégalos a la salsa con el apio picado. Mueve de forma envolvente para cubrir bien los camarones.
5. Para la vinagreta de la ensalada, mezcla el aceite de oliva, el vinagre y la mostaza hasta que se combinen bien.
6. Sazona con sal y pimienta al gusto.
7. Divide las hojas de ensalada entre 4 platos, coloca una mitad de aguacate en el centro del plato y en el centro de cada mitad coloca un cuarto de la ensalada de camarón.
8. Espolvorea una cucharada de semillas de cáñamo encima de los camarones y un poco de eneldo picado para decorar.
9. Espolvorea las cebollitas de cambray y los jitomates por encima de todo el plato.
10. Añade un poco de la vinagreta sobre la ensalada y sirve.

Información nutricional por porción (1 taza de camarones, 2 tazas de ensalada, ½ aguacate): calorías: 520, grasas: 38 g, grasas saturadas: 5 g, colesterol: 235 mg, fibra: 10 g, proteína: 34 g, carbohidratos: 19 g, sodio: 600 mg

|◉| Ensalada de pollo rostizado, frambuesa y nuez de Castilla

✓ RINDE: 4 PORCIONES

TIEMPO DE PREPARACIÓN: 20 MINUTOS

Una visión nueva, divertida y saludable de la clásica ensalada de pollo. Puedes rostizar el pollo unos días antes para que la preparación sea más rápida, o usar las sobras de pollo rostizado o un pollo rostizado de la tienda.

INGREDIENTES PARA LA ENSALADA DE POLLO

½ taza de nuez de Castilla picada

1 tallo de apio grande, picado finamente

¼ de taza de mayonesa orgánica

1 chalote pequeño, picado finamente

2½ cucharadas de hierbas frescas picadas (eneldo, perejil, cilantro, estragón o tomillo)

2 cucharaditas de jugo de limón fresco

1 libra de pechuga de pollo rostizada, cortada en trozos tamaño bocado

Sal de mar y pimienta

8 onzas de hojas para ensalada (verduras variadas, arúgula, kale o lechuga romana)

1 aguacate, pelado, sin semilla, y rebanado

¾ de taza de frambuesas frescas

INGREDIENTES PARA LA VINAGRETA

2 cucharadas de aceite de nuez de nogal

1 cucharada de vinagre (de champán, de frambuesa o de vino tinto)

Sal y pimienta

INSTRUCCIONES

1. Combina las nueces, el apio, la mayonesa, los chalotes, las hierbas y el jugo de limón en un tazón mediano y mezcla bien.

2. Agrega la pechuga de pollo picada y mueve de forma envolvente hasta que todo el pollo se cubra de la mezcla.
3. Sazona con sal y pimienta si es necesario.
4. Para armar el plato, divide las verduras en cuatro porciones en platos grandes.
5. Bate el aceite con el vinagre hasta que se combinen y sazona con sal y pimienta al gusto. Agrégalo a la ensalada.
6. Coloca las rebanadas de aguacate y las frambuesas alrededor del plato.

Información nutricional por porción (aproximadamente ½ taza de ensalada de pollo, 2 tazas de verduras aderezadas): calorías: 450, grasas: 34 g, grasas saturadas: 4 g, colesterol: 55 mg, fibra: 7 g, proteína: 26 g, carbohidratos: 14 g, sodio: 151 mg

|◉| Ensalada Cobb californiana con kale

✔ RINDE: 4 PORCIONES

TIEMPO DE PREPARACIÓN: 20 MINUTOS

Con corazones de alcachofa y aguacate, esta colorida y saludable ensalada de kale te dejará satisfecho y lleno de energía gracias a las verduras, las grasas buenas y mucha proteína. Para ahorrar tiempo, lava y pica el kale y hornea el tocino con antelación.

INGREDIENTES PARA LA ENSALADA

4 lonjas de tocino de pavo
2 manojos de kale
1 aguacate, pelado, sin semilla, y cortado en cubos
½ paquete de jitomates cherry o uva, cortados por la mitad
1 lata (15 onzas) de corazones de alcachofa en cuartos en agua, escurridos
16 onzas de pollo cocido cortado en cubos

INGREDIENTES PARA EL ADEREZO

½ taza de mayonesa orgánica (para una opción casera, revisa la receta de **Mayonesa casera** de la página 426)

2 cucharadas de jugo de limón fresco

2 cucharadas de perejil italiano picado finamente

1 cucharada de mostaza Dijon

1 diente de ajo, picado finamente

Una pizca de pimienta negra o pimienta blanca molida

4 tallos de cebollitas de cambray rebanados (para decorar)

INSTRUCCIONES

1. Precalienta el horno a 350 °F.
2. Forra una bandeja para hornear con bordes con papel aluminio.
3. Cuando esté listo el horno, coloca las lonjas de tocino en la bandeja y hornea durante 9 o 10 minutos. Voltea el tocino y hornea el otro lado durante otros 9 o 10 minutos o hasta que esté dorado y crujiente. Para facilitar el dorado, puedes colocar el tocino encima de una rejilla de alambre mientras lo horneas. Retira el tocino del horno y pícalo finamente. Reserva.
4. Mientras se hornea el tocino, limpia las hojas de kale, quita el tallo del centro y pica las hojas para formar listones delgados. Coloca las hojas en cuatro platos.
5. Agrega un cuarto del aguacate picado encima de las hojas, así como el tocino, los jitomates, las alcachofas y el pollo.
6. Para el aderezo, coloca el resto de los ingredientes (menos las cebollitas de cambray) en un tazón pequeño y bate hasta obtener una consistencia cremosa y suave.
7. Espolvorea las cebollas encima de la ensalada y sirve con 2 cucharadas del aderezo cremoso a un lado.

Información nutricional por porción (aproximadamente 3½ tazas de ensalada, 2 cucharadas de aderezo): calorías: 540, grasas: 33 g, grasas saturadas: 5 g, colesterol: 130 mg, fibra: 9 g, proteína: 38 g, carbohidratos: 28 g, sodio: 490 mg

|◉| Ensalada de huevos al curry
(y cómo preparar huevos duros perfectos)

✓ RINDE: 4 PORCIONES

TIEMPO DE PREPARACIÓN: 25 MINUTOS

Esta receta le da un sabor extra a la ensalada de huevo estándar con unos toques clásicos de la comida india. Los huevos duros duran hasta una semana en el refrigerador, por lo que puedes utilizarlos para hacer esta rápida ensalada para la hora de la comida o para una botana. ¡Ésta es la mejor técnica para pelar huevos fácilmente! Un consejo para rallar jengibre: usa un rallador plano.

INGREDIENTES

3 cucharadas de vinagre blanco

2 cucharaditas de sal de mar

8 huevos con omega-3 grandes

½ taza de mayonesa orgánica (para una opción casera, revisa la receta de **Mayonesa casera** de la página 426)

2 cucharadas más 2 cucharaditas de polvo de curry suave

2 cucharadas de jugo de limón fresco

2 pulgadas de jengibre fresco, pelado y rallado finamente (1 cucharada)

¼ de cucharadita de sal de mar

¼ de cucharadita de pimienta negra molida

2 pizcas de pimienta de cayena, o más según el picor deseado

2 tallos de apio grandes, troceados y picados finamente

1 chalote pequeño, picado finamente

2 cucharadas de hojas de cilantro picadas finamente

8 tazas de hojas *baby* para ensalada verde

INSTRUCCIONES

1. Empieza por cocinar los huevos. Llena una olla mediana (de 3 o 4 cuartos) con agua hasta la mitad. Necesitas agua suficiente para cubrir los huevos una vez que los coloques en la olla. Pon el agua a fuego medio alto y caliéntala hasta que esté a punto de hervir.

2. Agrega el vinagre y la sal y sumerge cuidadosamente los huevos en el agua. Para facilitar este proceso, utiliza una cuchara coladora o un colador de malla con mango largo. Baja el fuego y deja cocer los huevos por 15 minutos.

3. Mientras se cuecen los huevos, prepara un baño de hielo. Llena un tazón mediano a la mitad con hielos y luego agrégale ¾ de cuarto de agua fría. Coloca el tazón cerca de la estufa para enfriar los huevos cuando estén listos.

4. Mientras los huevos se cuecen y se enfrían, prepara el aderezo. Coloca la mayonesa en un tazón pequeño y mézclala junto con el polvo de curry, el jugo de limón, el jengibre, sal, pimienta y pimienta de cayena hasta que se combine bien. Después agrégale el apio, los chalotes y el cilantro.

5. Cuando se hayan terminado de cocer los huevos, retíralos de la olla y colócalos inmediatamente en el baño de hielo. Enfría los huevos. Refrigéralos o utilízalos inmediatamente en la ensalada después de pelarlos. Para pelarlos, rompe toda la circunferencia de la cáscara y velos pelando poco a poco bajo la llave de agua. La cáscara debería desprenderse con facilidad.

6. Pica los huevos finamente. Agrégalos al tazón del aderezo y mezcla suavemente.

7. Si la ensalada se ve muy espesa (esto dependerá de la consistencia de la mayonesa), agrega un poco de agua para hacerla más ligera y cremosa. Empieza con 1 o 2 cucharaditas y aumenta si lo necesitas hasta obtener la consistencia deseada.

8. Coloca 2 tazas de las hojas de ensalada en 4 platos grandes. Agrega media taza de la mezcla de huevos en cada plato y sirve.

9. Para guardar lo que sobra, coloca la ensalada de huevo en un contenedor con tapa en el refrigerador hasta por 3 días.

Información nutricional por porción (½ taza de ensalada de huevo, 2 tazas de verduras): calorías: 360, grasas: 33 g, grasas saturadas: 6 g, colesterol: 495 mg, fibra: 2 g, proteína: 16 g, carbohidratos: 8 g, sodio: 350 mg

|◉| Ensalada de arrachera bistró con ejotes *baby*

✔ RINDE: 4 PORCIONES

TIEMPO DE PREPARACIÓN: 10 MINUTOS, MÁS 1 HORA PARA MARINAR

TIEMPO DE COCCIÓN: 20 MINUTOS

Los clásicos sabores franceses del Dijon y el estragón se combinan en una marinada y una vinagreta para esta ensalada como plato fuerte. Utiliza una parrilla o un asador de gas para cocinar la carne en sólo minutos. Sírvela con la **Cebolla morada caramelizada en el horno** (página 432) y ejotes *baby* tiernos. Si gustas, puedes preparar las cebollas y los ejotes con antelación.

INGREDIENTES PARA LA CARNE Y LA MARINADA

¼ de taza de aceite de oliva extravirgen

¼ de taza de vinagre de vino tinto

¼ de taza de mostaza Dijon

1 cucharada de hojas de estragón frescas, picadas (o tomillo fresco)

1¼ a 1½ libras de arrachera de res alimentada con pasto

¼ de cucharadita de sal de mar

¼ de cucharadita de pimienta negra molida

¼ de cucharadita de ajo granulado

1 cucharadita de aceite de aguacate (para la parrilla)

8 onzas de ensalada verde o de espinaca *baby*

12 onzas de ejotes *baby* cocidos (véase **Cómo cocinar verduras** en la página 314)

INGREDIENTES PARA LA VINAGRETA

2 cucharadas de aceite de oliva, o de nuez de Castilla o de aguacate, extravirgen

1 cucharada de vinagre de vino tinto o vinagre balsámico

1 cucharadita de mostaza Dijon

Una pizca de sal de mar

Una pizca de pimienta negra molida

INSTRUCCIONES

1. Para preparar la carne y la marinada, en un tazón pequeño mezcla el aceite, el vinagre, la mostaza y el estragón hasta que se combinen bien.

2. Sazona la carne con sal, pimienta y ajo.

3. Coloca la carne en un refractario de vidrio y cubre con la marinada. Asegúrate de cubrir ambos lados de la carne. Deja que la arrachera se marine a temperatura ambiente por una hora. Puedes dejar marinar la carne toda la noche en el refrigerador para intensificar el sabor. Si marinas la carne toda la noche, saca la carne del refrigerador y déjala a temperatura ambiente por una hora antes de asarla, para subir un poco su temperatura.

4. Cubre una parrilla bien curada con el aceite de aguacate, ayúdate con una brocha de cocina, y calienta a fuego medio alto.

5. Saca la arrachera de la marinada y coloca en la parrilla. Cocina durante 3 o 4 minutos cada lado. Es mejor cocinar la arrachera a punto medio para mantenerla tierna (la temperatura interna debe ser de 125 °F).

6. Cuando la carne esté lista, ponla en una tabla para picar y déjala enfriar durante 10 minutos para que se redistribuyan sus jugos internos, y luego rebana la carne en trozos largos pero delgados.

7. Mientras se cocina la carne, combina todos los ingredientes de la vinagreta en un tazón pequeño y bate bien.

8. Para servir, agrega las hojas de ensalada en cantidades iguales entre 4 platos y coloca algunas rebanadas de la carne encima de cada plato.

9. Agrega los ejotes alrededor del plato.

10. Cubre con un poco de vinagreta. Nota: los ejotes se pueden servir calientes, a temperatura ambiente, o fríos.

Información nutricional por porción (6 onzas de carne, aproximadamente 2 tazas de ensalada, ¾ de taza de ejotes): calorías: 470, grasas: 32 g, grasas saturadas: 7 g, colesterol: 105 mg, fibra: 3 g, proteína: 39 g, carbohidratos: 8 g, sodio: 500 mg

|◉| Ensalada de pollo picado y palmitos con aderezo cremoso de hierbas

✓ RINDE: 4 PORCIONES

TIEMPO DE PREPARACIÓN: 25 MINUTOS

Los palmitos son la parte interna y comestible de la palma. Los tiernos tallos color marfil del corazón de la palma vienen empacados con agua. Su sabor delicado (como el de una alcachofa suave) es una buena adición a esta ensalada. Puedes pochar las pechugas de pollo 3 o 4 días antes de que las uses y refrigerarlas, o pocharlas primero, pues sólo toma 10 minutos. Todos los ingredientes de la ensalada pueden prepararse con antelación y los juntas antes de servir, y luego aderezas.

INGREDIENTES PARA EL ADEREZO CREMOSO

3 o 4 cucharadas de jugo de limón fresco

½ taza de mayonesa orgánica (para una opción casera, revisa la receta de **Mayonesa casera** de la página 426)

¼ de taza de hojas de perejil picadas

¼ de taza de hojas de cilantro picadas

3 dientes de ajo grandes, picados finamente o rallados

Una pizca de sal de mar

Una pizca de pimienta negra o pimienta blanca molida

INGREDIENTES PARA LA ENSALADA

8 onzas de hojas para ensalada color verde oscuro (hojas *baby* mixtas, kale, lechuga de campo)

De 1 a 1½ libras de **Pechuga de pollo pochada** (revisa la receta en la página 379), cortada en trozos de ½ pulgada

1 lata (14 onzas) de palmitos en agua escurridos y rebanados en aros de ½ pulgada. Reserva el líquido.

4 jitomates saladet pequeños, en cuartos o rebanados

1 aguacate, pelado, sin semilla, y rebanado o picado

4 cucharadas de semillas de girasol crudas

4 cebollitas de cambray, rebanadas finamente

INSTRUCCIONES

1. En un tazón pequeño, mezcla todos los ingredientes del aderezo, empezando con 3 cucharadas del jugo de limón, hasta que todo se combine. Si el aderezo está muy espeso, añádele una cucharada más de jugo de limón.
2. Reparte las hojas de ensalada entre 4 platos.
3. Agrega el pollo, los palmitos, el jitomate, el aguacate, las semillas de girasol y las cebollitas.
4. Sirve con el aderezo a un lado, 2 cucharadas por persona.
5. Refrigera cualquier sobrante de palmitos en el agua donde venían empacados en un contenedor de vidrio hasta por una semana.

Información nutricional por porción (2 tazas de ensalada, 2 cucharadas de aderezo): calorías: 420, grasas: 34 g, grasas saturadas: 6 g, colesterol: 60 mg, fibra: 9 g, proteína: 15 g, carbohidratos: 17 g, sodio: 625 mg

|◉| Ensalada mediterránea de chuletas de cordero y espinaca con pesto griego

✓ RINDE: 4 PORCIONES

TIEMPO DE PREPARACIÓN: 30 MINUTOS (INCLUYENDO LA MARINADA)

TIEMPO DE COCCIÓN: 15 MINUTOS

Esta ensalada como plato fuerte te da una probadita del Mediterráneo con sus sabores inspirados en Grecia. Una vez que termines de preparar lo demás, las chuletas de cordero se cocinan rápidamente; incluso puedes preparar el pesto con antelación. Prueba el sobrante del pesto con pollo, carne o camarones.

INGREDIENTES PARA EL PESTO

1 manojo de hojas de menta frescas (1 taza apretada)

1 manojo de hojas de orégano fresco (aproximadamente 1 taza apretada)

6 dientes de ajo, pelados

2 cucharaditas de ralladura de limón

½ taza de jugo de limón fresco

½ taza de aceite de oliva extravirgen

1 taza de nuez de nogal picada

2 cucharadas de levadura nutricional (opcional)

½ cucharadita de sal de mar

¼ de cucharadita de pimienta negra molida

INGREDIENTES PARA LAS CHULETAS DE CORDERO

12 chuletas de cordero alimentado con pasto

1 o 2 cucharaditas de aceite de coco (para el asador o la parrilla)

INGREDIENTES PARA LA VINAGRETA Y LA ENSALADA

4 cucharadas de aceite de oliva extravirgen

2 cucharadas de vinagre de vino tinto

Sal de mar y pimienta negra molida

12 onzas de espinaca *baby*

20 aceitunas Kalamata sin semilla (aproximadamente la mitad de un frasco de 5 onzas) enjuagadas y escurridas

½ paquete de jitomates cherry o uva, cortados por la mitad

4 pepinos persas pequeños, picados o rebanados

INSTRUCCIONES

1. Primero prepara el pesto. Combina todos los ingredientes del pesto en un procesador de alimentos y muele varias veces hasta que se forme una pasta; recuerda bajar lo que quede en las paredes del procesador para que se combine bien.

2. Utiliza ½ taza del pesto y una brocha de cocina o una espátula flexible pequeña para cubrir cada lado de las chuletas de cordero con una pequeña cantidad del pesto. Tira cualquier sobrante del pesto que haya tocado la carne cruda.

3. Coloca las chuletas en una bandeja para hornear con bordes forrada con papel aluminio (para facilitar su limpieza) o en un

platón grande y deja que se marinen a temperatura ambiente por 30 minutos.

4. Mientras se marina la carne, prepara los ingredientes de tu ensalada. Primero haz la vinagreta. En un tazón pequeño o en una taza medidora, bate el aceite junto con el vinagre hasta que se combine bien. Sazona con sal y pimienta al gusto. Reserva.

5. Para cocinar las chuletas de cordero, calienta el asador o una parrilla hasta que esté bien caliente. Baja la temperatura del asador o de la estufa a media. Embarra un poco de aceite de coco para evitar que se pegue.

6. Coloca las chuletas sobre el asador o en la parrilla y cocina durante 3 o 3½ minutos de cada lado.

7. Después de cocerlas, deja que se enfríen durante 5 o 10 minutos para que se absorban todos los jugos.

8. Divide las verduras entre 4 platos, agrega las aceitunas, los jitomates y el pepino y cubre con la vinagreta.

9. Coloca las chuletas cocinadas y sirve con un poco del pesto encima de cada chuleta o a un costado.

Información nutricional por porción (3 chuletas de cordero marinadas, 1 cucharada de pesto, 2 tazas de ensalada): calorías: 740, grasas: 56 g, grasas saturadas: 10 g, colesterol: 130 mg, fibra: 5 g, proteína: 47 g, carbohidratos: 16 g, sodio: 710 mg

|◉| Ensalada básica con vinagreta

✓ RINDE: 4 PORCIONES

TIEMPO DE PREPARACIÓN: 15 MINUTOS

Añadirle una ensalada a cualquier comida es una forma genial de aumentar tu consumo de verduras. Las ensaladas de hojas verdes oscuras están llenas de nutrientes. Mientras más oscura la hoja, mejor (entonces no utilices tanta lechuga iceberg). Con tanta variedad de verduras de hoja verde en el mercado hoy en día, ¡atrévete a experimentar y probar verduras nuevas! Para consumir grasa saludable, añade una rebanada de aguacate y espolvorea con semillas o nueces picadas. Para comer la ensalada como entrada, sirve 2 tazas de verduras. Puedes servir menos ensalada si la comes como guarnición.

INGREDIENTES PARA LA ENSALADA

8 tazas de hojas para ensalada color verde oscuro

1 aguacate, pelado, sin semilla, y rebanado o picado

Un puñado de nueces picadas o semillas

INGREDIENTES PARA LA VINAGRETA

3 cucharadas del aceite de tu preferencia (puede ser aceite de oliva extravirgen, aceite de aguacate, prueba con aceite de nogal, aceite de semilla de calabaza, aceite de pistache, u otro aceite de especialidad o artesanal que no sea refinado o mínimamente refinado; los aceites de oliva con sabores también proveen una variedad de opciones)

1 cucharada de vinagre de tu preferencia (elige un vinagre de vino tinto, de vino blanco, de arroz sin sazonar, balsámico, de sidra de manzana, de frambuesa, o de cualquier otro sabor. Las opciones y tu creatividad son ilimitadas. El jugo de lima o de limón también son buenas opciones ácidas)

Una pizca de sal de mar

Una pizca de pimienta negra molida

INGREDIENTES OPCIONALES PARA EL ADEREZO
(PARA AGREGAR SABOR EXTRA)

1 diente de ajo, picado finamente o rallado

1 o 2 cucharaditas de mostaza Dijon

INSTRUCCIONES

1. Para hacer la vinagreta, bate el aceite de oliva con el vinagre hasta que se combinen bien.
2. Añade sal y pimienta para sazonar.

3. Si gustas, agrega los ingredientes opcionales.

4. Divide la ensalada entre 4 platos, añade el aguacate y las nueces y rocía una cucharada de la vinagreta encima de cada plato de ensalada.

Información nutricional por porción (2 tazas de ensalada, 1 cucharada de aderezo): calorías: 190, grasas: 18 g, grasas saturadas: 3 g, colesterol: 0 mg, fibra: 5 g, proteína: 2 g, carbohidratos: 7 g, sodio: 150 mg

POLLO, PAVO Y PATO

|●| Hamburguesas de jitomate seco y pavo con crema de aguacate

✓ RINDE: 4 PORCIONES

TIEMPO DE PREPARACIÓN: 10 MINUTOS

TIEMPO DE COCCIÓN: 15 MINUTOS

No extrañarás el pan en estas sabrosas y jugosas hamburguesas de pavo.

INGREDIENTES PARA LAS HAMBURGUESAS

1¼ libras de carne molida de pavo (busca una que tenga 15% de grasa, si sólo encuentras carne molida de pavo magra de 7 o 10% de grasa, añádele 2 cucharaditas de aceite de oliva a la mezcla de la hamburguesa)

12 jitomates deshidratados grandes, empacados en aceite y libres de sulfitos, picados

2 cucharadas de hojas de albahaca fresca o perejil fresco picadas finamente

1 cucharada más 1 cucharadita de mostaza Dijon

¼ de cucharadita de sal de mar

¼ de cucharadita de pimienta negra molida

2 pizcas de hojuelas de chile rojo (opcional)

1 cucharadita de aceite de oliva extravirgen

INGREDIENTES PARA LA CREMA DE AGUACATE

1 aguacate maduro, pelado y sin semilla

¼ de taza de mayonesa orgánica

1 cucharadita de jugo de limón fresco

2 pizcas de sal de mar

INSTRUCCIONES

1. En un tazón mediano, combina el pavo molido, los jitomates, la albahaca, la mostaza, la sal, la pimienta y las hojuelas de chile rojo (si las vas a utilizar) y mezcla con tus manos hasta que todo se incorpore. Puedes humedecer tus manos con un poco de agua para que la mezcla no se te pegue a las manos y el proceso sea más sencillo.

2. Divide la carne en cuatro porciones iguales y forma hamburguesas de ¾ de pulgada de alto. Para hacer hamburguesas perfectas, puedes usar un molde circular de 4 pulgadas de diámetro.

3. Calienta el aceite en una sartén antiadherente a fuego medio bajo. Cuando el aceite esté caliente, agrega las hamburguesas y cocínalas hasta que se forme una costra dorada, de 3 a 4 minutos. Voltea las hamburguesas y cubre la sartén. Baja el fuego y cocina durante 7 u 8 minutos o hasta que la temperatura interior sea de 165 °F según el termómetro.

4. Mientras se cocinan las hamburguesas, haz la crema de aguacate. Coloca el aguacate, la mayonesa, el jugo de limón y la sal en un procesador de alimentos con cuchilla de acero. Haz puré los ingredientes hasta obtener una consistencia suave y cremosa.

5. Sirve las hamburguesas con un cuarto de la crema de aguacate por encima. Este plato queda bien con la **Ensalada de listón de calabacín crudo, jitomate y aguacate** (página 436).

Información nutricional por porción (1 hamburguesa con ⅓ de la crema de aguacate): calorías: 460, grasas: 38 g, grasas saturadas: 8 g, colesterol: 135 mg, fibra: 4 g, proteína: 26 g, carbohidratos: 26 g, sodio: 470 mg

|◉| Pechuga de pollo rápida con salsa romesco española

✓ RINDE: 4 PORCIONES

TIEMPO DE PREPARACIÓN: 15 MINUTOS

TIEMPO DE COCCIÓN: 20 MINUTOS

Una salsa clásica de la región de Cataluña en España. La romesco queda muy bien con pescado y de igual manera con este rápido pollo. Para agregarle una capa más de sabor, utiliza pimentón ahumado. Sirve con un broccolini básico (página 316), cubre con un chorrito de aceite de oliva por persona y una ensalada verde con un cuarto de aguacate.

INGREDIENTES PARA LA SALSA

½ taza de almendras enteras

3 dientes de ajo, pelados

La mitad de un frasco de 16 onzas de pimientos rojos rostizados, enjuagados, sin semillas y troceados

2 jitomates medianos, sin semillas y cortados en cuartos

¼ de taza de cebolla finamente picada

3 cucharadas de aceite de oliva extravirgen

1½ cucharaditas de pimentón, regular o ahumado

1 cucharadita de vinagre de jerez o vinagre de vino tinto

¼ de cucharadita de sal de mar

¼ de cucharadita de pimienta negra molida

INGREDIENTES PARA EL POLLO

4 pechugas de pollo sin hueso ni piel (aproximadamente 1½ libras)

¼ de cucharadita de sal de mar

¼ de cucharadita de pimienta negra molida

¼ de cucharadita de ajo granulado

1 cucharada de aceite de oliva extravirgen

½ taza de caldo de pollo bajo en sodio

INSTRUCCIONES

1. Prepara el procesador de alimentos con la cuchilla de acero. Enciéndelo y ve agregando por el tubo alimentador las almendras y los dientes de ajo hasta que se muelan, durante 20 a 30 segundos.

2. Agrega los pimientos, los jitomates, la cebolla, el aceite, pimentón, el vinagre y sal y pimienta al procesador hasta obtener una salsa homogénea, de 1 a 2 minutos.

3. Sazona el pollo con sal, pimienta y ajo granulado.

4. Coloca el aceite en una sartén grande de acero inoxidable o de hierro fundido a fuego medio.

5. Cuando la sartén y el aceite estén calientes (pero que el aceite no humee), agrega la pechuga de pollo con el lado liso hacia abajo.

6. Cocina hasta que el pollo se vea dorado por abajo, aproximadamente 5 minutos.

7. Voltea el pollo y agrega el caldo a la sartén.

8. Tapa la sartén y baja el fuego.

9. Deja que el pollo se cocine hasta que alcance una temperatura de 165 °F según un termómetro de carne, durante 7 u 8 minutos más.

10. Deja que el pollo se enfríe durante unos minutos y luego rebánalo.

11. Sirve con ⅓ de taza de la salsa romesco por persona.

12. El sobrante del pollo y la salsa se pueden almacenar por separado en contenedores de vidrio con tapa. El pollo durará 3 días y la salsa de 4 a 5 días.

Información nutricional por porción (1 pechuga, ⅓ de taza de salsa): calorías: 460, grasas: 27 g, grasas saturadas: 4 g, colesterol: 100 mg, fibra: 6 g, proteína: 43 g, carbohidratos: 13 g, sodio: 550 mg

|◉| Pechuga de pollo pochada

✓ RINDE: 4 PORCIONES

TIEMPO DE PREPARACIÓN: 5 MINUTOS

TIEMPO DE COCCIÓN: 10 MINUTOS

La pechuga de pollo pochada es un plato elemental, la preparas en minutos y la puedes utilizar en cualquier comida. Para hacer un buen pochado, necesitas una olla pesada de 3 o 4 cuartos o una sartén lo suficientemente grande para que quepan las pechugas de pollo en una sola capa sin que se encimen ni se aprieten. Puedes prepararlas hasta 4 días antes, luego refrigerarlas bien envueltas para utilizarlas durante la semana ocupada. Utilízala fría en ensaladas o disfrútala caliente con una de las salsas para la cena.

INGREDIENTES

1 cuarto (32 onzas) de caldo de pollo bajo en sodio o sin sodio

4 pechugas de pollo (6 onzas cada una) sin hueso ni piel
   (aproximadamente 1½ libras)

INSTRUCCIONES

1. Coloca el caldo en una olla y caliéntalo hasta que veas burbujas pequeñas que se forman en la superficie.
2. Baja el fuego. Toma la temperatura del caldo con un termómetro digital. La temperatura del caldo debería estar entre 160 y 180 °F para un buen pochado.
3. Coloca las pechugas en el caldo. El caldo debería apenas cubrir las pechugas. Añade un poco más de caldo o agua si lo necesitas.
4. Pocha las pechugas durante 8 o 10 minutos o hasta que alcancen una temperatura de 165 °F según tu termómetro digital cuando lo insertes en la pechuga de pollo.
5. Retira el pollo de la olla y disfrútalo caliente o frío. Para enfriarlo y utilizarlo en una ensalada, deja enfriar el pollo y colócalo en un contenedor de cristal con tapa dentro del refrigerador hasta por 4 días.

Información nutricional por porción (6 onzas): calorías: 170, grasas: 2 g, grasas saturadas: 1 g, colesterol: 95 mg, fibra: 0 g, proteína: 37 g, carbohidratos: 2 g, sodio: 590 mg

|◉| *Wraps* de lechuga y pavo con salsa cremosa de nuez de la India y limón

✓ RINDE: 4 PORCIONES

TIEMPO DE PREPARACIÓN: 20 MINUTOS

TIEMPO DE COCCIÓN: 20 MINUTOS

Estos *wraps* son una comida increíble y gratificante y se pueden transportar fácilmente para comerlos en la escuela o la oficina. Si quieres una versión sin nueces, sustituye las nueces de la India picadas con 6 cucharadas de semillas de cáñamo y sustituye la mantequilla con tahini (mantequilla de ajonjolí). Para rallar finamente el jengibre, utiliza un rallador de jengibre o un rallador plano.

INGREDIENTES PARA LOS *WRAPS*

½ libra de chícharos japoneses

1 cucharadita de sal de mar

1 cucharada de aceite de coco

½ cebolla amarilla mediana, picada finamente

4 dientes de ajo, pelados y picados finamente

2 pulgadas de jengibre fresco, pelado y rallado finamente (1 cucharada)

1 libra de carne molida de pavo

1 cucharada más 1 cucharadita de tamari bajo en sodio

½ taza de nuez de la India picada (la puedes sustituir por
    6 cucharadas de semillas de cáñamo)

⅓ de taza de hojas de cilantro frescas picadas

4 cebollitas de cambray, picadas finamente

De 8 a 10 gotas de salsa picante u hojuelas de chile rojo al gusto
    (opcional)

16 hojas de lechuga mantequilla

INGREDIENTES PARA LA SALSA

4 cucharadas de mantequilla cremosa de nuez de la India cruda
  (o tahini)
El jugo de 1 limón grande
1 cucharada más 1 cucharadita de tamari bajo en sodio
1 cucharada más 1 cucharadita de vinagre de arroz sin sazonar

INSTRUCCIONES

1. Llena una olla de 4 o 5 cuartos con agua y pon a hervir.
2. Mientras el agua se calienta, retira la parte de arriba de los chícharos y jala la fibra del costado.
3. Cuando hierva el agua, agrega la sal y sumerge los chícharos. Cuece por 2 minutos y enjuaga inmediatamente.
4. Pica los chícharos japoneses y resérvalos.
5. En una sartén grande (de 12 pulgadas) calienta el aceite de coco a fuego medio.
6. Añade la cebolla y acitrona, baja la temperatura si lo necesitas, pero que la cebolla no se dore.
7. Agrega el ajo y el jengibre y cocina durante 1 minuto más.
8. Añade el pavo molido a la sartén, rompiendo los trozos grandes con una cuchara de madera o una espátula. Cuece el pavo, moviendo constantemente y separando los trozos grandes hasta que ya no se vea rosa, de 8 a 10 minutos.
9. Mientras se cuece el pavo, prepara la salsa. Combina todos los ingredientes de la salsa en un tazón pequeño y revuelve hasta obtener una consistencia suave. Reserva para el momento de servir.
10. Cuando el pavo esté cocido, agrega los chícharos picados y el tamari a la mezcla de pavo.
11. Agrega las nueces, el cilantro, las cebollitas de cambray y la salsa picante o las hojuelas de chile rojo (si las vas a utilizar), al gusto.
12. Para servir, coloca 4 hojas de lechuga en cada uno de los 4 platos y coloca una cantidad generosa de la mezcla del pavo encima de las lechugas.
13. Cubre con 1½ cucharadas de la salsa por plato.

Información nutricional por porción (4 tazas de lechuga, ⅓ de taza de pavo, 1½ cucharadas de salsa): calorías: 470, grasas: 31 g, grasas saturadas: 9 g, colesterol: 90 mg, fibra: 5 g, proteína: 28 g, carbohidratos: 20 g, sodio: 540 mg

|◉| Muslos de pollo a la griega con alcachofas y aceitunas

✓ RINDE: 4 PORCIONES

TIEMPO DE PREPARACIÓN: 15 MINUTOS

TIEMPO DE COCCIÓN: 25 MINUTOS

Los sabores mediterráneos del limón, el orégano, las alcachofas y las aceitunas crean un delicioso platillo ideal para la cena. Busca aceitunas envasadas y sin semilla, pero también revisa las opciones en la sección de *delicatessen* del supermercado. Sirve este platillo en platos hondos con las verduras y los jugos encima y a los lados del pollo, y junto con una ensalada verde con un cuarto de aguacate por persona, aderezada con vinagreta (revisa la **Ensalada básica con vinagreta** de la página 372).

INGREDIENTES

8 muslos de pollo con hueso y piel (2½ libras aproximadamente)

¼ de cucharadita de sal de mar

¼ de cucharadita de pimienta negra molida

¼ de cucharadita de ajo granulado

1 cebolla mediana

2½ cucharadas de aceite de oliva extravirgen

3 dientes de ajo grandes, picados finamente

1 lata (425 g) de corazones de alcachofa en agua, bien escurridos

115 g de aceitunas griegas variadas sin semilla

1½ tazas de caldo de pollo bajo en sodio

2 cucharadas de hojas de orégano fresco picadas (o 2 cucharaditas de orégano seco)

1 limón amarillo grande rebanado en círculos delgados

2 cucharadas de agua

1 cucharada de almidón de arrurruz (opcional)

INSTRUCCIONES

1. Quita cualquier exceso de grasa de los muslos de pollo con unas tijeras.
2. Sazona el pollo con sal, pimienta y ajo granulado.
3. Corta la cebolla por la mitad. Pélala y luego colócala en la tabla para picar y rebana finamente para obtener medios aros delgados.
4. Calienta 1½ cucharadas del aceite de oliva en una sartén grande y pesada (o una cacerola de 3 o 4 cuartos) a fuego medio.
5. Cuando el aceite esté caliente, agrega el pollo con la piel hacia abajo. Cocina hasta que la piel esté crujiente y dorada, de 7 a 9 minutos.
6. Mueve los muslos a un plato o a una bandeja de hornear con bordes.
7. En la misma sartén añade las cebollas y cocina hasta que se suavicen, de 3 a 4 minutos.
8. Agrega el ajo picado y cocina durante 1 minuto más.
9. Agrega las alcachofas escurridas, las aceitunas, el caldo, el resto del aceite de oliva y el orégano.
10. Regresa los muslos a la sartén y coloca las rebanadas de limón.
11. Cuando la mezcla esté a punto de hervir, coloca la tapa y baja el fuego a medio bajo. Deja cocer de 12 a 13 minutos o hasta que los muslos alcancen una temperatura interna de 165 °F según el termómetro digital.
12. Para servir, coloca los muslos en platos hondos y dispón las verduras y el jugo por encima.
13. Si prefieres que el jugo esté un poco más espeso, en un tazón pequeño o en una taza medidora combina 1 cucharada de almidón de arrurruz y 1 cucharada de agua fría hasta que se mezcle bien. Retira los muslos de pollo de la sartén.
14. Agrega la mezcla de arrurruz a la sartén y cocina durante 1 o 2 minutos más, hasta que el jugo espese.

Información nutricional por porción (2 muslos y ⅓ de las verduras y la salsa): calorías: 450, grasas: 25 g, grasas saturadas: 4 g, colesterol: 160 mg, fibra: 4 g, proteína: 39 g, carbohidratos: 24 g, sodio: 690 mg

|◉| Pechuga de pato sellada crujiente con salsa de mora azul y vinagre balsámico

✓ RINDE: 4 PORCIONES

TIEMPO DE PREPARACIÓN: 15 MINUTOS

TIEMPO DE COCCIÓN: 20 MINUTOS

Si nunca has preparado pechuga de pato, te sorprenderás de lo rápida y sencilla que es esta receta. La dulzura de la salsa de mora azul combina de maravilla con la rica y crujiente piel del pato. Sirve con espárragos, broccolini o ejotes con un chorrito de aceite de oliva, o utiliza el sobrante de la grasa del pato en las verduras. Pide un pato de sabor suave en el supermercado o la carnicería.

INGREDIENTES PARA LA PECHUGA DE PATO

4 pechugas de pato (de 6 onzas cada una)

¼ de cucharadita de sal de mar

¼ de cucharadita de pimienta negra molida

¼ de cucharadita de ajo granulado

INGREDIENTES PARA LA SALSA

1 cucharada de aceite de oliva extravirgen

1 chalote pequeño, picado finamente (2 cucharadas)

1 diente de ajo, picado finamente

1¼ tazas de moras azules congeladas, descongeladas

2 cucharadas de vinagre balsámico

1 cucharadita de tomillo fresco picado

1 cucharada de grasa de pato sobrante (lo que se queda en la sartén una vez que se cocinó el pato)

INSTRUCCIONES

1. Precalienta el horno a 425 °F.

2. Calienta una sartén de hierro fundido bien curado grande o una sartén de acero inoxidable grande y apta para el horno a fuego medio hasta que se caliente, y luego baja el fuego a medio bajo para sellar el pato.

3. Mientras se calienta la sartén, prepara la pechuga de pato. Abre el empaque en el que viene el pato en el fregadero para escurrir cualquier jugo. Coloca las pechugas con la piel hacia arriba en una tabla para picar. Seca cualquier humedad restante con toallas de papel. Voltea el pato y corta cualquier exceso de piel que supere el límite de la pechuga. Voltea el pato nuevamente y crea un patrón en forma de diamantes en la piel del pato. Corta sobre la piel pero sin llegar a la carne, en intervalos de ¼ de pulgada.

4. Cuando hayas rebanado todas las pechugas, sazónalas con sal, pimienta y ajo.

5. Coloca las pechugas con la piel hacia abajo en la sartén caliente. Debes escuchar cómo chisporrotean cuando las colocas en la sartén.

6. Sella el pato hasta que la piel se vea crujiente y dorada, de 6 a 8 minutos. Quieres lograr un color dorado intenso, pero cuida que no se queme. Si la piel se empieza a dorar demasiado rápido, baja el fuego. Sellar lentamente hace que se escurra la grasa y se dore la piel.

7. Mientras sellas el pato, prepara la salsa (pero no descuides el pato, revisa ocasionalmente cómo se va dorando y poniendo crujiente). Calienta el aceite de oliva en una sartén pequeña a fuego medio bajo.

8. Agrega los chalotes y cocina hasta que se suavicen, aproximadamente 2 minutos.

9. Agrega el ajo picado y cocina durante otros 30 segundos.

10. Añade las moras azules, el vinagre y el tomillo y sube el fuego a medio.

11. Cocina las moras, moviendo constantemente hasta que empiece a salir el jugo y el vinagre se consuma, de 3 a 4 minutos.

12. Cuando la piel del pato se vea dorada, voltea las pechugas y coloca la sartén en el horno precalentado de 3 a 6 minutos. El tiempo dependerá del grosor de la pechuga de pato. Pechugas de 6 onzas se cocinarán en 6 minutos, si son más pequeñas, se cocinarán en menos tiempo. Las pechugas deben alcanzar una temperatura interna de 160 °F.

13. Retira la sartén del horno y deja que la carne se enfríe durante unos minutos antes de rebanarla.

14. Rebana la pechuga de pato a lo ancho para formar rebanadas delgadas. Si está bien cocinado, la carne se verá rosa en el centro.

15. Quita 1 cucharada de la grasa del pato de la sartén y agrégala a la salsa de mora azul para intensificar el sabor.

16. Sirve una pechuga rebanada con 2 cucharadas de salsa por persona.

Información nutricional por porción (6 onzas de pechuga, 2 cucharadas de salsa): calorías: 370, grasas: 24 g, grasas saturadas: 6 g, colesterol: 180 mg, fibra: 2 g, proteína: 32 g, carbohidratos: 8 g, sodio: 260 mg

|◉| Pollo estofado con salsa cremosa de nuez de la India

✓ RINDE: 4 PORCIONES

TIEMPO DE PREPARACIÓN: 15 MINUTOS

TIEMPO DE COCCIÓN: 40 MINUTOS

Este pollo con la piel crujiente y una salsa cremosa te hará sentir como si estuvieras comiendo en un restaurante francés. La mantequilla de nuez de la India le da a la salsa una textura increíblemente suave.

INGREDIENTES

4 pechugas de pollo con hueso y piel

1 cucharada de aceite de oliva extravirgen

½ cucharadita de sal de mar

½ cucharadita de ajo granulado

¼ de cucharadita de pimienta negra molida

1½ tazas de caldo de pollo sin o bajo en sodio

1½ tazas de leche de almendra sin azúcar

¼ de taza mantequilla cremosa de nuez de la India

2 cucharadas de mostaza Dijon

4 dientes de ajo, picados finamente

1½ cucharadas de tomillo fresco picado

2 cucharadas de agua filtrada

1 cucharada de almidón de arrurruz

INSTRUCCIONES

1. Precalienta el horno a 375 °F.
2. Quita cualquier exceso de grasa de la pechuga de pollo.
3. Con un cuchillo pesado o con tijeras de pollero, quita los huesos de las costillas.
4. Desecha los huesos y el exceso de grasa.
5. En un horno holandés de 5½ cuartos o una sartén pesada lo suficientemente grande para que entren todas las pechugas sin encimarse, calienta el aceite de oliva a fuego medio.
6. Combina la sal, el ajo granulado y la pimienta en un tazón pequeño y sazona las pechugas.
7. Coloca las pechugas con la piel hacia abajo en la sartén y cocínalas hasta que se doren, de 5 a 7 minutos. Voltea el pollo.
8. En un tazón o en una taza medidora grande, bate el caldo, la leche de almendra, la mantequilla de nuez de la India, la mostaza y el ajo picado hasta que se combine. Vacía la mezcla en la sartén con el pollo.
9. Espolvorea con una cucharada de tomillo.
10. Tapa la sartén y métela al horno. Hornea el pollo durante 30 minutos o hasta que el termómetro de carne marque de 160 a 165 °F cuando lo insertes en la parte más gruesa de la pechuga sin tocar el hueso.

11. Cuando el pollo esté listo, coloca las piezas en un plato grande o un platón y cubre con papel aluminio para conservar el calor.

12. En un tazón pequeño o una taza medidora, combina el agua con el almidón arrurruz y mezcla bien.

13. Agrega la mezcla de arrurruz a la sartén con los jugos de pollo y bate hasta obtener una consistencia homogénea.

14. Deja hervir de 2 a 3 minutos hasta que se cocine la fécula y el jugo espese.

15. Sirve el pollo con las verduras y ½ taza de la salsa por porción, espolvorea el restante del tomillo para añadir sabor y color.

16. Este platillo queda bien con **Hinojo a la parrilla** (página 429). Almacena cualquier sobrante de la salsa en un contenedor sellado herméticamente en el refrigerador hasta por 5 días.

Información nutricional por porción (1 pechuga, ½ taza de salsa): calorías: 340, grasas: 23 g, grasas saturadas: 6 g, colesterol: 65 mg, fibra: 1 g, proteína: 24 g, carbohidratos: 10 g, sodio: 806 mg

RES Y CORDERO

|◎| Pimientos rellenos de res y verduras

√ RINDE: 4 PORCIONES

TIEMPO DE PREPARACIÓN: 20 MINUTOS

TIEMPO DE COCCIÓN: 55 MINUTOS

Los pimientos son un receptáculo increíble para un relleno de res y verduras. Prepáralos con un día o dos de antelación, refrigéralos y hornéalos cuando gustes. Si los horneas con antelación, el recalentado también queda muy bien.

INGREDIENTES

4 pimientos rojos o amarillos grandes

2 cucharadas de aceite de oliva extravirgen

1 cebolla pequeña, picada finamente

4 dientes de ajo, picados finamente

1 cucharada más 1 cucharadita de chile ancho en polvo

2 cucharaditas de comino

2 cucharaditas de pimentón

2 cucharaditas de orégano deshidratado

1 calabacín pequeño picado en cubos pequeños

1 libra de carne molida de res alimentada con pasto (15% de grasa)

1 lata (15 onzas) de jitomates picados (no los escurras)

½ cucharadita de sal de mar

¼ de cucharadita de pimienta negra molida

¼ de taza de cilantro fresco picado u hojas de perejil italiano picadas

INSTRUCCIONES

1. Precalienta el horno a 350 °F.
2. Corta el tallo verde de cada pimiento, si lo tiene. Sólo corta el tallo, no la parte de arriba del pimiento. Corta el pimiento por la mitad a lo largo, de arriba abajo. Retira las semillas y las membranas blancas hasta que tengas un "tazón" limpio para colocar el relleno. Reserva los pimientos en lo que preparas el relleno.
3. En una sartén grande (12 pulgadas) calienta el aceite de oliva a fuego medio.
4. Agrega las cebollas y acitrónalas, aproximadamente 3 minutos, moviendo ocasionalmente. Baja el fuego si las cebollas se están cocinando muy rápido.
5. Agrega el ajo, el chile en polvo, el comino, el pimentón y el orégano y cocina 1 o 2 minutos más.
6. Agrega el calabacín y cocina hasta que se suavice, de 3 a 4 minutos.
7. Agrega la carne a la sartén y cocínala hasta que ya no se vea rosa, de 8 a 10 minutos, separándola con una cuchara de madera y moviendo para que no se queme.
8. Agrega los jitomates y cocina hasta que los jitomates se hayan suavizado y los sabores se hayan mezclado, de 8 a 10 minutos más.
9. Sazona con la sal y la pimienta y agrega el cilantro.
10. Divide el relleno entre 8 mitades de pimiento.
11. Coloca los pimientos rellenos en un refractario grande, cubre con papel aluminio y hornea durante 30 minutos o hasta que la temperatura del relleno marque 165 °F si la mides con tu termómetro digital de cocina.
12. Sirve 2 mitades de pimiento por persona.

13. Cubre con unas cucharadas de la **Salsa de queso sin queso** (página 422) o sirve con una ensalada verde con jitomates y aguacates picados.

14. Si quieres preparar este platillo con antelación, coloca los pimientos preparados en un refractario con tapa y refrigera hasta por 3 días. Cuando estés listo para hornearlos, primero déjalos a temperatura ambiente para que no estén tan fríos y luego hornea como dicen las instrucciones. Los pimientos horneados o las sobras se pueden almacenar en un refractario de vidrio o en un contenedor con tapa hasta por 3 días.

Información nutricional por porción (1 pimiento relleno): calorías: 410, grasas: 25 g, grasas saturadas: 8 g, colesterol: 75 mg, fibra: 6 g, proteína: 25 g, carbohidratos: 21 g, sodio: 390 mg

Información nutricional por porción (1 pimiento relleno con 1 cucharada de salsa): calorías: 450, grasas: 28 g, grasas saturadas: 10 g, colesterol: 75 mg, fibra: 6 g, proteína: 26 g, carbohidratos: 23 g, sodio: 425 mg

◉ *Shepherd's pie* de cordero especiado y verduras

✓ RINDE: 4 PORCIONES

TIEMPO DE PREPARACIÓN: 15 MINUTOS

TIEMPO DE COCCIÓN: 40 MINUTOS

Ésta es una cacerola sencilla con carne molida de cordero, aunque funciona también con res y bisonte. Aunque puede parecer que la parte de arriba es un tradicional puré de papa lleno de carbohidratos, nosotros optamos por usar puré de coliflor. ¡Amarás este cambio!

INGREDIENTES

2 cabezas de coliflor (o 2 libras de floretes en bolsa)

¼ de taza de aceite de oliva extravirgen

1 cebolla mediana, picada

4 tallos de apio, picados

1 pimiento rojo grande, sin corazón, sin semillas y picado

3 dientes de ajo, picados finamente

1 libra de carne molida de cordero (15% de grasa)

2 cucharaditas de pimentón

1 cucharadita de comino

1 cucharadita de cilantro deshidratado

1 cucharadita de canela molida

Una pizca de pimienta de cayena

¼ de cucharadita de pistilos de azafrán (opcional)

½ cucharadita más una pizca de sal de mar

¼ de cucharadita más una pizca de pimienta negra molida

Una pizca de ajo granulado

2 calabacines pequeños (¾ de libra) sin extremos, y picados en cubos

1 lata (15 onzas) de jitomates picados (no los escurras)

3 cucharadas de hojas de cilantro picadas

INSTRUCCIONES

1. Precalienta el horno a 350 °F.

2. Corta el corazón de la coliflor y corta las cabezas en floretes pequeños.

3. Llena una olla grande (6 cuartos) con unas pulgadas de agua y coloca una vaporera adentro. Cubre la olla y ponla a hervir.

4. Cuando suelte el vapor, agrega los floretes de coliflor, vuelve a tapar y baja el fuego a medio, cocina al vapor hasta que la coliflor esté tierna y suave cuando la piques con un cuchillo, de 12 a 14 minutos.

5. Mientras se cuece la coliflor, empieza a preparar el cordero y las verduras. En otra olla grande (de 5 a 6 cuartos), calienta 2 cucharadas del aceite a fuego medio.

6. Agrega la cebolla, el apio y el pimiento y cocina hasta que se suavicen, aproximadamente 4 minutos. Mueve ocasionalmente.

7. Agrega el ajo picado y cocina durante 1 minuto más. Baja el fuego si el ajo se empieza a quemar.

8. Agrega el cordero y rómpelo con una cuchara de madera o una espátula. Cocina el cordero hasta que ya no se vea rosa, aproximadamente 4 minutos.

9. Agrega el pimentón, el comino, el cilantro seco, la canela, la pimienta de cayena y el azafrán (si lo vas a utilizar), rompiendo los pistilos de azafrán entre tus dedos antes de agregarlo.

10. Mueve el cordero para que se integren las especias y cocina durante otros 2 o 3 minutos para que las especias suelten su olor.

11. Cuando la coliflor esté tierna, escúrrela y pásala al tazón de un procesador de alimentos con cuchilla de acero.

12. Agrega el aceite de oliva restante, ½ cucharadita de sal, ¼ de cucharadita de pimienta y el ajo granulado y forma un puré suave.

13. Agrega el calabacín a la olla con el cordero y luego agrega los jitomates con todo y jugo.

14. Agrega el cilantro y sazona con la sal y pimienta restantes.

15. Cocina otros 3 o 4 minutos.

16. Coloca la mezcla de cordero y verduras en un refractario para hornear de 2 cuartos. Presiona hasta que quede uniforme y luego agrega 3 tazas del puré de coliflor y suaviza hasta que quede uniforme.

17. Hornea durante 20 minutos sin cubrir. La temperatura interna debería alcanzar 165 °F cuando la midas con un termómetro digital. Las esquinas deben verse levemente doradas.

18. Divide en cuatro porciones y sirve caliente.

19. Refrigera cualquier sobrante, con tapa, hasta por 3 días. Este platillo puede prepararse un día o dos antes de hornearse. Cúbrelo y guárdalo en el refrigerador y cuando lo vayas a hornear, déjalo un rato a temperatura ambiente y luego hornea según las instrucciones.

Información nutricional por porción (⅓ de la cacerola): calorías: 550, grasas: 39 g, grasas saturadas: 14 g, colesterol: 85 mg, fibra: 9 g, proteína: 26 g, carbohidratos: 29 g, sodio: 430 mg

|◉| Wraps de res con guacamole

✓ RINDE: 4 PORCIONES

TIEMPO DE PREPARACIÓN: 20 MINUTOS

TIEMPO DE COCCIÓN: 10 MINUTOS

Las hojas de lechuga crujientes embarradas con guacamole cremoso, servidas con res picante, col, jitomate y cilantro, y con un toque de jugo de limón por encima son un platillo que no te defraudará. Si utilizas hojas de lechuga romana mini, necesitarás 6 hojas por persona o 3 minicabezas aproximadamente. Un consejo: la zona del aguacate que más nutrientes tiene está justo por debajo de la piel, así que asegúrate de pelar bien los aguacates.

INGREDIENTES

1 cucharada de aceite de oliva extravirgen

1 cebolla pequeña, picada (1 taza)

4 dientes de ajo, picados finamente

1½ libras de carne molida de res alimentada con pasto (15% de grasa)

2½ cucharaditas de chile ancho en polvo

1 cucharada más ½ cucharadita de comino

1½ cucharaditas de cilantro seco

Una pizca de chipotle en polvo (opcional)

¼ de cucharadita más una pizca de sal de mar

¼ de cucharadita más una pizca de pimienta negra molida

1 aguacate grande, pelado, sin semilla, y picado

4 limones; el jugo de 2, y 2 más para acompañar

12 hojas de lechuga mantequilla o de lechuga romana

¼ de cabeza pequeña de col morada o verde rallada o picada finamente

2 jitomates guaje, sin semillas y picados

¼ de taza de hojas de cilantro fresco picadas

INSTRUCCIONES

1. Calienta una sartén grande (12 pulgadas) de acero inoxidable a fuego medio y agrega el aceite de oliva.
2. Cuando el aceite esté caliente, agrega la cebolla picada y cocina hasta que se suavice, de 1 a 2 minutos.
3. Agrega el ajo y cocina durante 30 segundos más, moviendo.
4. Agrega la carne de res, rompiéndola con una cuchara o espátula de madera. Cocina hasta que la carne no se vea rosa, aproximadamente 2 minutos.
5. Agrega el chile ancho en polvo, 1 cucharada del comino, el cilantro seco y el chipotle en polvo (si lo vas a utilizar). Cocina durante 1 o 2 minutos más, moviendo constantemente para que las especias suelten su olor.
6. Sazona con ¼ de cucharadita de la sal y ¼ de cucharadita de la pimienta, luego retira la carne del fuego y colócala en un tazón mediano. Reserva.
7. Para hacer el guacamole, coloca el aguacate en un tazón pequeño.
8. Exprime el jugo de limón y agrega la ½ cucharadita restante del comino.
9. Haz puré con un tenedor.
10. Agrega la sal y la pimienta restantes.
11. Divide las hojas de lechuga entre 4 platos.
12. Embarra el guacamole en las hojas de lechuga.
13. Agrega un cuarto de la mezcla de res, la col picada, el jitomate y el cilantro.
14. Sirve con una rebanada de limón.

Información nutricional por porción (⅓ de mezcla de carne, verduras, 3 hojas de lechuga): calorías: 600, grasas: 43 g, grasas saturadas: 15 g, colesterol: 110 mg, fibra: 9 g, proteína: 35 g, carbohidratos: 25 g, sodio: 290 mg

MARISCOS

|◎| Almejas al curry de coco con fideos de calabacín

✓ RINDE: 4 PORCIONES

TIEMPO DE PREPARACIÓN: 15 MINUTOS

TIEMPO DE COCCIÓN: 20 MINUTOS

Este delicioso platillo de mariscos inspirado en la cocina de la India se prepara rápido con sabores como el polvo de curry, el jengibre, el limón y la leche de coco. Cuando compres almejas frescas, deben estar cerradas o cerrarse cuando las toques, lo que significa que están vivas. Evita las almejas que tengan la concha rota o lastimada. Usa las almejas el mismo día que las compres. Guárdalas en el refrigerador en un baño de hielo y cubiertas con toallas de papel mojadas. No las guardes en una bolsa de plástico cerrada, eso asfixiará a las almejas. Lávalas bien antes de cocinarlas.

INGREDIENTES PARA LOS FIDEOS DE CALABACÍN

4 calabacines grandes (2 libras aproximadamente)

1 cucharadita de aceite de coco

INGREDIENTES PARA LAS ALMEJAS

4 libras de almejas

2 poros

2 cucharadas de aceite de coco

4 dientes de ajo, picados finamente

2 cucharadas de polvo de curry

De 1 a 3 pulgadas de jengibre fresco, pelado y rallado finamente
   (1 cucharada más 1 cucharadita)

⅛ de cucharadita de hojuelas de chile rojo (opcional)

2 tazas de leche de coco entera

¼ de taza de jugo de limón fresco

2 cucharadas de cilantro picado o de perejil italiano picado

Sal de mar y pimienta negra molida

INSTRUCCIONES

1. Corta los extremos del calabacín. Usa un cortador de verduras en espiral para cortar los calabacines en fideos largos y delgados. Colócalos en un tazón y reserva.

2. Coloca las almejas en un colador en el fregadero y enjuágalas bien con agua fría. Talla para eliminar cualquier suciedad exterior. Desecha cualquier almeja con la concha rota y deja escurrir el resto de las almejas. Con tus dedos remueve cualquier "barbita" que aparezca en las conchas.

3. Corta la parte verde oscuro y la raíz de los poros, sólo utiliza la parte blanca y la verde claro. Rebana los poros a lo largo y enjuágalos con agua fría para remover cualquier suciedad o tierra. Rebana los poros en rebanadas delgadas. Necesitarás 2 tazas.

4. Para cocinar las almejas juntas, necesitarás una olla de 10 a 12 cuartos (o dos ollas de 5 a 6 cuartos) con tapa. Si cocinas las almejas en dos tandas, asegúrate de dividir todos los ingredientes del caldo a la mitad.

5. Agrega el aceite de coco a la olla y calienta a fuego medio bajo.

6. Agrega los poros y cocínalos hasta que se suavicen, aproximadamente 2 minutos.

7. Agrega el ajo y cocina durante 1 minuto más.

8. Agrega el polvo de curry, el jengibre y las hojuelas de chile rojo (si las utilizas). Cocina de 1 a 2 minutos más, hasta que las especias suelten su olor.

9. Agrega la leche de coco y el jugo de limón. Cocina durante 2 minutos más para combinar los sabores.

10. Agrega las almejas al caldo y tapa, sube el fuego a medio alto. Cuando suelte vapor, baja el fuego al mínimo y cocina las almejas por 5 minutos.

11. Mientras las almejas se cocinan, prepara los fideos de calabacín. Calienta el aceite de coco en una sartén mediana a fuego medio. Agrega los fideos de calabacín y cocina durante 3 minutos. Apaga el fuego, escurre, tapa y mantén caliente.

12. Revisa la olla para comprobar si se han abierto las almejas. Si no se han abierto, sigue cocinando durante 1 o 2 minutos más.

13. Cuando las almejas se han abierto, espolvorea con cilantro.

14. Retira las almejas de la olla y desecha cualquier almeja que no se haya abierto.

15. Reserva el caldo en el que las cocinaste para servirlo con el platillo.

16. Si estás cocinando las almejas en tandas, cuando la primera esté lista, coloca las almejas en un tazón grande cubierto con papel aluminio y déjalas en el horno a 200 °F para mantenerlas calientes, repite la receta con el resto de las almejas.

17. Para servir, coloca las almejas en tazones grandes hondos sobre los fideos de calabacín.

18. Sirve el caldo sobre las almejas y los fideos.

19. Asegúrate de poner un tazón en la mesa para poner las conchas usadas.

20. Después de comerte las almejas y los fideos, disfruta el sabroso caldo como si fuera una sopa.

Información nutricional por porción (2 tazas de fideos de calabacín, de 20 a 25 almejas): calorías: 560, grasas: 38 g, grasas saturadas: 29 g, colesterol: 65 mg, fibra: 4 g, proteína: 33 g, carbohidratos: 30 g, sodio: 690 mg

|◉| Salmón sellado a las cinco especias con col y ajonjolí salteados

✓ RINDE: 4 PORCIONES

TIEMPO DE PREPARACIÓN: 20 MINUTOS

TIEMPO DE COCCIÓN: 25 MINUTOS

Para una cena sencilla con sabores asiáticos, esta mezcla de canela, anís estrella, jengibre, clavo y polvo de cinco especias chino queda increíble con el sabor del salmón salvaje. La col y el ajonjolí de igual manera quedan geniales con la **Pechuga de pollo pochada** (página 379).

INGREDIENTES PARA EL SALMÓN

1¾ libras de salmón silvestre, sin piel y cortado en 4 filetes

½ cucharadita de ajo granulado

¼ de cucharadita de sal de mar

1 cucharada más 1 cucharadita de polvo de cinco especias chino

1 cucharadita de aceite de coco

1 cucharada de semillas de ajonjolí tostado para decorar

INGREDIENTES PARA LA COL Y EL AJONJOLÍ

2 cucharadas de aceite de coco

6 cebollitas de cambray, picadas finamente

4 dientes de ajo, picados finamente

2 pulgadas de jengibre fresco, pelado y rallado finamente
  (1 cucharada)

1 cabeza de col verde (1½ libras) partida por la mitad, sin corazón
  y rebanada finamente

1 cucharada de tamari bajo en sodio

2 cucharadas de semillas de ajonjolí (blancas o negras)

2 cucharadas de cilantro fresco picado o de hojas de perejil
  (aproximadamente ¼ de manojo)

INSTRUCCIONES

1. Precalienta el horno a 425 °F.

2. Coloca los filetes de salmón con la carne hacia arriba. Utiliza un cuchillo delgado y afilado para retirar cualquier vena color morado oscuro. Si retiras esta vena, el salmón sabe más suave.

3. Sazona cada filete con ajo, sal y el polvo de cinco especias. Reserva.

4. Para cocinar la col calienta una sartén grande (de 12 a 14 pulgadas) a fuego medio.

5. Agrega el aceite de coco.

6. Cuando el aceite esté caliente, agrega las cebollitas de cambray, el ajo picado y el jengibre. Cocina durante 1 minuto sin dejar de mover. Baja el fuego si lo necesitas para que el ajo y el jengibre no se quemen.

7. Añade la col rebanada a la sartén. Parecerá mucha col, pero se reduce rápidamente. Cocina la col, moviéndola con una espátula para que toda quede cubierta con el aceite de coco y se reduzca y suavice.

8. Cuando se haya reducido la calabaza, agrega el tamari, espolvorea semillas de ajonjolí y añade el cilantro. Mantén la col caliente en lo que cocinas el salmón.

9. Para cocinar el salmón, calienta una sartén grande de hierro fundido bien curado (de 10 a 12 pulgadas) a fuego medio, de 4 a 5 minutos.

10. Agrega el aceite de coco a la sartén y coloca los filetes de salmón con la parte sazonada hacia abajo. Cocina hasta que el salmón esté dorado y crujiente, con cuidado para no quemar las especias, de 4 a 5 minutos. Voltea los filetes para que el lado sazonado quede hacia arriba y coloca la sartén en el horno. Termina de cocer el salmón en el horno durante 2 o 3 minutos para filetes de 1 pulgada de grueso. Utiliza un guante para el horno para retirar la sartén del horno.

11. Sirve los filetes de salmón encima de la col y rocía un poco de aceite de ajonjolí por encima.

12. Coloca cualquier sobrante en un contenedor de vidrio con tapa. El salmón se disfruta mejor el mismo día, la col te durará hasta por 3 días.

Información nutricional por porción (aproximadamente 6 onzas de salmón, 1⅓ tazas de col): calorías: 440, grasas: 23 g, grasas saturadas: 11 g, colesterol: 75 mg, fibra: 5 g, proteína: 41 g, carbohidratos: 15 g, sodio: 440 mg

|◉| Bacalao negro al teriyaki con espárragos al ajonjolí

✓ RINDE: 4 PORCIONES

TIEMPO DE PREPARACIÓN: 30 MINUTOS (INCLUYENDO LA MARINADA)

TIEMPO DE COCCIÓN: 10 MINUTOS

También conocido como pez sable, el bacalao negro tiene una carne suave y deliciosa y casi el doble del nivel de grasa omega-3 que tiene el salmón. Pide filetes cortados de la parte más gruesa del pescado, no de la cola. El mirin es un vino dulce japonés para cocinar hecho de arroz, lo encuentras en la sección de productos de Asia en el supermercado. Elige una marca que sólo utilice agua, arroz, koji y sal de mar y evita cualquier cosa hecha con jarabe de glucosa, jarabe de maíz y otros endulzantes añadidos.

INGREDIENTES PARA EL SALMÓN

4 filetes (de 6 onzas cada uno) de bacalao negro

3 cucharadas de tamari bajo en sodio

3 cucharadas de mirin

2 pulgadas de jengibre fresco, pelado y rallado finamente (1 cucharada)

3 limones, el jugo de 2, y otro cortado en cuartos

2 dientes de ajo, picados finamente o rallados

1 libra de espárragos

1 cucharada de aceite de coco derretido

Una pizca de sal de mar

Una pizca de pimienta negra molida

1 cucharada más 1 cucharadita de aceite de ajonjolí

2 cucharaditas de semillas de ajonjolí (blanco o negro)

INSTRUCCIONES

1. Precalienta el horno a 400 °F.
2. Coloca los filetes de pescado con la piel hacia arriba en un refractario de vidrio lo suficientemente grande para que quepan todos los filetes sin encimarse.
3. En un tazón pequeño o una taza medidora grande, bate el tamari, el mirin, el jengibre, el jugo de limón y el ajo.
4. Vacía la marinada sobre los filetes, levántalos para que la marinada llegue a la parte de abajo. Deja que el pescado se marine a temperatura ambiente durante 30 minutos.
5. Mientras el pescado se marina, prepara los espárragos. Corta la parte dura de los tallos y coloca los espárragos en una bandeja para hornear con bordes forrada con papel aluminio.
6. Rocía con 2 cucharaditas de aceite de coco y sazona con sal y pimienta.
7. Cuando esté marinado el pescado, escurre y desecha la marinada.
8. Calienta una sartén antiadherente apta para el horno grande (de 11 a 12 pulgadas) a fuego medio con la cucharadita restante de aceite de coco. Reparte el aceite en la sartén.
9. Cuando la sartén esté caliente, coloca el pescado con la piel hacia abajo y sella durante 2 minutos. Voltea el pescado y sella durante otros 2 minutos. Quita y desecha la piel. Voltea nuevamente el filete en la sartén, con el lado liso hacia arriba.
10. Coloca el pescado y los espárragos en el horno y hornea de 3 a 5 minutos. El tiempo dependerá del grosor de los filetes: si son de 1½ pulgadas de grosor tardarán 5 minutos. El filete está listo cuando alcanza una temperatura interna de 145 °F si la mides con un termómetro digital. La carne se estará desprendiendo apenas, casi como descamándose, y se verá de color blanco aperlado por adentro. El tiempo de los espárragos de-

penderá del grosor de los tallos. Los espárragos estarán listos cuando se sientan tiernos y crujientes cuando los piques con la punta de un cuchillo filoso.

11. Para servir, divide el pescado y los espárragos entre 4 platos y rocía cada filete con 1 cucharadita de aceite de ajonjolí.

12. Espolvorea cada porción de espárragos con ½ cucharadita de semillas de ajonjolí.

13. Sirve con una rebanada de limón para exprimir sobre el filete.

Información nutricional por porción (filete de bacalao de 6 onzas, ¼ de libra de espárragos): calorías: 480, grasas: 35 g, grasas saturadas: 9 g, colesterol: 85 mg, fibra: 3 g, proteína: 27 g, carbohidratos: 15 g, sodio: 510 mg

|◉| Camarón con jengibre estilo asiático con dip cremoso de almendra

✓ RINDE: 4 PORCIONES

TIEMPO DE PREPARACIÓN: DE 20 A 30 MINUTOS (INCLUYENDO LA MARINADA)

TIEMPO DE COCCIÓN: 10 MINUTOS

El camarón es ideal para una cena rápida y sencilla, e incluso te avisa cuando ya está bien cocinado por su color rosado. La salsa cremosa con infusión de limón es un rico acompañamiento para el camarón. Para añadirle algo más a tu colección de especias, prueba esta receta con pimienta de Sichuan. Para los lectores alérgicos a las nueces, sustituyan la mantequilla de almendra por tahini. Para rallar finamente el jengibre, utiliza un rallador plano.

INGREDIENTES PARA EL CAMARÓN

¼ de taza de jugo de limón fresco

2 cucharadas de aceite de coco derretido

2 pulgadas de jengibre fresco, pelado y rallado finamente (1 cucharada)

3 dientes de ajo, pelados y picados finamente

¼ de cucharadita de sal de mar

¼ de cucharadita de pimienta negra molida

1½ libras de camarón grande, pelado y sin vena

INGREDIENTES PARA LA SALSA

¼ de taza más 1 cucharada de jugo de limón fresco

¼ de taza de mantequilla de almendra cruda cremosa

2 cucharadas de leche de coco entera

Una cucharada más 1 cucharadita de aceite de coco derretido

2 cucharaditas de vinagre de arroz sin sazonar

INSTRUCCIONES

1. En un tazón lo suficientemente grande para que quepan los camarones, mezcla el jugo de limón, el aceite, el jengibre, la sal y la pimienta hasta que se combinen. (Nota: si el clima está frío, el aceite de coco se puede solidificar y formar una pasta en lugar de una marinada líquida.)

2. Agrega los camarones al tazón y voltéalos para que todos se cubran con la marinada. Deja reposar los camarones a temperatura ambiente de 20 a 30 minutos.

3. Mientras se marinan los camarones, prepara la salsa. En un tazón pequeño, mezcla el jugo de limón, la mantequilla de almendra, la leche de coco, el aceite de coco y el vinagre y mezcla hasta que se combine.

4. Precalienta el asador y coloca la rejilla del horno 5 pulgadas debajo de la fuente de calor.

5. Coloca los camarones en una sola capa en una bandeja para hornear con bordes forrada con papel aluminio.

6. Asa los camarones hasta que se pongan rosas de un lado, de 3 a 4 minutos, y luego voltéalos y asa por 1 minuto más o hasta que el otro lado también se vuelva rosa. Los camarones se cocinan muy rápido, así que no desatiendas el asador. El tiempo dependerá del tamaño de los camarones y de tu asador.

(Nota: también puedes ensartar los camarones en brochetas y asarlos a la parrilla.)

7. Sirve junto con la salsa sobre el **"Arroz" de coliflor y hierbas** (página 430).

Información nutricional por porción (12 camarones, 2 cucharadas de salsa): calorías: 370, grasas: 23 g, grasas saturadas: 13 g, colesterol: 275 mg, fibra: 2 g, proteína: 38 g, carbohidratos: 7 g, sodio: 390 mg

|◉| Filetes de pescado empanizados con macadamia y coco

RINDE: 4 PORCIONES

TIEMPO DE PREPARACIÓN: 10 MINUTOS

TIEMPO DE COCCIÓN: 15 MINUTOS

La macadamia cremosa y el coco hacen una cubierta crujiente para los filetes de pescado horneados.

INGREDIENTES

⅔ de taza de nueces de macadamia picadas finamente (o puedes utilizar un procesador de alimentos)

¼ de taza más 2 cucharadas de coco rallado sin azúcar

4 filetes de 6 onzas de bacalao o de rodaballo sin piel

4 cucharadas de mayonesa orgánica (ve la receta de **Mayonesa casera** en la página 426)

¼ de cucharadita de sal de mar

¼ de cucharadita de pimienta negra molida

¼ de cucharadita de ajo granulado

1 cucharada más 1 cucharadita de aceite de coco derretido

1 limón en cuartos

INSTRUCCIONES

1. Precalienta el horno a 425 °F.

2. En un tazón pequeño, mezcla las nueces de macadamia y el coco.

3. Forra una bandeja para hornear con bordes con papel aluminio y colócale una rejilla de alambre por encima. Embarra un poco de aceite o de aceite en aerosol para que nada se pegue.

4. Coloca los filetes de pescado sobre la rejilla.

5. Embarra una cucharada de la mayonesa sobre cada filete y espolvorea con sal, pimienta y ajo.

6. Cubre de forma uniforme cada filete con la mezcla de macadamia y coco.

7. Hornea el pescado durante 12 minutos, o hasta que la parte de arriba se vea ligeramente dorada. El tiempo dependerá del grosor de los filetes. La temperatura interna del pescado debe ser de 145 °F cuando lo midas con un termómetro digital.

8. Sirve los filetes y rocía 1 cucharadita de aceite de coco encima de cada uno y con una rebanada de limón para exprimirla sobre el filete.

9. Sirve con chícharos japoneses dulces o con espárragos horneados rociados con aceite de coco derretido (véase **Cómo cocinar verduras**, en la página 314).

Información nutricional por porción (6 onzas de pescado, 1 cucharada de aceite): calorías: 500, grasas: 39 g, grasas saturadas: 14 g, colesterol: 95 mg, fibra: 3 g, proteína: 33 g, carbohidratos: 6 g, sodio: 250 mg

|◉| Vieiras a la parrilla con vinagreta de limón y alcaparras

✓ RINDE: 4 PORCIONES

TIEMPO DE PREPARACIÓN: 2 MINUTOS (MÁS EL TIEMPO
DE REMOJO DE LAS BROCHETAS DE BAMBÚ, SI SE UTILIZAN)

TIEMPO DE COCCIÓN: 15 MINUTOS

Compra las vieiras más grandes que encuentres para esta receta sencilla y rápida. Busca vieiras "secas" que sean color blanco aperlado y de tamaño uniforme, con la carne firme y ligeramente húmeda. Las vieiras deben oler fresco, como el océano, nunca deben oler a pescado viejo. La vinagreta también queda bien como salsa para un pollo o pescado.

INGREDIENTES PARA LA VINAGRETA

¼ de taza de jugo de limón fresco

¼ de taza de aceite de oliva extravirgen

1 cucharada de mostaza Dijon

1 cucharada de alcaparras escurridas

2 cucharaditas de chalotes picados finamente

2 dientes de ajo, picados finamente

Una pizca de sal de mar

Una pizca de pimienta negra molida

1 cucharada de perejil o cilantro fresco picado finamente

INGREDIENTES PARA LAS VIEIRAS

De 4 a 8 brochetas de bambú o de metal de 10 pulgadas (opcional)

1½ libras de vieiras grandes

1 cucharada de aceite de oliva extravirgen

¼ de cucharadita de sal de mar

¼ de cucharadita de pimienta negra molida

¼ de cucharadita de ajo granulado

INSTRUCCIONES

1. Bate todos los ingredientes de la vinagreta en un tazón pequeño y reserva para servir como la salsa de las vieiras y las verduras.
2. Si vas a utilizar brochetas de bambú, sumérgelas en una sartén honda con agua tibia de 20 a 30 minutos antes de asar a la parrilla para evitar que la brocheta se queme.
3. Prepara las vieiras, retira el músculo duro que parece una pequeña etiqueta a un costado (quítala con tus dedos).
4. Después de que se han remojado las brochetas, divide las vieiras en cuatro porciones y clava las porciones en las brochetas. Si las vieiras son grandes, utiliza dos brochetas por cada vieira para darles más estabilidad cuando las ases.

5. Embarra un poco de aceite de oliva en las vieiras con una brocha de cocina y luego sazona con sal, pimienta y ajo.

6. Para asar: calienta la parrilla a fuego alto 5 minutos, luego limpia la parrilla con un cepillo de alambre. Moja una toalla de papel con una cucharada de aceite y, con la ayuda de una pinza, pasa la toalla de papel encima de la parrilla para evitar que las vieiras se peguen. Baja el fuego a medio. Coloca las vieiras en el asador y cocina de 2 a 3 minutos por cada lado. El tiempo dependerá del tamaño de la vieira. Mientras más grandes, más tardarán.

7. Para cocinar en la estufa: calienta una sartén antiadherente a fuego alto y embarra con 1 o 2 cucharaditas de aceite de oliva. Coloca las vieiras en la sartén y cocínalas hasta que se les forme una costra, de 3 a 4 minutos, dependiendo del tamaño. Voltea las vieiras y cocina por 1 minuto más. Nota: las vieiras se cocinan rápido. No las cocines de más o su consistencia será gomosa en lugar de tierna. Cocínalas justo hasta que se vean levemente opacas en el centro.

8. Sírvelas calientes con 2 cucharadas de la vinagreta como salsa por porción.

9. Sirve con broccolini rociado con 1 cucharada más de vinagreta o 2 cucharaditas de aceite de oliva y un poco de jugo de limón.

Información nutricional por porción (6 onzas de vieiras, 2 cucharadas de vinagreta): calorías: 310, grasas: 19 g, grasas saturadas: 3 g, colesterol: 55 mg, fibra: 0 g, proteína: 29 g, carbohidratos: 6 g, sodio: 40 mg

|◉| Filetes de salmón al vapor con alioli de limón

✓ RINDE: 4 PORCIONES

TIEMPO DE PREPARACIÓN: 20 MINUTOS

TIEMPO DE COCCIÓN: 10 MINUTOS

Una forma rápida, sencilla y nutritiva de preparar salmón es prepararlo al vapor. Lo puedes servir caliente o frío, lo que lo hace una opción sencilla de transportar a la oficina o cualquier lugar para comer fuera de casa. Puedes hacerlo al vapor y enfriar el salmón con antelación.

INGREDIENTES PARA EL CALDO PARA COCINAR AL VAPOR

4 tazas de agua filtrada

1 hoja de laurel

2 dientes de ajo, aplastados

3 ramitas de tomillo fresco

1 zanahoria, troceada

1 tallo de apio, troceado

½ cebolla pequeña, troceada

1 limón grande en cuartos

INGREDIENTES PARA EL ALIOLI DE LIMÓN

½ taza de mayonesa orgánica (para una opción casera, revisa la receta de **Mayonesa casera** de la página 426)

El jugo y la ralladura de 1 limón

1 diente de ajo, picado finamente o rallado

Una pizca de sal de mar

Una pizca de pimienta blanca

INGREDIENTES PARA EL SALMÓN

4 filetes de salmón sin piel de 6 onzas cada uno

¼ de cucharadita de sal

¼ de cucharadita de pimienta negra molida

INSTRUCCIONES

1. En una olla grande de 5 o 6 cuartos, combina todos los ingredientes del caldo, exprime el jugo de los limones dentro de la olla y también el resto de la fruta.
2. Coloca una vaporera, ya sea de metal o de silicón antiadherente, en la olla. El nivel del caldo debe estar justo al nivel o por debajo de la vaporera. Pon el agua a hervir. Baja el fuego, tapa la olla y deja hervir por 15 minutos para que se combinen los sabores.

3. Mientras el caldo hierve, combina todos los ingredientes del alioli en un tazón pequeño y bate hasta que se combinen. Reserva para servir con el salmón.

4. Sazona los filetes del salmón con sal y pimienta.

5. Coloca los filetes de salmón en la vaporera sin que se encimen y vuelve a tapar. Cocina al vapor durante 5 o 6 minutos o hasta que el salmón alcance una temperatura interna de 145 °F si la mides con un termómetro digital. Los filetes tendrán un color rosa-anaranjado claro.

6. Sirve el salmón caliente o frío con 2 cucharadas del alioli de limón por porción.

7. Sirve con la **Ensalada de col y brócoli al limón** (página 434).

8. Puedes preparar el salmón con antelación y enfriarlo, o guardar las sobras en el refrigerador en un contenedor de vidrio con tapa. Se disfruta mejor hasta 2 días después de prepararlo.

Información nutricional por porción (6 onzas de salmón aproximadamente, 2 cucharadas de alioli): calorías: 450, grasas: 31 g, grasas saturadas: 5 g, colesterol: 125 mg, fibra: 0 g, proteína: 38 g, carbohidratos: 2 g, sodio: 310 mg

SOPAS Y ESTOFADOS

🍵 Caldo de hueso y verduras del doctor Hyman

✓ RINDE: DE 7 A 8 TAZAS

TIEMPO DE PREPARACIÓN: 10 MINUTOS

TIEMPO DE COCCIÓN: DE 15 A 27 HORAS (DEPENDIENDO DEL TIEMPO DE

COCCIÓN DESEADO, E INCLUYE AL MENOS 3 HORAS PARA QUE SE ENFRÍE)

INGREDIENTES

4 libras de huesos o retazo de res, cordero, bisonte, venado, pollo,
pavo o pato para hacer caldo (pregunta a tu carnicero
local por productos orgánicos o alimentados con pasto)

2 cucharadas de vinagre de sidra

2 zanahorias, troceadas

2 tallos de apio, troceados

1 cebolla mediana, picada

2 dientes de ajo, aplastados

2 hojas de laurel

1 manojo de perejil

1 cucharada de sal de mar

2 cuartos de agua filtrada

INSTRUCCIONES

1. Coloca los huesos en una olla de cocción lenta y rocía el vinagre para cubrir los huesos.

2. Agrega las verduras, las hierbas y la sal.

3. Agrega el agua y mueve hasta que todo se combine. Programa la olla de cocción lenta a temperatura baja y cocina de 12 a 24 horas.

4. Cuando el caldo esté listo, desecha los huesos, las verduras y las hierbas.

5. Retira cualquier sólido al colar el líquido por un colador de malla en un contenedor de vidrio o un frasco de 4 cuartos.

6. Refrigera el caldo por lo menos durante 3 horas o durante toda la noche. La grasa se separará, se irá a la superficie y formará una capa blanca opaca. Una vez que la grasa se ha cuajado, retírala de la superficie y deséchala.

7. Para servir, calienta el caldo (parecerá gelatina) a fuego medio bajo, moviendo ocasionalmente.

8. Sirve una taza en un plato hondo o en una taza para sopa y disfruta. O puedes utilizar el caldo en recetas que requieran caldo de pollo o de res.

9. Guarda cualquier sobrante de caldo en un contenedor con tapa en el refrigerador hasta por 4 días o en el congelador de 9 meses hasta 1 año.

Información nutricional por porción (1 taza de caldo): calorías: 72, grasas: 6 g, grasas saturadas: 3 g, colesterol: 22 mg, fibra: 0 g, proteína: 6 g, carbohidratos: 1 g, sodio: 269 mg

☕ Estofado caribeño picante de *tempeh*

✓ RINDE: 4 PORCIONES

TIEMPO DE PREPARACIÓN: 30 MINUTOS

TIEMPO DE COCCIÓN: 30 MINUTOS

No dejes que el tamaño de esta lista de ingredientes te asuste y no quieras preparar esta receta, pues ¡la mayor parte de la lista son especias! El *tempeh* es una proteína vegetal que se elabora a partir de la fermentación de granos de soya en forma de pastel. Tiene un sabor a frutos secos y una textura que absorbe todos los maravillosos sabores caribeños de este estofado. Lo encuentras en la sección de lácteos refrigerados en el supermercado; asegúrate de sólo comprar orgánico. Para ahorrar tiempo en la semana, prepara una olla el fin de semana, deja enfriar, guarda en contenedores y disfrútala en la semana. Para hacer más jugosas las sobras, agrega un poco de caldo vegetal, caldo de pollo o agua.

INGREDIENTES

2 paquetes (8 onzas) de *tempeh* orgánico libre de cereales

4 cucharadas de aceite de coco

1 cebolla pequeña

3 tallos de apio

½ camote naranja pequeño (5 onzas), pelado

2 pimientos rojos

1 chile jalapeño (opcional)

4 dientes de ajo

1½ cucharaditas de comino

1½ cucharaditas de cilantro seco

1 cucharadita de cúrcuma

¼ de cucharadita de pimienta dioica

¼ de cucharadita de nuez moscada rallada

Una pizca de pimienta de cayena

1 lata (15 onzas) de jitomates picados (sin escurrir)

3 limones, 2 hechos jugo y 1 cortado en cuartos

1 lata (13.5 onzas) de leche de coco entera

1 taza de agua filtrada

¼ de cucharadita de sal de mar

¼ de cucharadita de pimienta negra molida

½ manojo pequeño de cilantro picado

INSTRUCCIONES

1. Retira el *tempeh* de su empaque y corta en cubos de ¾ de pulgada.

2. Calienta dos cucharadas del aceite de coco en una olla grande (de 5 a 6 cuartos) a fuego medio.

3. Cuando el aceite esté caliente, agrega el *tempeh* y cocina hasta que se dore, moviendo ocasionalmente. Baja el fuego a medio bajo si lo necesitas. Cuando el *tempeh* esté dorado (esto tomará de 7 a 10 minutos) colócalo en un tazón y reserva. Utiliza la misma olla para preparar el estofado.

4. Mientras se dora el *tempeh*, prepara las verduras. Pica la cebolla, el apio y el camote en trozos pequeños.

5. Descorazona, despepita y pica los pimientos en trozos pequeños.

6. Retira las semillas y las venas del jalapeño (si lo utilizas) para aminorar el picante (o deja las venas y las semillas si quieres que pique), y pica finamente el jalapeño y los dientes de ajo.

7. Agrega las 2 cucharadas restantes de aceite de coco a la olla original y calienta a fuego medio.

8. Cuando el aceite esté caliente, agrega la cebolla, el apio y los pimientos y cocina hasta que las verduras se suavicen, de 4 a 5 minutos.

9. Agrega el jalapeño y el ajo y cocina 1 minuto más.

10. Luego agrega todas las especias y cocina de 1 a 2 minutos más, moviendo constantemente para que las especias suelten su fragancia.

11. Agrega a la olla los jitomates con el jugo, junto con los camotes y el jugo de limón, y mueve para que se combinen.

12. Agrega la leche de coco y el agua y regresa el *tempeh* a la olla.

13. Mueve la olla una vez más, agrega sal y pimienta, y tapa.

14. Cuando el estofado empiece a burbujear, baja el fuego y cocina de 15 a 20 minutos o hasta que los camotes estén tiernos.

15. Sirve el estofado en platos hondos con una rebanada de limón y decora con el cilantro.

16. Enfría cualquier sobrante y colócalo en un contenedor de cristal con tapa. El estofado se puede refrigerar hasta por 5 días.

Información nutricional por porción (2 tazas de caldo): calorías: 600, grasas: 37 g, grasas saturadas: 25 g, colesterol: 0 mg, fibra: 7 g, proteína: 27 g, carbohidratos: 34 g, sodio: 250 mg

🍵 Crema de almejas

✓ RINDE: 4 PORCIONES

TIEMPO DE PREPARACIÓN: 25 MINUTOS

TIEMPO DE COCCIÓN: 20 MINUTOS

Las almejas recién hechas al vapor le dan un sabor extradelicioso a esta crema, pero las almejas en lata también funcionan. Puedes cocinar al vapor las almejas un día antes, quitarles la carne, y refrigerar para ahorrar tiempo. Para una versión libre de lácteos, utiliza aceite de oliva o aceite de coco en lugar de mantequilla de vacas alimentadas con pasto. Para sustituir las almejas frescas con almejas en lata, compra 12 onzas de almejas en lata (peso bruto, después de escurrir) y 16 onzas de jugo de almeja envasado bajo en sodio. Si quieres más verduras, agrega de 2 a 3 onzas de ejotes *baby* cocidos y picados a la ensalada. Esta receta rinde para más de 7 tazas, por lo que te quedará un poco extra para disfrutar después.

INGREDIENTES PARA LAS ALMEJAS AL VAPOR

2½ tazas de agua filtrada

El jugo de 2 limones

2 hojas de laurel

4 dientes de ajo grandes, aplastados

4 ramitas de tomillo fresco

¼ de cucharadita de sal de mar

4 libras de almejas pequeñas frescas (tipo Manila o de cuello corto)

INGREDIENTES PARA LA CREMA

2 poros

4 tallos de apio

4 cucharadas de mantequilla de vaca alimentada con pasto sin sal

4 dientes de ajo grandes, picados finamente

4 cucharadas de harina de coco

¼ de cucharadita de pimienta negra molida

2 cucharaditas de hojas de tomillo frescas picadas

2 tazas del caldo en el que se cocieron las almejas

2 latas de 13.5 onzas de leche de coco entera

1 cucharada de estragón o perejil fresco picado

INSTRUCCIONES

1. Coloca el agua, el jugo de limón, las hojas de laurel, el ajo aplastado, el tomillo y la sal en una olla grande y pesada (de 5 a 6 cuartos) con tapa.

2. Pon a hervir a fuego alto. Cuando suelte el vapor, agrega todas las almejas a la olla y tapa de nuevo. Baja el fuego a medio y deja que las almejas se cocinen hasta que se hayan abierto (5 minutos aproximadamente).

3. Apaga el fuego y escurre las almejas por un colador en un tazón grande. Tira cualquier almeja que no se haya abierto, así como el tomillo, el laurel y el ajo. Asegúrate de guardar el caldo para usarlo en la crema.

4. Quita la carne de la almeja de las conchas y reserva. Desecha las conchas.

5. Para preparar la crema, limpia y pica los poros. Corta la parte verde oscuro del tallo y la raíz del poro. Corta por la mitad a lo largo y enjuaga con agua fría para eliminar cualquier suciedad o tierra. Sécalos con una toalla. Coloca los poros en una tabla para picar y rebana en piezas pequeñas. Debes tener aproximadamente 2 tazas.

6. Corta los tallos de apio a lo largo en piezas pequeñas y pícalos. Debes tener aproximadamente 2 tazas.

7. Derrite la mantequilla en una olla grande (5 cuartos) a fuego medio bajo.

8. Agrega los poros y el apio y cocina hasta que se suavicen, moviendo ocasionalmente, por 5 minutos.

9. Agrega el ajo picado y cocina durante 1 minuto más.

10. Espolvorea la harina de coco y mueve hasta que la mezcla se haya espesado, aproximadamente 2 minutos.

11. Agrega la pimienta y las hojas de tomillo.
12. Agrega el caldo de almeja y mueve, cocina, de 3 a 4 minutos, o hasta que la sopa esté espesa.
13. Agrega la leche de coco y las almejas y calienta bien la mezcla.
14. Agrega el estragón al final.
15. Vierte 1½ tazas en 4 tazones de sopa y sirve caliente, acompañado de una ensalada verde con aguacate, jitomate y apio con tu aderezo casero favorito.
16. Enfría y refrigera las sobras en un contenedor de vidrio con tapa hasta por dos días. Luego recalienta y disfruta.

Información nutricional por porción (aproximadamente 1½ tazas): calorías: 580, grasas: 42 g, grasas saturadas: 35 g, colesterol: 75 mg, fibra: 4 g, proteína: 25 g, carbohidratos: 18 g, sodio: 580 mg

🍵 Estofado de res bistró y verduras

✓ RINDE: 4 PORCIONES

TIEMPO DE PREPARACIÓN: 20 MINUTOS

TIEMPO DE COCCIÓN: 40 MINUTOS

Un rico y abundante estofado de res, lleno de sabor y verduras. Las hierbas provenzales son una mezcla clásica de hierbas secas del sur de Francia, tradicionalmente es una combinación de tomillo, satureja, hinojo, romero, mejorana, albahaca, lavanda y estragón. Las encuentras en el pasillo de especias del supermercado. Para usar el mejor caldo, revisa el pasillo de congelados para encontrar marcas que estén hechas por la carnicería de la tienda, u opciones de caldo orgánicas, que son casi como los caldos caseros, sin sodio ni aditivos.

INGREDIENTES

2 libras de top sirloin

2 cucharadas de mantequilla de vaca alimentada con pasto o de aceite de oliva extravirgen

1 cebolla pequeña, picada en cubos

3 tallos de apio, picados finamente

1 bulbo de hinojo, picado

1 poro, bien lavado y rebanado en trozos gruesos

2½ cucharaditas de hierbas provenzales o de tomillo seco

¼ de cucharadita de sal de mar

¼ de cucharadita de pimienta negra molida

2 zanahorias medianas, picadas en trozos de 1 pulgada

1 lata (15 onzas) de jitomates picados escurridos

2½ tazas de caldo de res bajo en sodio o sin sodio

2 cucharadas de almidón de arrurruz (opcional)

2 cucharadas de agua fría (opcional)

¼ de taza de hojas de perejil picadas finamente para decorar

INSTRUCCIONES

1. Coloca la carne en una tabla para picar y con un cuchillo bien afilado retira cualquier exceso de grasa. De una pieza de 2 libras de carne, debes retirar casi 1½ libras de grasa.

2. Corta la carne en cubos de 1 pulgada.

3. En una olla grande o en un horno holandés (de 5½ cuartos), derrite una cucharada de la mantequilla a fuego medio.

4. Cuando la mantequilla esté caliente, agrega la carne. Voltea constantemente para dorar todos los lados, de 7 a 8 minutos. Retira la carne y los jugos a un tazón y reserva.

5. Agrega la mantequilla restante a la olla y deja que se derrita.

6. Agrega las cebollas, el apio, el hinojo, el poro y las hierbas provenzales. Cocina a fuego medio bajo hasta que se suavicen las verduras, aproximadamente 5 minutos, moviendo ocasionalmente, y baja el fuego si comienzan a dorarse.

7. Añade sal y pimienta.

8. Regresa la carne a la olla, luego agrega las zanahorias, los jitomates y el caldo. Hierve a fuego medio bajo y cocina con la tapa puesta hasta que las zanahorias se suavicen, de 20 a 25 minutos. Puedes disfrutar el estofado así como está o puedes

espesar el caldo para obtener una consistencia parecida a la de una salsa.

9. Para hacer una salsa, mezcla el almidón de arrurruz y el agua en un tazón pequeño hasta que se combinen.

10. Cuando el estofado esté hirviendo, agrega la mezcla de fécula a la olla y mueve muy bien. Sigue hirviendo para cocinar el arrurruz y para espesar el caldo, aproximadamente 2 minutos.

11. Para servir, vacía 1¾ tazas del estofado en 4 tazones para sopa y decora con el perejil.

12. Sirve con una ensalada verde con un aderezo con grasa, como una vinagreta de aceite de oliva y rebanadas de aguacate.

13. Enfría y almacena el estofado sobrante en el refrigerador en contenedores con tapa hasta por 3 días.

14. Para recalentar, coloca una porción en una sartén pequeña a fuego bajo, cubre y calienta hasta que esté listo, moviendo ocasionalmente.

Información nutricional por porción (1¾ tazas): calorías: 410, grasas: 15 g, grasas saturadas: 4 g, colesterol: 95 mg, fibra: 6 g, proteína: 40 g, carbohidratos: 28 g, sodio: 440 mg

Crema de champiñones y hierbas

✓ RINDE: 4 PORCIONES

TIEMPO DE PREPARACIÓN: 20 MINUTOS

TIEMPO DE COCCIÓN: 25 MINUTOS

Esta crema de champiñones es rica y cremosa y tiene un toque extra en el sabor gracias a las hierbas y al jugo de limón. Licuala para que quede sin grumos, o déjala grumosa; depende de tu gusto. Un procesador de alimentos con un disco rebanador facilita la preparación. Sirve esta sopa como acompañamiento a una ensalada con pollo o res como una manera de obtener proteínas.

INGREDIENTES

1 libra de champiñones blancos firmes

1 libra de champiñones cafés firmes

3 chalotes grandes troceados (1 taza)

3 dientes de ajo, pelados y picados finamente

2 cucharadas de mantequilla sin sal

1 cucharada de estragón fresco picado (o 1 cucharadita de estragón deshidratado)

1 cucharada de hojas de tomillo frescas (o 1 cucharadita de tomillo deshidratado)

1 cuarto de caldo de pollo bajo en sodio o libre de sodio

½ cucharadita de sal de mar

¼ de cucharadita de pimienta negra molida

1 taza de leche de coco entera

2 limones, el jugo de 1, 1 cortado en cuartos

1½ cucharadas de perejil fresco picado

INSTRUCCIONES

1. Limpia los champiñones colocándolos bajo la llave del agua y frotándolos suavemente con tus manos. Sólo quieres lavarlos, no quieres sumergirlos, o absorberán demasiada agua. Resérvalos sobre toallas de papel para que se sequen.

2. Prepara el procesador de alimentos con un disco rebanador. Llena el tubo alimentador con los champiñones y empújalos para que se rebanen. Los quieres de ⅛ de pulgada de grueso. Si se llena el tazón del procesador, vacía los champiñones rebanados en un tazón y sigue rebanando los restantes.

3. Cuando todos los champiñones estén rebanados, cambia a la cuchilla de acero y enciende el procesador, agrega los chalotes para picarlos finamente.

4. Derrite la mantequilla en una olla grande (de 5½ cuartos) a fuego medio bajo.

5. Cuando la mantequilla se haya derretido, agrega los chalotes y cocina hasta que se suavicen, de 7 a 8 minutos.

6. Agrega el ajo y cocina durante 1 minuto más.

7. Agrega los champiñones rebanados y cocina, moviendo constantemente con una cuchara de madera hasta que estén suaves, de 7 a 8 minutos.

8. Agrega el estragón y el tomillo y mueve; luego agrega el caldo de pollo, la sal y la pimienta.

9. Calienta la mezcla hasta que esté a punto de hervir, apaga el fuego y agrega la leche de coco y el jugo de limón.

10. Esta sopa la puedes servir como está, o la puedes licuar para obtener una textura suave. Para licuarla, agrega la sopa a la licuadora en cantidades pequeñas, no llenes la licuadora a más de la mitad de su capacidad, pues los líquidos calientes se expanden cuando los licuas. Tapa bien la licuadora y cubre con un trapo de cocina para sostener la tapa en lo que licuas. Empieza a velocidad baja y ve subiendo la velocidad gradualmente.

11. Sirve la sopa al instante, decorada con un poco de perejil picado y una rebanada de limón al lado para exprimir y sacar a relucir los sabores.

Información nutricional por porción (1¾ tazas): calorías: 260, grasas: 15 g, grasas saturadas: 11 g, colesterol: 20 mg, fibra: 4 g, proteína: 9 g, carbohidratos: 22 g, sodio: 260 mg

SALSAS

🫖 Salsa de queso sin queso

✓ RINDE: 1¼ TAZAS

TIEMPO DE PREPARACIÓN: DE 6 A 8 HORAS PARA REMOJAR,

MÁS 5 MINUTOS PARA RALLAR Y LICUAR

Su hermoso color amarillo y su textura cremosa te harán creer que ésta es una salsa de queso, pero no hay ningún lácteo involucrado. El sabor a queso proviene de copos de levadura nutricional, que no suenan muy apetitosos, pero en verdad saben delicioso. Sirve esta salsa con verduras, pollo o pescado, o úsala como dip con verduras crudas como botana.

INGREDIENTES

½ taza de nuez de la India cruda

¾ de taza de leche de coco entera sin azúcar

¼ de taza más 1 cucharada de copos de levadura nutricional

2 cucharaditas de cebolla rallada finamente (para rallar la cebolla finamente y crear una especie de jugo de cebolla, utiliza un rallador plano)

1 cucharadita de mostaza Dijon

½ cucharadita de ajo granulado

½ cucharadita de cúrcuma

¼ de cucharadita de sal de mar

¼ de cucharadita de pimienta blanca

INSTRUCCIONES

1. Coloca las nueces en un tazón mediano y agrega agua suficiente para cubrirlas varias pulgadas por encima. Cubre el tazón y reserva por 6 y hasta 8 horas para suavizarlas.
2. Cuando las nueces se hayan remojado, escúrrelas y tira el agua. Colócalas en la licuadora.
3. Agrega el resto de los ingredientes y licua hasta obtener una mezcla suave y cremosa.
4. Vierte la salsa en un recipiente pequeño de vidrio con tapa y refrigera. Durará una semana en el refrigerador; prepara una buena cantidad por adelantado y disfruta toda la semana. Si se espesa demasiado, agrega un poco de agua para hacerla más ligera.

Información nutricional por porción (2 cucharadas): calorías: 80, grasas: 6 g, grasas saturadas: 4 g, colesterol: 0 mg, fibra: 1 g, proteína: 3 g, carbohidratos: 4 g, sodio: 70 mg

🍵 Salsa de almendra

✓ **RINDE: ½ TAZA**

TIEMPO DE PREPARACIÓN: 10 MINUTOS

Esa salsa cremosa se creó para las recetas de camarón con jengibre estilo asiático con dip cremoso de almendra y la ensalada de listón de calabacín crudo, tomate y aguacate, pero es tan versátil que probablemente le encuentres muchos más usos. ¡Cualquier sobrante desaparece rapidísimo! Pero no te preocupes, es muy fácil preparar doble ración.

INGREDIENTES

¼ de taza más 1 cucharada de jugo de limón fresco

¼ de taza de mantequilla cremosa de almendras crudas

2 cucharadas de leche de coco entera

1 cucharada más 1 cucharadita de aceite de coco derretido

2 cucharaditas de vinagre de arroz sin sazonar

INSTRUCCIONES

1. En un tazón pequeño, mezcla todos los ingredientes hasta que se combinen.
2. Coloca la salsa en un contenedor de vidrio con tapa y refrigera hasta por una semana.

Información nutricional por porción (1 cucharada): calorías: 80, grasas: 7 g, grasas saturadas: 3 g, colesterol: 0 mg, fibra: 1 g, proteína: 2 g, carbohidratos: 3 g, sodio: 0 mg

Crema de aguacate

✓ RINDE: ¾ DE TAZA

TIEMPO DE PREPARACIÓN: 5 MINUTOS

Un cremoso y rico aguacate hecho puré con una mayonesa suave de aguacate y limón que resulta en un aderezo increíble para hamburguesas o pollo, así como un dip que puedes comer como botana con verduras crudas.

INGREDIENTES

1 aguacate maduro, pelado y sin semilla
¼ de taza de mayonesa orgánica (para una opción casera, ve la receta de **Mayonesa casera** en la página 426)
1 cucharadita de jugo de limón amarillo fresco
2 pizcas de sal de mar

INSTRUCCIONES

1. Coloca todos los ingredientes en el tazón de un procesador de alimentos. Utiliza la cuchilla de acero y procesa los ingredientes hasta obtener una mezcla suave y cremosa.
2. Almacena en el refrigerador en un contenedor de vidrio sellado herméticamente durante 3 o 4 días.

Información nutricional por porción (2 cucharadas): calorías: 120, grasas: 12 g, grasas saturadas: 2 g, colesterol: 15 mg, fibra: 2 g, proteína: 1 g, carbohidratos: 3 g, sodio: 105 mg

Salsa holandesa cremosa licuada

✓ RINDE: ¾ DE TAZA

TIEMPO DE PREPARACIÓN: 5 MINUTOS

TIEMPO DE COCCIÓN: 1 MINUTO

Una de las clásicas salsas francesas, esta salsa holandesa cremosa y rica es muy sencilla de hacer en la licuadora en sólo minutos. Puedes prepararla un día antes o justo antes de servirla. Utiliza esta salsa en huevos, verduras, pescado o con cualquier cosa. Revisa en la lista de ingredientes los posibles toques adicionales.

INGREDIENTES

12 cucharadas (1½ barritas) de mantequilla de vaca alimentada con pasto

2 huevos con omega-3 grandes, sólo las yemas

1 cucharada de jugo de limón fresco

¼ de cucharadita de sal de mar

¼ de cucharadita de pimienta blanca

Una pizca de pimienta de cayena

Unas gotas de salsa picante, 1 cucharada de hojas de estragón finamente picadas, 1 cucharada de hojas de eneldo finamente picadas, 2 cucharaditas de mostaza Dijon (opcional)

INSTRUCCIONES

1. En una sartén pequeña (de 1 cuarto), derrite la mantequilla y consérvala caliente (a una temperatura de 175 °F (utiliza un termómetro digital para medir la temperatura).

2. En una licuadora, combina las yemas, el jugo de limón, la sal, la pimienta y la pimienta de cayena. Licua con pulsaciones cortas a velocidad baja para combinar los ingredientes.

3. Licua y agrega poco a poco, muy lentamente, la mantequilla derretida para que se forme la emulsión y la salsa se vuelva cremosa.

4. Cuando toda la mantequilla se haya incorporado, prueba la salsa y ajusta la sazón con un poco más de sal, pimienta, o jugo de limón si lo necesitas.

5. Agrega cualquier ingrediente opcional si lo vas a utilizar y revuelve para incorporar.

6. Para mantener la salsa caliente en lo que preparas otro platillo, coloca la salsa en un contenedor resistente al calor y colócalo encima de una sartén pequeña o a baño maría a temperatura baja. Si la salsa espesa demasiado, agrega un poco más de jugo de limón o unas gotas de agua y mezcla hasta que se vuelva ligera.

7. Para almacenar cualquier sobrante, colócalo en un recipiente pequeño con tapa y refrigera hasta por una semana.

8. Calienta la salsa a baño maría y sigue las instrucciones que te di arriba.

Información nutricional por porción (3 cucharadas): calorías: 340, grasas: 36 g, grasas saturadas: 26 g, colesterol: 175 mg, fibra: 0 g, proteína: 1 g, carbohidratos: 1 g, sodio: 460 mg

🍵 Mayonesa casera

✓ **RINDE: ¾ DE TAZA**

TIEMPO DE PREPARACIÓN: 25 MINUTOS

Una vez que prepares esta mayonesa, ¡arrojarás por la ventana cualquier otra que hayas comprado en la tienda! No hay nada mejor que una suave y cremosa mayonesa casera. Si la haces a mano harás un buen ejercicio de brazos, pero puedes prepararla en la licuadora. Utiliza huevos pasteurizados.

INGREDIENTES

2 huevos con omega-3 grandes, sólo las yemas
1 cucharada de jugo de limón fresco
1 cucharada de vinagre de vino blanco o vinagre de champán
¼ de cucharadita de mostaza Dijon
Una pizca de sal de mar
Una pizca de pimienta blanca
¾ de taza de aceite de aguacate o de aceite de oliva extravirgen

INSTRUCCIONES

1. Para hacer mayonesa a mano, coloca las yemas, el jugo de limón, el vinagre, la mostaza, la sal y la pimienta en un tazón mediano. Estabiliza el tazón colocándolo encima de una toalla de cocina húmeda.

2. Con un batidor de alambre, bate hasta que la mezcla se vea suave y todos los ingredientes se hayan incorporado.

3. Después agrega el aceite, de poco en poco, hasta que la mayonesa se forme y espese.

4. Mientras la mayonesa espesa, continúa batiendo el aceite en la mezcla poco a poco para asegurar que tu mayonesa quede cremosa. Si añades el aceite muy rápido o mucho a la vez, la mezcla no espesará. Bate vigorosamente para formar una emulsión. Puedes detenerte un momento para descansar el brazo o cambiar de mano si lo necesitas. Ve lentamente, sé continuo, y sigue batiendo hasta que hayas utilizado todo el aceite y la mayonesa esté cremosa y espesa.

5. Prueba la mayonesa y agrega sal, pimienta o más jugo de limón, si lo necesitas, para que quede a tu gusto.

6. Para prepararla en la licuadora, coloca las yemas, el jugo de limón, el vinagre, la mostaza, la sal y la pimienta en un tazón pequeño y bate hasta que se combinen.

7. Coloca la mezcla en la licuadora y licua a velocidad baja durante algunos segundos.

8. Muy lentamente agrega el aceite, unas gotas a la vez. Cuando la mayonesa empiece a espesar, agrega el aceite lentamente hasta que todo se incorpore.

9. Agrega más sal, pimienta o limón para que quede a tu gusto. (Consejo de herramientas: si utilizas una licuadora, puedes utilizar una espátula de silicón flexible, pequeña y larga para retirar toda la mayonesa de la licuadora más fácilmente.)

10. Para almacenar, coloca la mayonesa en un contenedor de cristal pequeño con tapa y refrigera hasta por 4 días.

11. Si la mayonesa se pone muy espesa, agrégale 1 o 2 cucharaditas de agua tibia y bate para hacerla más ligera.

Información nutricional por porción (1 cucharada): calorías: 100, grasas: 11 g, grasas saturadas: 2 g, colesterol: 25 mg, fibra: 0 g, proteína: 0 g, carbohidratos: 0 g, sodio: 10 mg

ACOMPAÑAMIENTOS Y VERDURAS

|●| Hinojo a la parrilla

✓ RINDE: 4 PORCIONES

TIEMPO DE PREPARACIÓN: 10 MINUTOS

TIEMPO DE COCCIÓN: 35 MINUTOS

Cocinar a fuego lento hasta que el hinojo se ponga tierno resaltará su dulzura natural. Puedes preparar esto con antelación y recalentar o mantenerlo caliente como un acompañamiento para el **Pollo estofado con salsa cremosa de nuez de la India** (página 386).

INGREDIENTES

3 bulbos de hinojo grandes

1 cucharada de aceite de oliva extravirgen

¼ de cucharadita de sal de mar

¼ de cucharadita de pimienta negra molida

¼ de cucharadita de ajo granulado

¾ de taza de caldo de pollo bajo en sodio o sin sodio

1 cucharada de hojas de tomillo fresco picadas

INSTRUCCIONES

1. Para preparar el hinojo: corta los tallos de arriba y las hojas de los bulbos, y guarda un poco de las hojas para decorar, si gustas.

2. Corta los bulbos de hinojo por la mitad de arriba abajo.

3. Con un cuchillo afilado, corta el corazón en forma de pirámide de cada mitad y deséchalo.

4. Corta de nuevo por la mitad y luego corta cada uno de los cuartos en tercios. Quieres rebanadas de hinojo de media pulgada de grosor.

5. Calienta el aceite de oliva en una sartén grande (12 pulgadas) a fuego medio.

6. Coloca los trozos de hinojo en una sola capa en la sartén.

7. Sazona con sal, pimienta y ajo.

8. Cocina el hinojo hasta que cada lado se dore, aproximadamente 10 minutos, dándole vuelta si lo necesitas. Baja el fuego para evitar que se quemen si es necesario.

9. Cuando ambos lados del hinojo estén dorados, agrega el caldo de pollo y espolvorea el tomillo.

10. Cubre la sartén y baja el fuego. Cocina el hinojo hasta que esté muy tierno y puedas perforarlo con la punta de un cuchillo, de 15 a 20 minutos más.

Información nutricional por porción (aproximadamente 1 taza): calorías: 90, grasas: 4 g, grasas saturadas: 1 g, colesterol: 0 mg, fibra: 5 g, proteína: 3 g, carbohidratos: 13 g, sodio: 250 mg

|◉| "Arroz" de coliflor y hierbas

✓ RINDE: 4 PORCIONES

TIEMPO DE PREPARACIÓN: 10 MINUTOS

TIEMPO DE COCCIÓN: 15 MINUTOS

¡Nunca creerás lo parecida que es esta receta al arroz! De hecho, es mejor que el arroz, y mejor para ti porque no tiene almidón. Es una manera increíble de meter más verduras en tu dieta. Éste es un platillo versátil que puedes cambiar si utilizas especias o hierbas diferentes, así que experimenta con tu comida y disfruta de este arroz de coliflor junto con otras recetas. Puedes gratinar la coliflor con antelación y refrigerarla hasta que gustes cocinarla.

INGREDIENTES

1 cabeza grande de coliflor (2 libras)

1 cucharada más 1 cucharadita de aceite de coco

1 chalote mediano picado finamente (¼ de taza)

4 dientes de ajo picados finamente

2 cucharaditas de jengibre rallado finamente (opcional)

½ manojo de cilantro fresco, perejil fresco, o una combinación de ambas, todo finamente picado (½ taza)

¼ de cucharadita de sal de mar

¼ de cucharadita de pimienta negra molida

INSTRUCCIONES

1. Corta el tallo y cualquier hoja verde que traiga la coliflor. Ralla la coliflor con un rallador de cuatro caras, en la cara que tenga los círculos más grandes. Haz esto sobre una bandeja para hornear con bordes o sobre un plato grande para que las piezas caigan ahí. Deberías tener unas 6 tazas de "arroz" de coliflor.

2. Calienta el aceite en una sartén antiadherente mediana a fuego medio bajo.

3. Agrega los chalotes y saltea hasta que se pongan suaves, de 1 a 2 minutos.

4. Agrega el ajo y el jengibre (si lo utilizas) y cocina por 1 minuto más.

5. Agrega la coliflor y cocina, moviendo constantemente hasta que todo se haya cocido, de 8 a 10 minutos más.

6. Agrega las hierbas, sazona con la sal y la pimienta y sirve.

Información nutricional por porción (1½ tazas): calorías: 110, grasas: 5 g, grasas saturadas: 4 g, colesterol: 0 mg, fibra: 5 g, proteína: 5 g, carbohidratos: 15 g, sodio: 220 mg

|◉| Cebolla morada caramelizada en el horno

✓ RINDE: 4 PORCIONES

TIEMPO DE PREPARACIÓN: 10 MINUTOS

TIEMPO DE COCCIÓN: 40 MINUTOS

Estas cebollas son un acompañamiento dulce para muchas comidas. Úsalas de acompañamiento con carne, pollo o ensaladas, o agrégaselas a unas verduras verdes cocidas de forma sencilla, como espárragos o ejotes, para aumentar tu consumo de verduras del día.

INGREDIENTES

2 cucharadas de aceite de oliva extravirgen

1 cucharada de mostaza Dijon

2 cucharaditas de vinagre de vino tinto

2 dientes de ajo, pelados y picados finamente

¼ de cucharadita de sal de mar

¼ de cucharadita de pimienta negra molida

2 cebollas moradas jumbo (de 1½ a 1¾ libras)

1 cucharada de vinagre balsámico

INSTRUCCIONES

1. Precalienta el horno a 400 °F.
2. En un tazón pequeño, bate el aceite, la mostaza, el vinagre de vino tinto, el ajo, la sal y la pimienta.
3. Corta los extremos de la cebolla y córtalas por la mitad de arriba abajo. Pela las cebollas y colócalas sobre una tabla para picar. Corta las cebollas en rebanadas de ½ pulgada de grosor. Coloca las rebanadas en una bandeja para hornear grande (de 10 × 14 pulgadas o de 11 × 15 pulgadas) con bordes, agrega la vinagreta y mueve con tus manos para que todas las piezas se cubran. Las cebollas se separarán en rebanadas. Distribúyelas en una sola capa.
4. Coloca la bandeja en el horno y hornea las cebollas sin taparlas por 20 minutos. Muévelas y sigue cocinando por otros 15 o 20

minutos, o hasta que se hayan marchitado y los bordes se empiecen a dorar. El tiempo exacto depende de tu horno.

5. Cuando ya estén horneadas, rocía un poco de vinagre balsámico para darles el toque final.

6. Sirve las cebollas calientes, a temperatura ambiente, o frías como acompañamiento o encima de una ensalada.

Información nutricional por porción (aproximadamente ½ taza): calorías: 90, grasas: 7 g, grasas saturadas: 1 g, colesterol: 0 mg, fibra: 1 g, proteína: 1 g, carbohidratos: 8 g, sodio: 200 mg

|◉| Camotes con romero y ajo

✔ RINDE: 4 PORCIONES

TIEMPO DE PREPARACIÓN: 5 MINUTOS

TIEMPO DE COCCIÓN: 10 MINUTOS

Para tener una verdura almidonada con la cena, aquí te dejo un platillo dulce y delicioso.

INGREDIENTES

1 camote

3 cucharadas de mantequilla sin sal

1 cucharada de romero fresco picado

¼ de cucharadita de sal de mar

¼ de cucharadita de pimienta negra molida o pimienta blanca molida

¼ de cucharadita de ajo granulado

INSTRUCCIONES

1. Pela el camote y córtalo en cubos pequeños.

2. Coloca 2 o 3 tazas de agua en una olla grande (de 4 a 5 cuartos) con una vaporera a fuego medio alto. Tapa y pon el agua a hervir.

3. Cuando suelte el vapor, agrega los camotes y cocínalos al vapor hasta que estén completamente tiernos y suaves cuando los piques con la punta de un cuchillo filoso, de 4 a 5 minutos.

4. Escurre los camotes y el agua y luego coloca los camotes de nuevo en la olla seca y caliente.

5. Agrega la mantequilla, el romero, la sal, la pimienta y el ajo.

6. Bate con una batidora de mano hasta que los camotes estén tan suaves o grumosos como desees. También puedes usar un prensador de papas o un pasapurés.

Información nutricional por porción (½ taza): calorías: 190, grasas: 10 g, grasas saturadas: 8 g, colesterol: 25 mg, fibra: 4 g, proteína: 2 g, carbohidratos: 25 g, sodio: 300 mg

|◉| Ensalada de col y brócoli al limón

✓ RINDE: 4 PORCIONES

TIEMPO DE PREPARACIÓN: 25 MINUTOS

Las verduras crucíferas son de las cosas más saludables que podemos comer, y esta ensalada crujiente está cargada de un montón de nutrientes. Es fácil prepararla con un procesador de alimentos que deje la comida suave y esponjosa. Sírvela con una porción pequeña (4 onzas) de salmón al vapor (**Filetes de salmón al vapor con alioli de limón**, en la página 408) y ya tienes una comida completa. Las nueces de la India crudas le agregan grasas buenas y un extra crujiente. Para otra opción de comida, prueba esta ensalada con un poco de pollo deshebrado que te haya sobrado. Prepara este platillo con antelación y sólo sazónala antes de servir para que se mantenga crujiente. Sin aderezo, esta ensalada dura 4 o 5 días en el refrigerador. Los vegetarianos pueden comerse la ensalada sola como un gratificante plato fuerte.

INGREDIENTES PARA LA ENSALADA

1 manojo de brócoli con floretes (1½ libras)

½ cabeza pequeña de col verde (10 onzas)

2 zanahorias, peladas

½ taza (4 onzas aproximadamente) de nueces de la India crudas
 para que este platillo sea un plato fuerte (opcional)

¼ de taza de perejil italiano picado

¼ de taza de cebollín o cebollitas de cambray picadas

La ralladura de la cáscara de 2 limones

INGREDIENTES PARA EL ADEREZO

¾ de taza de mayonesa orgánica

2 cucharadas de jugo de limón fresco (usa los limones de la ensalada)

2 cucharadas de vinagre de vino blanco

¼ de cucharadita de sal de mar

¼ de cucharadita de pimienta negra molida

INSTRUCCIONES

1. Para preparar el brócoli, separa los floretes del tallo. Pela los tallos con un pelador de verduras y córtalos a la mitad para que entren por el tubo de alimentación del procesador de alimentos. Reserva los floretes.

2. Prepara el procesador de alimentos con el accesorio para rallar con agujeros grandes. Pasa los tallos de brócoli por el tubo de alimentación, enciende el procesador y empuja los tallos para rallarlos.

3. Pon los tallos rallados en hojas dobles de papel de cocina y exprime para secarlos. Es posible que utilices tres hojas dobles, pues los tallos están muy húmedos. Coloca los tallos rallados en un tazón grande.

4. Después de que los tallos estén rallados y exprimidos, repite la misma operación con los floretes de brócoli. Los floretes no están tan húmedos, así que no necesitarás tantas toallas de papel.

5. Agrega los floretes al tazón con los tallos.

6. A continuación, corta la col para que quepa por el tubo de alimentación del procesador y ralla la col.
7. Ralla las zanahorias.
8. Combina las verduras ralladas en el tazón.
9. Agrega las nueces (si las vas a utilizar), el perejil, los cebollines y la ralladura de limón y mezcla suavemente.
10. Prepara el aderezo mezclando la mayonesa, el jugo de limón, el vinagre, la sal y la pimienta en un tazón pequeño.
11. Adereza toda la ensalada que planees utilizar justo antes de servir. El restante de la ensalada sin aderezar lo puedes guardar varios días en el refrigerador.

Información nutricional por porción (1½ tazas, 2½ cucharadas de aderezo): calorías: 380, grasas: 33 g, grasas saturadas: 5 g, colesterol: 70 mg, fibra: 8 g, proteína: 7 g, carbohidratos: 19 g, sodio: 270 mg

Información nutricional por porción (1½ tazas, 2½ cucharadas de aderezo, 1 cucharada de nueces de la India): calorías: 540, grasas: 45 g, grasas saturadas: 7 g, colesterol: 70 mg, fibra: 9 g, proteína: 13 g, carbohidratos: 27 g, sodio: 270 mg

|◉| Ensalada de listón de calabacín crudo, tomate y aguacate

✓ RINDE: 4 PORCIONES

TIEMPO DE PREPARACIÓN: 20 MINUTOS

Aquí te dejo otra receta para que utilices tu cortador en espiral. Además de fideos de calabacín, puedes hacer listones. Sirve la ensalada aderezada con la salsa de almendra y con jitomates, hierbas y aguacate, y listo, tienes una ensalada fantástica. Es una buena opción si no quieres preparar una ensalada verde. Para ahorrar tiempo, puedes hacer los listones o los fideos una noche antes y refrigerarlos.

INGREDIENTES

4 calabacines pequeños

¼ de taza de **Salsa de almendra** (página 423)

1 cucharada más 1 cucharadita de vinagre (de vino blanco, de champán, o de arroz sin sazonar)

1 cucharada más 1 cucharadita de aceite de oliva extravirgen

3 cucharadas de hojas de perejil picadas

1 cucharada de cebollín picado finamente

De 2 a 3 pizcas de hojuelas de chile rojo (opcional)

20 jitomates cherry o jitomates uva partidos por la mitad

1 aguacate pelado, sin semilla y cortado en cuartos

⅛ de cucharadita de sal de mar

⅛ de cucharadita de pimienta negra molida

INSTRUCCIONES

1. Corta ambos extremos del calabacín. Coloca la navaja plana en el cortador en espiral y corta el calabacín en listones largos. Reserva mientras preparas el aderezo.

2. En un tazón mediano, bate la salsa de almendra, el vinagre, el aceite, el perejil, el cebollín y las hojuelas de chile rojo (si las vas a utilizar) hasta que todo se combine.

3. Agrega los listones de calabacín y mezcla hasta que los listones se cubran con el aderezo.

4. Divide los listones de calabacín entre 4 platos, agrega los jitomates y el aguacate y sazona con sal y pimienta.

Información nutricional por porción (aproximadamente ½ taza): calorías: 210, grasas: 17 g, grasas saturadas: 4 g, colesterol: 90 mg, fibra: 7 g, proteína: 5 g, carbohidratos: 15 g, sodio: 95 mg

RECURSOS ADICIONALES

Sobre el doctor Hyman y la medicina funcional

REDES SOCIALES

- www.drhyman.com
- www.eatfatgetthin.com
- Twitter: @markhymanmd
- Instagram: @markhymanmd
- Facebook: Mark Hyman, MD

LIBROS

- *La solución del azúcar en la sangre. El programa ultrasaludable para perder peso, evitar enfermedades y sentirte bien*
- *Detox, la dieta de los 10 días. Activa la habilidad natural de tu cuerpo para quemar grasa y pierde hasta 5 kilos en 10 días*
- *Ultrametabolismo. El plan sencillo para bajar de peso automáticamente*
- *Ultrametabolismo. Las siete causas fundamentales de la obesidad*
- *El plan Daniel. 40 días hacia una vida más saludable*

LIBROS ELECTRÓNICOS GRATUITOS
(DISPONIBLES EN WWW.EATFATGETTHIN.COM [EN INGLÉS])

- *The Fat Biblie: The Whole Story on Fats*
- *How to Work with Your Doctor to Get What You Need*
- *Beyond Food: Other Causes of Obesity and Damaged Metabolism*

Suplementos alimenticios

Cuando se trata de suplementos, la calidad es fundamental.

En un mar de productos mal regulados y de mala calidad, que su potencia o pureza no son revisadas y que quizá no están biodisponibles, hemos revisado e investigado algunas compañías éticas que se enfocan en la calidad.

Recomendamos que elijas los mejores suplementos en el mercado y que te informes acerca de su calidad. Finalmente, sólo tenemos un cuerpo.

He aquí algunas de las recomendaciones diarias de suplementos y productos que complementan el plan de 21 días de *Come grasa y adelgaza*. En el capítulo 12 encontrarás descripciones detalladas sobre cada uno.

- Suplemento multivitamínico y mineral: tómalo según las indicaciones del fabricante
- Aceite de hígado de pescado (purificado): 2 gramos al día
- Vitamina D3: 2 000 unidades al día
- L-carnitina: 300 a 400 mg, dos veces al día
- Coenzima Q10: 30 mg, dos veces al día
- Glicinato de magnesio: 100 a 150 mg al día (1 cápsula dos veces al día)
- Fibra PGX®: 2 a 5 gramos al día (en polvo o en cápsula), tres veces al día (tomarla 15 minutos antes de cada comida con un vaso grande de agua)
- Probióticos: 10 a 20 mil millones de unidades al día
- Aceite de MCT (triglicéridos de cadena media): 1 a 2 cucharadas al día
- Electrolitos: 1 tapa de concentrado de electrolitos diluida en 8 onzas de agua, dos veces al día
- Almidón de papa: 1 a 2 cucharadas diluidas en 8 onzas de agua, dos veces al día

SUPLEMENTOS ADICIONALES DE APOYO
(SEGÚN TUS NECESIDADES)

- Enzimas digestivas: 1 a 2 cápsulas con cada comida para ayudarte con la digestión
- Citrato de magnesio: Cápsulas o tabletas de 150 mg, 2 a 3 cápsulas, dos veces al día. Utiliza esta presentación de magnesio si tiendes a padecer estreñimiento.
- Laxante herbal: De 2 a 3 cápsulas en la noche si no tuviste movimientos intestinales en el día o te sientes estreñido.
- Ácido ascórbico: Cápsulas de 500 mg, 2 a 4 cápsulas, dos veces al día, para fomentar la desintoxicación y combatir el estreñimiento.

INGREDIENTES EN ORDEN ALFABÉTICO
(ESPAÑOL - INGLÉS)

Español	Inglés
acacia	acacia
aceite de ajonjolí	sesame oil
aceite de borraja	borage oil
aceite de coco	coconut oil
aceite de coco sin refinar	unrefined coconut oil
aceite de girasol	sunflower oil
aceite de linaza	flax oil
aceite de maíz	corn oil
aceite de nuez	walnut oil
aceite de oliva	olive oil
aceite de oliva extra virgen	extra virgin olive oil
aceite de pescado	fish oil
aceite de primavera nocturna	evening primrose oil
aceite de semillas de uva	grape seed oil
aceite de soya	soy oil
aceite omega 3	omega-3 oil
aceites vegetales	vegetable oils
aceitunas	olives
aceitunas kalamata	kalamata olives
acelga	chard
achicoria amarga	dandelion greens
agave	agave
agua vitaminada	vitamin water

(Continúa)

Español	Inglés
aguacate	avocado
ajo	garlic
ajonjolí	sesame
albahaca	basil
albahaca fresca	fresh basil
albahaca seca	dried basil
alcachofa	artichoke
alcaparras	capers
alforfón	buckwheat
algas	sea vegetables
algas marinas	seaweed
alimentos enteros de soya	whole soy foods
almejas	clams
almendras	almonds
almendras crudas	raw almonds
almendras picadas	slivered almonds
almidón	starch
alubias	white beans
alubias cannellini	cannellini beans
amaranto	amaranth
anacardo	cashew
anacardos crudos	raw cashews
apio	celery
arándanos	cranberries
arenque	herring
arroz	rice
arroz basmati	basmati rice
arroz blanco	white rice
arroz integral	brown rice
arroz integral de grano corto	short-grain brown rice
arroz integral de grano largo	long-grain brown rice
arroz negro	black rice
arroz rojo	red rice
arroz salvaje	wild rice
arvejas	snap peas
atún	tuna fish

(Continúa)

Español	Inglés
avellanas	halzenut
avena	oatmeal
aves sin grasa	lean poultry
avestruz	ostrich
azúcar	sugar
azúcar blanca	white sugar
azúcar de caña	cane sugar
azúcar de maíz	corn sugar
azúcar de mesa	table sugar
azúcar orgánica de caña	organic cane juice
bacalao	cod
bagel	bagel
banana	banana
barrita de canela	cinnamon stick
barritas de proteína	protein bars
barrita de proteína de nivel	low glicemic (low sugar)
glicémico bajo (poca azúcar)	protein bar
batata	sweet potato
batatas anaranjadas	orange sweet potatoes
bayas Goji	Goji berries
bayas Goji secas	dried Goji berries
bebidas deportivas	sports drinks
bebidas energéticas	energy drinks
bellotas	acorns
berro	watercress
berza	cabbage
berza verde	green cabbage
bicarbonato de sodio	baking soda
blanquillo	tilefish
bok choy	bok choy
broccolini	broccolini
brócoli	broccoli
brócoli chino	Chinese broccoli
brotes	sprouts
brotes de brócoli	broccoli florets
brotes de coliflor	cauliflower florets

(Continúa)

Español	Inglés
búfalo	buffalo
cacahuetes	peanuts
cacao	cocoa
cactos	cacti
café	coffee
calabacín	squash
calabacín amarillo	yellow squash
calabacín de invierno	winter squash
calabacín de verano	summer squash
calabacita	zucchini
calabaza	squash
caldo	stock
caldo de verduras	vegetable stock
caldo lechoso	milk thistle
camarón	shrimp
cáñamo	hemp
canela	cinnamon
capellán	smelt
caramelos	candy
cardamomo	cardamom
carne	meat
carne de res	beef
carne roja	red meat
carne magra	lean meat
cebada	barley
cebolla	onion
cebolla roja	red onion
cebollas amarillas	yellow onions
cebollinos	scallions
centeno	rye
cerdo	pork
cereal	cereal
cerezas	cherries
cerveza	beer
chía	chia
chile	chili

(Continúa)

Español	Inglés
chile en polvo	chili powder
chips	chips
chirivías	parsnips
chocolate	chocolate
chocolate oscuro	dark chocolate
chutney	chutney
cilantro	cilantro
cilantro fresco	fresh cilantro
cilantro molido	ground cilantro
ciruela	plum
clara de huevo	egg white
coco	coconut
col de Bruselas	Brussels sprouts
col lacinato	Lacinato kale
col rizada	kale
col toscana	Tuscan kale
coliflor	cauliflower
colinabos	rutabagas
comino	cumin
comino molido	ground cumin
corazones de alcachofa	artichoke hearts
cordero	lamb
corteza de cítrico	citrus peel
crudités	crudités
cúrcuma	turmeric
curry	curry
curry en polvo	curry powder
dips	dips
durazno	peach
duraznos congelados	frozen peaches
edamame	edamame
edulcorantes	sweeteners
edulcorantes artificiales	artificial sweeteners
eneldo	dill
ensalada	salad
ensalada mixta	mixed greens

(Continúa)

Español	Inglés
ensalada mixta prelavada	prewashed mixed greens
espárrago	asparagus
especias	spices
espelta	spelt
espinaca	spinach
espinaca *baby*	baby spinach
extracto de hoja de espino (o majuelo)	hawthorn leaf extract
extracto de raíz de valeriana	valerian root extract
extracto de vainilla	vanilla extract
fenogreco	fenugreek
fibra	fiber
fideos	noodles
filete de pescado	fish filet
frambuesas	raspberries
fresas	strawberries
frijoles	beans
frijoles adzuki	adzuki beans
frijoles blancos	navy beans
frijoles de soya	soybeans
frijoles enlatados	canned beans
frijoles negros	black beans
frijoles pintos	pinto beans
fruta del tribulus	tribulus fruit
frutas	fruits
frutas de hueso	stone fruits
frutas frescas	fresh fruits
frutas orgánicas no cítricas	organic noncitrus fruits
frutas orgánicas no cítricas congeladas	frozen noncitrus organic fruits
frutas orgánicas no cítricas frescas	fresh noncitrus organic fruits
frutas secas	dried fruits
frutillas	berries
frutillas congeladas	frozen berries
frutillas moradas	purple berries
frutillas oscuras	dark berries
frutillas rojas	red berries
frutos secos	nuts

(Continúa)

Español	Inglés
fugu	fugu
galletas	cookies
galletas sin gluten	gluten-free cookies
garbanzos	chickpeas
gaseosas	sodas
germen de trigo	wheat germ
ginseng	ginseng
gluten	gluten
granadilla	passionflower
granos enteros	whole grains
grasa	fat
grasa blanca	white fat
guisantes	peas
guisantes amarillos	yellow peas
guisantes congelados	frozen peas
guisantes partidos	split peas
guisantes partidos secos	dry split peas
guisantes verdes	green peas
guisantes verdes congelados	frozen green peas
hamburguesa	burguer
hamburguesas con queso	cheeseburgers
harina	flour
harina blanca	white flour
helado	ice cream
hielo	ice
hierbas	herbs
higos frescos	fresh figs
hijiki	hijiki
hinojo	fennel
hoja de espino (o majuelo)	hawthorn leaf
hoja de gymnema	gymnema leaf
hojas de menta fresca	fresh mint leaves
hojuelas de pimienta picante	chili flakes
hojuelas de pimienta picante	chili pepper flakes
hongo	mushroom
hongos porcini	porcini mushrooms

(Continúa)

Español	Inglés
hortalizas garden	vegetables
huevos	eggs
huevos omega 3	omega-3 eggs
huevos orgánicos	organic eggs
hummus	hummus
jengibre	ginger
jugo	juice
jugo de limón	lemon juice
jugo de limón amarillo	lemon juice
jugo de limón en conserva	lime juice
jugo de limón verde	lime juice
jugos de frutas	fruit juices
kamut	kamut
kombu	kombu
laurel	bay
leche	milk
leche de almendras	almond milk
leche de avellanas	hazelnut milk
leche de cáñamo	hemp milk
leche de cáñamo sin azúcar	unsweetened hemp milk
leche de coco	coconut milk
leche de soya	soy milk
leche de soya sin azúcar	unsweetened soy milk
leche de soya sin gluten	gluten-free soy milk
lechuga	lettuce
lechuga romana	romaine lettuce
legumbres	legumes
lentejas	lentils
lentejas francesas	French lentils
lentejas francesas secas	dry French lentils
lentejas rojas	red lentils
levadura de arroz rojo	red rice yeast
licuado	shake
limón	lemon
limones amarillos	lemons
limones verdes	limes

(Continúa)

Español	Inglés
lino	flax
lúpulo	hops
macadamias	macadamia nuts
macarela	mackerel
magnolia	magnolia
maíz	corn
maíz congelado	frozen corn
manteca de coco	coconut butter
mantequilla de almendras	almond butter
mantequilla de almendras pura	raw almond butter
mantequilla de cacahuete natural	natural peanut butter
manzana	apple
margarina	margarine
mayonesa orgánica	Vegenaise
mejillones	mussels
melazas	molasses
melazas de granada	pomegranate molasses
melón amargo (cundeamor chino)	bitter melon gould
melones	melons
menta	mint
merluza	haddock
merluza negra	Chilean sea bass
mero	halibut
mezcla de especias	za'atar za'atar spice mix
mezquite	mesquite
miel	honey
miel pura	raw honey
mijo	millet
miso	miso
moras azules	blueberries
moras congeladas	frozen blackberries
mostaza de Dijon	Dijon mustard
multivitamínico	multivitamin
nabo	turnip
natto	natto
nectarinas	nectarines

(Continúa)

Español	Inglés
nori	nori
nueces	nuts
nueces crudas	raw walnuts
nuez	walnut
orégano	oregano
orégano seco	dried oregano
orgánico	organic
pacana	pecan
pacanas crudas	raw pecans
palomitas de maíz	popcorn
pan	bread
pan de canela	cinnamon bun
pan de centeno	rye bread
pan de centeno de grano entero	whole kernel rye bread
panecillos	rolls
papas	potatoes
papas fritas	fries
pasta	dip
pasta	pasta
pasta de centeno	rye paste
pasta de chile rojo	red chili paste
pasta de tomate	tomato paste
pavo	turkey
pechuga de pollo	chicken breast
pechuga de pollo con hueso	bone-in chicken breast
pechugas de pollo orgánico con hueso y sin piel	bone-in organic skinless chicken breasts
pechuga de pollo sin hueso	boneless chicken breast
pechuga de pollo sin piel	skinless chicken breast
pepinillo en vinagre	dill pickle
pepino	cucumber
peras	pears
perejil	parsley
perejil fresco	fresh parsley
perejil italiano	italian parsley
perros calientes de soya	soy hot dogs

(Continúa)

Español	Inglés
pescado	fish
pescado blanco	white fish
pescado silvestre	wild fish
pescado sin mercurio	mercury-free fish
pesto	pesto
pez espada	swordfish
pez sable (bacalao negro)	sable (black cod)
picadillo orgánico de pavo	organic ground turkey meat
picante	spicy
piernas de cordero	lamb shanks
pilaf	pilaf
pimentón	paprika
pimienta	pepper
pimienta negra	black pepper
pimienta negra molida	ground black pepper
pimienta picante	chili pepper
pimienta roja	Cayenne pepper
pimiento amarillo	yellow bell pepper
pimiento rojo dulce	red bell pepper
pimiento verde	green bell pepper
pimientos	bell peppers
pimientos dulces	sweet bell peppers
pimientos jalapeños	jalapeño peppers
pimientos picantes enteros	whole chili peppers
piña	pineapple
pizza	pizza
pizza congelada	frozen pizza
plátano	banana
polenta	polenta
pollo	chicken
pollo deshuesado y sin piel	skinless boneless chicken
polvo de levadura de arroz rojo	red rice yeast powder
polvo de proteínas de arroz	rice protein powder
probióticos	probiotics
productos lácteos	dairy
puerro	leek

(Continúa)

Español	Inglés
puré	mash
queso	cheese
queso de soya	soy cheese
quiche	quiche
quinoa	quinoa
rabé broccoli	rabe
raíz de ginseng	ginseng root
raíz de rhodiola	rhodiola root
raíz de valeriana	valerian root
refrescos	soft drinks
remolachas	beets
repollo	collard
repollo chino	Chinese cabbage
rollitos	wraps
romero	rosemary
romero fresco	fresh rosemary
rúcula	arugula
rúcula baby	baby arugula
rúcula prelavada	prewashed arugula
sal	salt
sal de mar	sea salt
sal Kosher	Kosher salt
salmón	salmon
salmón enlatado	canned salmon
salmón silvestre	wild salmon
salsa	sauce
salsa hoisin	hoisin sauce
salsa picante	hot sauce
salvado de trigo	wheat bran
salvia	sage
salvia fresca	fresh sage
salvia seca	dried sage
sardinas	sardines
semillas	seeds
semillas de ajonjolí	sesame seeds
semillas de calabaza	pumpkin seeds

(Continúa)

Español	Inglés
semillas de cilantro	coriander seeds
semillas de comino	cumin seeds
semillas de girasol	sunflower seeds
semillas de granada	pomegranate seeds
semillas de granada frescas	fresh pomegranate seeds
semillas de hinojo	fennel seeds
semillas de lino	flax seeds
semillas de lino molidas	ground flax seeds
semillas de mostaza	mustard seeds
semillas de mostaza molidas	stone-ground mustard seeds
semillas de mostaza negra	black mustard seeds
semillas de uva	grape seeds
sémola de maíz	corn grits
sidra de manzana	apple cider
sin azúcar	unsweetened
sin gluten	gluten free
sirope de arce	maple syrup
sirope de caña	cane syrup
sirope de maíz	corn syrup
sirope de maíz con alto contenido en fructosa	high-fructose corn
sopa	soup
sopa de pescado	Bouillabaise
soya	soy
Splenda	Splenda
stevia	stevia
tahini	tahini
tamari	tamari
tamari sin trigo	wheat-free tamari
tarta	cake
tartas sin gluten	gluten-free cakes
té	tea
té verde	green tea
teff	teff
tempeh	tempeh
tiburón	shark

(Continúa)

Español	Inglés
tofu	tofu
tofu asiático	asian tofu
tofu firme	firm tofu
tofu sedoso	silk tofu
tomates	tomatoes
tomates cherry	cherry tomatoes
tomates deshidratados	sun dried tomatoes
tomates grape	grape tomatoes
tomillo	thyme
tomillo fresco	fresh thyme
tomillo seco	dry thyme
toronja	grapefruit
tortilla	omelet
tortillas de maíz	corn tortillas
tortillas de maíz orgánico	organic corn tortillas
tortillas orgánicas	organic tortillas
trébol	clover
trigo	wheat
triticale	triticale
uva	grape
uvas moradas	purple grapes
vegetales	vegetables
venado	venison
verduras	greens
verduras	vegetables
verduras	veggies
verduras amarillas	yellow vegetables
verduras anaranjadas	orange vegetables
verduras con almidón	starchy vegetables
verduras con poco almidón	low-starch vegetables
verduras crudas	raw vegetables
verduras de hoja verde oscuro	dark green leafy vegetables
verduras mixtas	mixed greens
verduras sin almidón	nonstarchy vegetables
vieiras	scallops
vinagre balsámico	balsamic vinegar

(Continúa)

Español	Inglés
vinagre de arroz integral	brown rice vinegar
vinagre de sidra de manzana	apple cider vinegar
vinagreta balsámica	balsamic vinaigrette
vino	wine
vino blanco	white wine
vino de cocina	cooking wine
vino de cocina blanco	white cooking wine
vino de cocina rojo	red cooking wine
vino tinto	red wine
wakame	wakame
wehani	wehani
yema de huevo	egg yolk
zanahoria	carrot
zapallo anco	butternut squash
zarzamoras	blackberries

INGREDIENTES EN ORDEN ALFABÉTICO
(INGLÉS - ESPAÑOL)

Inglés	Español
acacia	acacia
acorns	bellotas
adzuki beans	frijoles adzuki
agave	agave
almond butter	mantequilla de almendras
almond milk	leche de almendras
almonds	almendras
amaranth	amaranto
apple	manzana
apple cider	sidra de manzana
apple cider vinegar	vinagre de sidra de manzana
artichoke	alcachofa
artichoke hearts	corazones de alcachofa
artificial sweeteners	edulcorantes artificiales
arugula	rúcula
asian tofu	tofu asiático
asparagus	espárrago
avocado	aguacate
baby arugula	rúcula *baby*
baby spinach	espinacas *baby*
bagel	bagel
baking soda	bicarbonato de sodio
balsamic vinaigrette	vinagreta balsámica

(Continúa)

Inglés	Español
balsamic vinegar	vinagre balsámico
banana	banana
banana	plátano
barley	cebada
basil	albahaca
basmati	rice arroz basmati
bay	laurel
beans	frijoles
beef	carne de res
beer	cerveza
beets	remolacha
bell peppers	pimientos
berries	frutillas
bitter melon gould	melón amargo (cundeamor chino)
black beans	frijoles negros
black mustard seeds	semillas de mostaza negra
black pepper	pimienta negra
black rice	arroz negro
blackberries	zarzamoras
blueberries	moras azules
bok choy	bok choy
bone-in chicken breast	pechuga de pollo con hueso
bone-in organic skinless chicken breasts	pechugas de pollo orgánico con hueso y sin piel
boneless chicken breast	pechuga de pollo sin hueso
borage oil	aceite de borraja
Bouillabaise	sopa de pescado
bread	pan
broccoli	brócoli
broccoli florets	brotes de brócoli
broccoli rabe	rabé
broccolini	broccolini
brown rice	arroz integral
brown rice vinegar	vinagre de arroz integral
Brussels sprouts	col de Bruselas
buckwheat	alforfón

(Continúa)

Inglés	Español
buffalo	búfalo
burguer	hamburguesa
butternut squash	zapallo anco
cabbage	berza
cacti	cactos
cake	tarta
candy	caramelos
cane sugar	azúcar de caña
cane syrup	sirope de caña
canned beans	frijoles enlatados
canned salmon	salmón enlatado
cannellini beans	alubias cannellini
capers	alcaparras
cardamom	cardamomo
carrot	zanahoria
cashew	anacardo
cauliflower	coliflor
cauliflower florets	brotes de coliflor
Cayenne pepper	pimienta roja
celery	apio
cereal	cereal
chard	acelga
cheese	queso
cheeseburgers	hamburguesas con queso
cherries	cerezas
cherry tomatoes	tomates cherry
chia	chía
chicken	pollo
chicken breast	pechuga de pollo
chickpeas	garbanzos
Chilean sea bass	merluza negra
chili	chile
chili flakes	hojuelas de pimienta picante
chili pepper	pimienta picante
chili pepper flakes	hojuelas de pimienta picante
chili powder	chile en polvo

(Continúa)

Inglés	Español
Chinese broccoli	brócoli chino
Chinese cabbage	repollo chino
chips	chips
chocolate	chocolate
chutney	chutney
cilantro	cilantro
cinnamon	canela
cinnamon bun	pan de canela
cinnamon stick	barrita de canela
citrus peel	cortezas de cítricos
clams	almejas
clover	trébol
cocoa	cacao
coconut	coco
coconut butter	manteca de coco
coconut milk	leche de coco
coconut oil	aceite de coco
cod	bacalao
coffee	café
collard	repollo
cookies	galletas
cooking wine	vino de cocina
coriander seeds	semillas de cilantro
corn	maíz
corn grits	sémola de maíz
corn oil	aceite de maíz
corn sugar	azúcar de maíz
corn syrup	sirope de maíz
corn tortillas	tortillas de maíz
cranberries	arándanos
crudités	crudités
cucumber	pepino
cumin	comino
cumin seeds	semillas de comino
curry	curry
curry powder	curry en polvo

(Continúa)

Inglés	Español
dairy	productos lácteos
dandelion greens	achicoria amarga
dark berries	frutillas oscuras
dark chocolate	chocolate oscuro
dark green leafy vegetables	verduras de hoja verde oscuro
Dijon mustard	mostaza de Dijon
dill	eneldo
dill pickle	pepinillo en vinagre
dip	pasta
dips	dips
dried basil	albahaca seca
dried fruits	frutas secas
dried Goji	berries bayas Goji secas
dried oregano	orégano seco
dried sage	salvia seca
dry French lentils	lentejas francesas secas
dry split peas	guisantes partidos secos
dry thyme	tomillo seco
edamame	edamame
egg white	clara de huevo
egg yolk	yema de huevo
eggs	huevos
energy drinks	bebidas energéticas
evening primrose	oil aceite de primavera nocturna
extra virgin olive	oil aceite de oliva extra virgen
fat	grasa
fennel	hinojo
fennel seeds	semillas de hinojo
fenugreek	fenogreco
fiber	fibra
firm tofu	tofu firme
fish	pescado
fish filet	filete de pescado
fish oil	aceite de pescado
flax	lino
flax oil	aceite de linaza

(Continúa)

Inglés	Español
flax seeds	semillas de lino
flour	harina
French lentils	lentejas francesas
fresh basil	albahaca fresca
fresh cilantro	cilantro fresco
fresh figs	higos frescos
fresh fruits	frutas frescas
fresh mint leaves	hojas de menta fresca
fresh noncitrus organic fruits	frutas orgánicas no cítricas frescas
fresh parsley	perejil fresco
fresh pomegranate	seeds semillas de granada frescas
fresh rosemary	romero fresco
fresh sage	salvia fresca
fresh thyme	tomillo fresco
fries	papas fritas
frozen berries	frutillas congeladas
frozen blackberries	moras congeladas
frozen corn	maíz congelado
frozen green peas	guisantes verdes congelados
frozen noncitrus organic fruits	frutas orgánicas no cítricas congeladas
frozen peaches	duraznos congelados
frozen peas	guisantes congelados
frozen pizza	pizza congelada
fruit juices	jugos de frutas
fruits	frutas
fugu	fugu
garden vegetables	hortalizas
garlic	ajo
ginger	jengibre
ginseng	ginseng
ginseng root	raíz de ginseng
gluten	gluten
gluten free	sin gluten
gluten-free soy milk	leche de soya sin gluten
gluten-free cakes	tartas sin gluten
gluten-free cookies	galletas sin gluten

(Continúa)

Inglés	Español
Goji berry	bayas Goji
grape	uva
grape seed oil	aceite de semillas de uva
grape seeds	semillas de uva
grape tomatoes	tomates grape
grapefruit	toronja
green bell pepper	pimiento verde
green cabbage	berza verde
green peas	guisantes verdes
green tea	té verde
greens	verduras
ground black pepper	pimienta negra molida
ground cilantro	cilantro molido
ground cumin	comino molido
ground flax seeds	semillas de lino molidas
gymnema leaf	hoja de gymnema
haddock	merluza
halibut	mero
halzenut	avellanas
hawthorn leaf	hoja de espino (o majuelo)
hawthorn leaf extract	extracto de hoja de espino (o majuelo)
hazelnut milk	leche de avellanas
hemp	cáñamo
hemp milk	leche de cáñamo
herbs	hierbas
herring	arenque
high-fructose corn syrup	sirope de maíz con alto contenido en fructosa
hijiki	hijiki
hoisin sauce	salsa hoisin
honey	miel
hops	lúpulo
hot sauce	salsa picante
hummus	hummus
ice	hielo
ice cream	helado

(Continúa)

Inglés	Español
italian parsley	perejil italiano
jalapeño peppers	pimientos jalapeños
juice	jugo
kalamata olives	aceitunas kalamata
kale col	rizada
kamut	kamut
kombu	kombu
Kosher salt	sal Kosher
Lacinato kale	col lacinato
lamb	cordero
lamb shanks	piernas de cordero
lean meat	carne magra
lean poultry	aves sin grasa
leek	puerro
legumes	legumbres
lemon	limón
lemon juice	jugo de limón
lemon juice	jugo de limón amarillo
lemons	limones amarillos
lentils	lentejas
lettuce	lechuga
lime juice	jugo de limón en conserva
lime juice	jugo de limón verde
limes	limones verdes
long-grain brown rice	arroz integral de grano largo
low glicemic (low sugar) protein bar	barrita de proteína de nivel glicémico bajo (poca azúcar)
low-starch vegetables	verduras con poco almidón
macadamia	nuts macadamias
mackerel	macarela
magnolia	magnolia
maple syrup	sirope de arce
margarine	margarina
mash	puré
meat	carne
melons	melones

(Continúa)

Inglés	Español
mercury-free fish	pescado sin mercurio
mesquite	mezquite
milk	leche
milk thistle	caldo lechoso
millet	mijo
mint	menta
miso	miso
mixed greens	ensalada mixta
mixed greens	verduras mixtas
molasses	melaza
multivitamin	multivitamínico
mushroom	hongo
mussels	mejillones
mustard seeds	semillas de mostaza
natto	natto
natural peanut butter	mantequilla de cacahuete natural
navy beans	frijoles blancos
nectarines	nectarinas
nonstarchy vegetables	verduras sin almidón
noodles	fideos
nori	nori
nuts	frutos secos
nuts	nueces
oatmeal	avena
olive oil	aceite de oliva
olives	aceitunas
omega-3 eggs	huevos omega 3
omega-3 oil	aceite omega 3
omelet	tortilla
onion	cebolla
orange sweet potatoes	batatas anaranjadas
orange vegetables	verduras anaranjadas
oregano	orégano
organic	orgánico
organic cane juice	azúcar orgánica de caña
organic corn tortillas	tortillas de maíz orgánico

(Continúa)

Inglés	Español
organic eggs	huevos orgánicos
organic ground turkey meat	picadillo orgánico de pavo
organic noncitrus fruits	frutas orgánicas no cítricas
organic tortillas	tortillas orgánicas
ostrich	avestruz
paprika	pimentón
parsley	perejil
parsnips	chirivías
passionflower	granadilla
pasta	pasta
peach	durazno
peanut butter	mantequilla de cacahuete
peanuts	cacahuetes
pears	peras
peas	guisantes
pecan	pacana
pepper	pimienta
pesto	pesto
pilaf	pilaf
pineapple	piña
pinto beans	frijoles pintos
pizza	pizza
plum	ciruela
polenta	polenta
pomegranate	granada
pomegranate molasses	melaza de granada
pomegranate seeds	semillas de granada
popcorn	palomitas de maíz
porcini mushrooms	hongos porcini
pork	cerdo
potatoes	papas
prewashed arugula	rúcula prelavada
prewashed mixed greens	ensalada mixta prelavada
probiotics	probióticos
protein bars	barritas de proteína
pumpkin seeds	semillas de calabaza

(Continúa)

Inglés	Español
purple berries	frutillas moradas
purple grapes	uvas moradas
quiche	quiche
quinoa	quinoa
raspberries	frambuesas
raw almond butter	mantequilla de almendras pura
raw almonds	almendras crudas
raw cashews	anacardos crudos
raw honey	miel pura
raw pecans	pacanas crudas
raw vegetables	verduras crudas
raw walnuts	nueces crudas
red bell pepper	pimiento rojo dulce
red berries	frutillas rojas
red cooking wine	vino de cocina rojo
red chili paste	pasta de chile rojo
red lentils	lentejas rojas
red meat	carne roja
red onion	cebolla roja
red rice	arroz rojo
red rice yeast	levadura de arroz rojo
red rice yeast powder	polvo de levadura de arroz rojo
red wine	vino tinto
rhodiola root	raíz de rhodiola
rice	arroz
rice protein powder	polvo de proteínas de arroz
rolls	panecillos
romaine lettuce	lechuga romana
rosemary	romero
rutabagas	colinabos
rye	centeno
rye bread	pan de centeno
rye paste	pasta de centeno
sable (black cod)	pez sable (bacalao negro)
sage	salvia
salad	ensalada

(Continúa)

Inglés	Español
salmon	salmón
salt	sal
sardines	sardinas
sauce	salsa
scallions	cebollinos
scallops	vieiras
sea salt	sal de mar
sea vegetables	algas
seaweed	algas marinas
seeds	semillas
sesame	ajonjolí
sesame oil	aceite de ajonjolí
sesame seeds	semillas de ajonjolí
shake	licuado
shark	tiburón
short-grain brown rice	arroz integral de grano corto
shrimp	camarón
silk tofu	tofu sedoso
skinless boneless chicken	pollo deshuesado y sin piel
skinless chicken breast	pechuga de pollo sin piel
slivered almonds	almendras picadas
smelt	capellán
snap peas	arvejas
sodas	gaseosas
soft drinks	refrescos
soup	sopa
soy	soya
soy cheese	queso de soya
soy hot dogs	perros calientes de soya
soy milk	leche de soya
soy oil	aceite de soya
soybeans	frijoles de soya
spelt	espelta
spices	especias
spicy	picante
spinach	espinaca

(Continúa)

Inglés	Español
Splenda	Splenda
split peas	guisantes partidos
sports drinks	bebidas deportivas
sprouts	brotes
squash	calabacín
squash	calabaza
starch	almidón
starchy vegetables	verduras con almidón
stevia	stevia
stock	caldo
stone fruits	frutas de hueso
stone-ground mustard seeds	semillas de mostaza molidas
strawberries	fresas
sugar	azúcar
summer squash	calabacín de verano
sun dried tomatoes	tomates deshidratados
sunflower oil	aceite de girasol
sunflower seeds	semillas de girasol
sweet bell peppers	pimientos dulces
sweet potato	batata
sweeteners	edulcorantes
swordfish	pez espada
table sugar	azúcar de mesa
tahini	tahini
tamari	tamari
tea	té
teff	teff
tempeh	tempeh
thyme	tomillo
tilefish	blanquillo
tofu	tofu
tomato paste	pasta de tomate
tomatoes	tomates
tribulus fruit	fruta del tribulus
triticale	triticale
tuna fish	atún

(Continúa)

Inglés	Español
turkey	pavo
turmeric	cúrcuma
turnip	nabo
Tuscan kale	col toscana
unrefined coconut oil	aceite de coco sin refinar
unsweetened	sin azúcar
unsweetened hemp milk	leche de cáñamo sin azúcar
unsweetened soy milk	leche de soya sin azúcar
valerian root	raíz de valeriana
valerian root extract	extracto de raíz de valeriana
vanilla extract	extracto de vainilla
Vegenaise	mayonesa orgánica
vegetables	vegetales
vegetables	verduras
vegetable oils	aceites vegetales
vegetable stock	caldo de verduras
veggies	verduras
venison	venado
vitamin water	agua vitaminada
wakame	wakame
walnut	nuez
walnut oil	aceite de nuez
watercress	berro
wehani	wehani
wheat	trigo
wheat bran	salvado de trigo
wheat germ	germen de trigo
wheat-free tamari	tamari sin trigo
white beans	alubias
white cooking wine	vino de cocina blanco
white fat	grasa blanca
white fish	pescado blanco
white flour	harina blanca
white rice	arroz blanco
white sugar	azúcar blanca
white wine	vino blanco

(Continúa)

Inglés	Español
whole chili peppers	pimientos picantes enteros
whole grains	granos enteros
whole kernel rye bread	pan de centeno de grano entero
whole soy foods	alimentos enteros de soya
wild fish	pescado silvestre
wild rice	arroz salvaje
wild salmon	salmón silvestre
wine	vino
winter squash	calabacín de invierno
wraps	rollitos
yellow bell pepper	pimiento amarillo
yellow onions	cebollas amarillas
yellow peas	guisantes amarillos
yellow squash	calabacín amarillo
yellow vegetables	verduras amarillas
za'atar spice mix	mezcla de especias za'atar
zucchini	calabacita

NOTAS

INTRODUCCIÓN

[1] M. McCarthy, "US guideline may drop cholesterol limits but keep link between dietary saturated fats and trans fats and heart disease", *BMJ*, 18 de febrero de 2015, 350:h835.

[2] A. L. May, E. V. Kuklina y P. W. Yoon, "Prevalence of cardiovascular disease risk factors among US adolescents, 1999-2008", *Pediatrics*, junio de 2012, 129(6):1035-1041.

[3] D. Mohindra, "Non-communicable diseases to cost $47 trillion by 2030, new study released today", World Economic Forum. <http://www.weforum.org/news/non-communicable-diseases-cost-47-trillion-2030-new-study-released-today>. Actualización: 18 de septiembre de 2011.

CAPÍTULO 1

[1] 2015 Dietary Guidelines Advisory Committee. Scientific report of the 2015 Dietary Guidelines Advisory Committee, Office of Disease Prevention and Health Promotion. <http://www.health.gov/dietaryguidelines/2015-scientific-report/>. Febrero de 2015.

[2] E. M. Schulte, N. M. Avena y A. N. Gearhardt, "Which foods may be addictive? The roles of processing, fat content, and glycemic load", *PLoS One*, 18 de febrero de 2015, 10(2).

[3] D. B. Allison, "Liquid calories, energy compensation and weight: what we know and what we still need to learn", *Br. J. Nutr.*, febrero de 2014, 111(3):384-386.

[4] G. M. Singh, R. Micha, S. Khatibzadeh, S. Lim, M. Ezzati y D. Mozaffarian, "Global Burden of Diseases Nutrition and Chronic Diseases Expert Group

(NutriCoDE). Estimated global, regional, and national disease burdens related to sugar-sweetened beverage consumption in 2010", *Circulation*, 29 de junio de 2015.

[5] C. Iadecola, "Sugar and Alzheimer's disease: a bittersweet truth", *Nat. Neurosci.*, abril de 2015, 18(4):477-478.

[6] M. Hession, C. Rolland, U. Kulkarni, A. Wise y J. Broom, "Systematic review of randomized controlled trials of low-carbohydrate vs. low-fat/low-calorie diets in the management of obesity and its comorbidities", *Obes. Rev.*, enero de 2009, 10(1):36-50.

[7] R. Chowdhury, S. Warnakula, S. Kunutsor *et al.*, "Association of dietary, circulating, and supplement fatty acids with coronary risk: a systematic review and meta-analysis", *Ann. Intern. Med.*, 18 de marzo de 2014, 160(6):398-406.

[8] O. Hamdy, "Nutrition revolution — the end of the high carbohydrates era for diabetes prevention and management", *US Endocrinol.*, 2014, 10(2)103-104.

[9] E. Viguiliouk, C. W. Kendall, S. Blanco Mejía *et al.*, "Effect of tree nuts on glycemic control in diabetes: a systematic review and meta-analysis of randomized controlled dietary trials", *PLoS One*, 30 de julio de 2014, 9(7):e103376.

[10] R. Estruch, E. Ros, J. Salas-Salvadó *et al.*, "Predimed Study Investigators. Primary prevention of cardiovascular disease with a Mediterranean diet", *N. Engl. J. Med.*, 4 de abril de 2013, 368(14):1279-1290.

[11] R. D. Laing, *The Voice of Experience*, Nueva York, Pantheon, 1982.

[12] K. D. Ballard, E. E. Quann, B. R. Kupchak *et al.*, "Dietary carbohydrate restriction improves insulin sensitivity, blood pressure, microvascular function, and celular adhesion markers in individuals taking statins", *Nutr. Res.*, noviembre de 2013, 33(11):905-912.

[13] S. M. Nickols-Richardson, M. D. Coleman, J. J. Volpe y K. W. Hosig, "Perceived hunger is lower and weight loss is greater in overweight premenopausal women consuming a low-carbohydrate/high-protein vs high-carbohydrate/low-fat diet", *J. Am. Diet Assoc.*, septiembre de 2005, 105(9):1433-1437.

[14] R. Chowdhury, S. Warnakula, S. Kunutsor *et al.*, "Association of dietary, circulating, and supplement fatty acids with coronary risk: a systematic review and meta-analysis", *Ann. Intern. Med.*, 18 de marzo de 2014, 160(6):398-406.

[15] N. Faghihnia, L. M. Mangravite, S. Chiu, N. Bergeron y R. M. Krauss, "Effects of dietary saturated fat on LDL subclasses and apolipoprotein CIII in men", *Eur. J. Clin. Nutr.*, noviembre de 2012, 66(11):1229-1233.

[16] C. D. Gardner, A. Kiazand, S. Alhassan *et al.*, "Comparison of the Atkins, Zone, Ornish, and LEARN diets for change in weight and related risk factors

among overweight premenopausal women: the A to Z Weight Loss Study: a randomized trial", *JAMA*, 7 de marzo de 2007, 297(9):969-977.

[17] A. N. Margioris, "Fatty acids and postprandial inflammation", *Curr. Opin. Clin. Nutr. Metab. Care*, marzo de 2009, 12(2):129-137. Reseña.

[18] R. J. Wood, J. S. Volek, S. R. Davis, C. Dell'Ova y M. L. Fernandez, "Effects of a carbohydrate-restricted diet on emerging plasma markers for cardiovascular disease", *Nutr. Metab.* (Londres), 4 de mayo de 2006, 3:19.

[19] J. S. Volek, K. D. Ballard, R. Silvestre *et al.*, "Effects of dietary carbohydrate restriction versus low-fat diet on flow-mediated dilation", *Metabolism*, diciembre de 2009, 58(12):1769-1777.

[20] C. Valls-Pedret, A. Sala-Vila, M. Serra-Mir *et al.*, "Mediterranean diet and age-related cognitive decline: a randomized clinical trial", *JAMA Intern. Med.*, 11 de mayo de 2015.

[21] A. Accurso, R. K. Bernstein, A. Dahlqvist *et al.*, "Dietary carbohydrate restriction in type 2 diabetes mellitus and metabolic syndrome: time for a critical appraisal", *Nutr. Metab.* (Londres), 8 de abril de 2008, 5:9.

[22] C. E. Ramsden, D. Zamora, B. Leelarthaepin *et al.*, "Use of dietary linoleic acid for secondary prevention of coronary heart disease and death: evaluation of recovered data from the Sydney Diet Heart Study and updated meta-analysis", *BMJ*, 4 de febrero de 2013, 346:e8707. E. Patterson, R. Wall, G. F. Fitzgerald, R. P. Ross y C. Stanton, "Health implications of high dietary omega-6 polyunsaturated fatty acids", *J. Nutr. Metab.*, 2012, 2012:539426.

[23] B. M. Volk, L. J. Kunces, D. J. Freidenreich *et al.*, "Effects of step-wise increases in dietary carbohydrate on circulating saturated fatty acids and palmitoleic acid in adults with metabolic syndrome", *PLoS One*, 21 de noviembre de 2014, 9(11):e113605. C. E. Forsythe, S. D. Phinney, R. D. Feinman *et al.*, "Limited effect of dietary saturated fat on plasma saturated fat in the context of a low carbohydrate diet", *Lipids*, octubre de 2010, 45(10):947-962.

[24] B. M. Volk, L. J. Kunces, D. J. Freidenreich *et al.*, "Effects of step-wise increases in dietary carbohydrate on circulating saturated fatty acids and palmitoleic acid in adults with metabolic syndrome", *PLoS One*, 21 de noviembre de 2014, 9(11):e113605.

[25] B. Richelsen, "Sugar-sweetened beverages and cardio-metabolic disease risks", *Curr. Opin. Clin. Nutr. Metab. Care*, julio de 2013, 16(4):478-484.

[26] F. Ameer, L. Scandiuzzi, S. Hasnain, H. Kalbacher, N. Zaidi, "De novo lipogenesis in health and disease", *Metabolism*, julio de 2014, 63(7):895-902.

[27] A. W. Barclay, P. Petocz, J. McMillan-Price *et al.*, "Glycemic index, glycemic load, and chronic disease risk—a meta-analysis of observational studies", *Am. J. Clin. Nutr.*, marzo de 2008, 87(3):627-637. Reseña.

28 I. Castro-Quezada, A. Sánchez-Villegas, R. Estruch *et al.*, "Predimed Study Investigators. A high dietary glycemic index increases total mortality in a Mediterranean population at high cardiovascular risk", *PLoS One*, 24 de septiembre de 2014, 9(9):e107968.

CAPÍTULO 2

1 J. P. A. Ioannidis, "Implausible results in human nutrition research", *BMJ*, 2013, 347:f6698.

2 L. I. Lesser, C. B. Ebbeling, M. Goozner, D. Wypij y D. S. Ludwig, "Relationship between funding source and conclusion among nutrition-related scientific articles", *PLoS Med*, enero de 2007, 4(1):e5.

3 D. A. Schoeller, "The energy balance equation: looking back and looking forward are two very different views", *Nutr. Rev.*, mayo de 2009, 67(5):249-254.

4 C. Von Noorden, "Obesity", *Metabolism and practical medicine*, vol 3: *The pathology of metabolism*, C. Von Noorden, I. W. Hall (comps.), Chicago, W. T. Keener, 1907, 693-715.

5 A. W. Pennington, "A reorientation on obesity", *N. Engl. J. Med.*, 4 de junio de 1953, 248(23):959-964.

6 S. B. Lewis, J. D. Wallin, J. P. Kane y J. E. Gerich, "Effect of diet composition on metabolic adaptations to hypocaloric nutrition: comparison of high carbohydrate and high fat isocaloric diets", *Am. J. Clin. Nutr.*, febrero de 1977, 30(2):160-170.

7 W. C. Willett, "Dietary fat is not a major determinant of body fat", *Am. J. Med.*, 2002, 113(9B):47S-59S. W. Willett, "Dietary fat intake and the risk of coronary heart disease in women", *N. Engl. J. Med.*, 1997, 337:1491-1499.

8 J. J. DiNicolantonio, "The cardiometabolic consequences of replacing saturated fats with carbohydrates or Ω-6 polyunsaturated fats: do the dietary guidelines have it wrong?", *Open Heart*, 8 de febrero de 2014, 1(1):e000032.

9 N. Teicholz, *The Big Fat Surprise*, Nueva York, Scribner, 2014.

10 Food and Agriculture Organization of the United Nations, "Fats and fatty acids in human nutrition: report of an expert consultation", 2010.

11 J. Yerushalmy y H. E. Hilleboe, "Fat in the diet and mortality from heart disease", *N. Y. State J. Med.*, 1957, 57:2343-2354.

12 J. Yudkin, "Dietary factors in arteriosclerosis: sucrose", *Lipids*, mayo de 1978, 13(5):370-372.

13 S. Liu, W. C. Willett, M. J. Stampfer *et al.*, "A prospective study of dietary glycemic load, carbohydrate intake, and risk of coronary heart disease in US

women", *Am. J. Clin. Nutr.*, 2000, 71:1455-1461. Q. Yang, Z. Zhang, E. W. Gregg, W. D. Flanders, R. Merritt y F. B. Hu, "Added sugar intake and cardiovascular diseases mortality among US adults", *JAMA Intern. Med.*, abril de 2014, 174(4):516-524.

[14] V. S. Malik, M. B. Schulze y F. B. Hu, "Intake of sugar-sweetened beverages and weight gain: a systematic review", *Am. J. Clin. Nutr.*, agosto de 2006, 84(2):274-288. Reseña.

[15] D. C. Greenwood, D. E. Threapleton, C. E. Evans *et al.*, "Association between sugar-sweetened and artificially sweetened soft drinks and type 2 diabetes: systematic review and dose-response meta-analysis of prospective studies", *Br. J. Nutr.*, 14 de septiembre de 2014, 112(5):725-734.

[16] A. Keys, A. Menotti, C. Aravanis *et al.*, "The Seven Countries Study: 2289 deaths in 15 years", *Prev. Med.*, 1984, 13:141-154.

[17] A. Menotti, D. Kromhout, H. Blackburn, F. Fidanza, R. Buzina y A. Nissinen, "Food intake patterns and 25-year mortality from coronary heart disease: cross-cultural correlations in the Seven Countries Study. The Seven Countries Study Research Group", *Eur. J. Epidemiol.*, julio de 1999, 15(6):507-515.

[18] D. Ornish, L. W. Scherwitz, J. H. Billings, S. E. Brown, K. L. Gould, T. A. Merritt, S. Sparler, W. T. Armstrong, T. A. Ports, R. L. Kirkeeide, C. Hogeboom y R. J. Brand, "Intensive lifestyle changes for reversal of coronary heart disease", *JAMA*, 16 de diciembre de 1998, 280(23):2001-2007.

[19] C. D. Gardner, A. Kiazand, S. Alhassan *et al.*, "Comparison of the Atkins, Zone, Ornish, and LEARN diets for change in weight and related risk factors among overweight premenopausal women: the A to Z Weight Loss Study: a randomized trial", *JAMA*, 7 de marzo de 2007, 297(9):969-977.

[20] "Create your plate", American Diabetes Association. <http://www.diabetes. org/food-and-fitness/food/planning-meals/create-your-plate/?loc=ff-slabnav>. Actualizado: 19 de octubre de 2015.

[21] R. D. Feinman, W. K. Pogozelski, A. Astrup *et al.*, "Dietary carbohydrate restriction as the first approach in diabetes management: critical review and evidence base", *Nutrition*, enero de 2015, 31(1):1-13.

[22] G. Fagherazzi, A. Vilier, D. Saes Sartorelli, M. Lajous, B. Balkau y F. Clavel-Chapelon, "Consumption of artificially and sugar-sweetened beverages and incident type 2 diabetes in the Étude Epidemiologique auprès des femmes de la Mutuelle Générale de l'Éducation Nationale—European Prospective Investigation into Cancer and Nutrition cohort", *Am. J. Clin. Nutr.*, marzo de 2013, 97(3):517-523.

[23] S. E. Swithers, "Artificial sweeteners produce the counterintuitive effect of inducing metabolic derangements", *Trends Endocrinol. Metab.*, septiembre de 2013, 24(9):431-441.

[24] J. Suez, T. Korem, D. Zeevi *et al.*, "Artificial sweeteners induce glucose intolerance by altering the gut microbiota", *Nature*, 9 de octubre de 2014, 514(7521):181-186.

[25] M. Nestle, *Food Politics, How the Food Industry Influences Nutrition, and Health*, Oakland, University of California Press, 2007.

[26] A. Astrup, J. Dyerberg, P. Elwood *et al.*, "The role of reducing intakes of saturated fat in the prevention of cardiovascular disease: where does the evidence stand in 2010?", *Am. J. Clin. Nutr.*, abril de 2011, 93(4):684-688.

[27] R. Chowdhury, S. Warnakula, S. Kunutsor *et al.*, "Association of dietary, circulating, and supplement fatty acids with coronary risk: a systematic review and meta-analysis", *Ann. Intern. Med.*, 18 de marzo de 2014, 160(6):398-406. P. W. Siri-Tarino, Q. Sun, F. B. Hu y R. M. Krauss, "Meta-analysis of prospective cohort studies evaluating the association of saturated fat with cardiovascular disease", *Am. J. Clin. Nutr.*, marzo de 2010, 91(3):535-546.

[28] D. M. Dreon, H. A. Fernstrom, H. Campos, P. Blanche, P. T. Williams y R. M. Krauss, "Change in dietary saturated fat intake is correlated with change in mass of large low-density-lipoprotein particles in men", *Am. J. Clin. Nutr.*, mayo de 1998, 67(5):828-836.

[29] R. M. Krauss, P. J. Blanche, R. S. Rawlings, H. S. Fernstrom y P. T. Williams, "Separate effects of reduced carbohydrate intake and weight loss on atherogenic dyslipidemia", *Am. J. Clin. Nutr.*, mayo de 2006, 83(5):1025-1031.

[30] K. Butler, "I went to the nutritionists' annual confab. It was catered by McDonald's", *Mother Jones*. <http://www.motherjones.com/environment/2014/05/my-trip-mcdonalds-sponsored-nutritionist-convention>. Actualización: 12 de mayo de 2014.

[31] A. E. Harper, "Dietary goals—a skeptical view", *Am. J. Clin. Nutr.*, febrero de 1978, 31(2):310-321. Reseña.

[32] Z. Harcombe, J. S. Baker, S. M. Cooper, B. Davies, N. Sculthorpe, J. J. DiNicolantonio y F. Grace, "Evidence from randomised controlled trials did not support the introduction of dietary fat guidelines in 1977 and 1983: a systematic review and meta-analysis", *Open Heart*, 29 de enero de 2015, 2(1).

[33] D. S. Ludwig y W. C. Willett, "Three daily servings of reduced-fat milk: an evidence-based recommendation?", *JAMA Pediatr.*, septiembre de 2013, 167(9):788-789.

[34] T. Datz, "Harvard serves up its own 'plate'", *Harvard Gazette*. <http://news.harvard.edu/gazette/story/2011/09/harvard-serves-up-its-own-plate/?utm_content>. Actualización: 14 de septiembre de 2011.

[35] J. Gornall, "Sugar's web of influence 2: biasing the science", *BMJ*, 11 de febrero de 2015, 350:h215.

36 Z. Schlanger, "Report: the sugar lobby threatens organizations, buries science on health effects", *Newsweek*. <http://www.newsweek.com/report-sugar-lobby-threatens-organizations-buries-science-health-effects-256529>. Actualizado: 27 de junio de 2014.

37 "who calls on countries to reduce sugars intake among adults and children", World Health Organization. <http://www.who.int/mediacentre/news/releases/2015/sugar-guideline/en/>. Actualizado: 4 de marzo de 2015.

38 Office of Disease Prevention and Health Promotion, "2015 Dietary guidelines". <http://health.gov/dietaryguidelines/2015/>.

39 D. Mozaffarian y D. S. Ludwig, "The 2015 US Dietary Guidelines: lifting the ban on total dietary fat", *JAMA*, 2015, 313(24):2421-2422.

40 R. H. Eckel, J. M. Jakicic, J. D. Ard *et al.*, "American College of Cardiology/American Heart Association Task Force on Practice Guidelines. 2013 aha/ACC guideline on lifestyle management to reduce cardiovascular risk: a report of the American College of Cardiology/American Heart Association Task Force on Practice Guidelines", *Circulation*, 2014, 129:S76-S99.

41 A. Malhotra, "Saturated fat is not the major issue", *BMJ*, 2013, 347:f6340.

42 A. Paoli, A. Bianco, E. Damiani y G. Bosco, "Ketogenic diet in neuromuscular and neurodegenerative diseases", *Biomed. Res. Int.*, 2014, 2014:474296.

CAPÍTULO 3

1 Nutrition Science Initiative. <www.nusi.org>.

2 K. D. Hall, R. A. Hammond y H. Rahmandad, "Dynamic interplay among homeostatic, hedonic, and cognitive feedback circuits regulating body weight", *Am. J. Public Health*, julio de 2014, 104(7):1169-1175.

3 G. Taubes, "The science of obesity: what do we really know about what makes us fat? An essay by Gary Taubes", *BMJ*, 15 de abril de 2013, 346:f1050.

4 J. L. Kraschnewski, J. Boan, J. Esposito *et al.*, "Long-term weight loss maintenance in the United States", *Int. J. Obes.* (Londres), noviembre de 2010, 34(11):1644-1654.

5 S. Luo, A. Romero, T. C. Adam, H. H. Hu, J. Monterosso y K. A. Page, "Abdominal fat is associated with a greater brain reward response to high-calorie food cues in Hispanic women", *Obesity* (Silver Spring), octubre de 2013, 21(10):2029-2036.

6 K. A. Page, D. Seo, R. Belfort-DeAguiar *et al.*, "Circulating glucose levels modulate neural control of desire for high calorie foods in humans", *J. Clin. Invest.*, octubre de 2011, 121(10):4161-4169.

7 C. D. Gardner, A. Kiazand, S. Alhassan *et al.*, "Comparison of the Atkins, Zone, Ornish, and learn diets for change in weight and related risk factors

among overweight premenopausal women: the A to Z Weight Loss Study: a randomized trial", *JAMA*, 7 de marzo de 2007, 297(9):969-977.

8   I. Shai, D. Schwarzfuchs, Y. Henkin *et al.*, "Weight loss with a low-carbohydrate, Mediterranean, or low-fat diet", *N. Engl. J. Med.*, 17 de julio de 2008, 359(3):229-241.

9   T. M. Larsen, S. M. Dalskov, M. van Baak *et al.*, "Diet, Obesity, and Genes (Diogenes) Project. Diets with high or low protein content and glycemic index for weight-loss maintenance", *N. Engl. J. Med.*, 25 de noviembre de 2010, 363(22):2102-2113.

10 W. S. Yancy Jr., M. K. Olsen, J. R. Guyton, R. P. Bakst y E. C. Westman, "A low-carbohydrate, ketogenic diet versus a low-fat diet to treat obesity and hyperlipidemia: a randomized, controlled trial", *Ann. Intern. Med.*, 18 de mayo de 2004, 140(10):769-777.

11 M. Hession, C. Rolland, U. Kulkarni, A. Wise y J. Broom, "Systematic review of randomized controlled trials of low-carbohydrate vs. low-fat/low-calorie diets in the management of obesity and its comorbidities", *Obes. Rev.*, enero de 2009, 10(1):36-50.

12 F. L. Santos, S. S. Esteves, A. da Costa Pereira, W. S. Yancy Jr. y J. P. Nunes, "Systematic review and meta-analysis of clinical trials of the effects of low carbohydrate diets on cardiovascular risk factors", *Obes. Rev.*, noviembre de 2012, 13(11):1048-1066.

13 D. B. Pawlak, J. A. Kushner y D. S. Ludwig, "Effects of dietary glycaemic index onadiposity, glucose homoeostasis, and plasma lipids in animals", *Lancet*, 28 de agosto-3 de septiembre de 2004, 364(9436):778-785.

14 A. R. Kennedy, P. Pissios, H. Otu *et al.*, "A high-fat, ketogenic diet induces a unique metabolic state in mice", *Am. J. Physiol. Endocrinol. Metab.*, junio de 2007, 292(6):E1724-1739.

15 C. O. Walsh, C. B. Ebbeling, J. F. Swain, R. L. Markowitz, H. A. Feldman y D. S. Ludwig, "Effects of diet composition on postprandial energy availability during weight loss maintenance", *PLoS One*, 2013, 8(3).

16 C. B. Ebbeling, J. F. Swain, H. A. Feldman *et al.*, "Effects of dietary composition on energy expenditure during weight-loss maintenance", *JAMA*, 27 de junio de 2012, 307(24):2627-2634.

17 D. E. Thomas, E. J. Elliott y L. Baur, "Low glycaemic index or low glycaemic load diets for overweight and obesity", *Cochrane Database Syst. Rev.*, 18 de julio de 2007, (3).

18 D. K. Tobias, M. Chen, J. E. Manson, D. S. Ludwig, W. Willett y F. B. Hu, "Effect of low-fat diet interventions versus other diet interventions on long-term weight change in adults: a systematic review and meta-analysis", *Lancet Diabetes Endocrinol.*, diciembre de 2015, 3(12):968-979.

[19] P. Sumithran y J. Proietto, "The defence of body weight: a physiological basis for weight regain after weight loss", *Clin. Sci.* (Londres), febrero de 2013, 124(4):231-241.

[20] C. N. Ochner, D. M. Barrios, C. D. Lee y F. X. Pi-Sunyer, "Biological mechanisms that promote weight regain following weight loss in obese humans", *Physiol. Behav.*, 15 de agosto de 2013, 120:106-113.

[21] B. Wansink, M. Shimizu y A. Brumberg, "Association of nutrient-dense snack combinations with calories and vegetable intake", *Pediatrics*, enero de 2013, 131(1):22-29. doi:10.1542/peds.2011-3895.

[22] M. H. Rouhani, R. Kelishadi, M. Hashemipour, A. Esmaillzadeh y L. Azadbakht, "Glycemic index, glycemic load and childhood obesity: a systematic review", *Adv. Biomed. Res.*, 24 de enero de 2014, 3:47.

[23] D. S. Ludwig, "Dietary glycemic index and obesity", *J. Nutr.*, febrero de 2000, 130(2S Suppl): 280S-283S. Reseña.

[24] Ben-Gurion University of the Negev, "Diet and Body Composition (CENTRAL)", ClinicalTrials.gov. <https://clinicaltrials.gov/ct2/show/NCT01530724>. Actualizado: 29 de septiembre de 2015.

[25] R. A. DeFronzo, "The effect of insulin on renal sodium metabolism. A review with clinical implications", *Diabetologia*, septiembre de 1981, 21(3):165-171. Reseña.

CAPÍTULO 4

[1] W. M. Fernando, I. J. Martins, K. G. Goozee, C. S. Brennan, V. Jayasena y R. N. Martins, "The role of dietary coconut for the prevention and treatment of Alzheimer's disease: potential mechanisms of action", *Br. J. Nutr.*, 14 de julio de 2015, 114(1):1-14.

[2] S. Fallon, "Know your fats introduction", Weston A. Price Foundation. <http://www.westonaprice.org/health-topics/know-your-fats-introduction/>. 24 de febrero de 2009.

[3] A. H. Wijga, H. A. Smit, M. Kerkhof *et al.*, "PIAMA, association of consumption of products containing milk fat with reduced asthma risk in pre-school children: the PIAMA birth cohort study", *Thorax*, julio de 2003, 58(7):567-572.

[4] E. Hämäläinen, H. Adlercreutz, P. Puska y P. Pietinen, "Diet and serum sex hormones in healthy men", *J. Steroid Biochem.*, enero de 1984, 20(1):459-464.

[5] G. D. Lawrence, "Dietary fats and health: dietary recommendations in the context of scientific evidence", *Adv. Nutr.*, 1° de mayo de 2013, 4(3):294-302.

[6] S. Fallon, "Know your fats introduction", Weston A. Price Foundation. <http://www.westonaprice.org/health-topics/know-your-fats-introduction/>. 24 de febrero de 2009.

[7] *Idem.*

[8] European Food Information Council, "Taking a closer look at saturated fat". <http://www.eufic.org/article/en/diet-related-diseases/cardiovascular/artid/Saturated-fat-upclose/>. Marzo de 2009.

[9] V. Rioux y P. Legrand, "Saturated fatty acids: simple molecular structures with complex cellular functions", *Curr. Opin. Clin. Nutr. Metab. Care*, 2007, 10:752-758.

[10] D. E. Barnes y K. Yaffe, "The projected effect of risk factor reduction on Alzheimer's disease prevalence", *Lancet Neurol.*, septiembre de 2011, 10(9):819-828.

[11] L. Cordain, B. A. Watkins, G. L. Florant, M. Kelher, L. Rogers y Y Li, "Fatty acid analysis of wild ruminant tissues: evolutionary implications for reducing diet-related chronic disease", *Eur. J. Clin. Nutr.*, marzo de 2002, 56(3):181-91. Reseña.

[12] American Heart Association, "Monounsaturated fats". <http://www.heart.org/HEARTORG/GettingHealthy/NutritionCenter/HealthyEating/Monounsaturated-Fats_UCM_301460_Article.jsp>. Actualizado: 5 de agosto de 2014.

[13] "Body Ecology. The 6 benefits of monounsaturated fats (MUFAS)". <http://bodyecology.com/articles/6_benefits_monosaturated_fats.php#.VPdsfuGTvIU>.

[14] S. Fallon y M. G. Enic, "The great con-ola", Weston A. Price Foundation. <http://www.westonaprice.org/health-topics/the-great-con-ola/>. 28 de julio de 2002.

[15] A. P. Simopoulos, "The importance of the ratio of omega-6/omega-3 essential fatty acids", *Biomed. Pharmacother.*, 2002, 56(8):365-379.

[16] *Idem.*

[17] A. P. Simopoulos, "Evolutionary aspects of diet, the omega-6/omega-3 ratio and genetic variation: nutritional implications for chronic diseases", *Biomed. Pharmacother*, noviembre de 2006, 60(9):502-507.

[18] J. Good, "Smoke point of oils for healthy cooking", Baseline of Health Foundation. <http://jonbarron.org/diet-and-nutrition/healthiest-cooking-oil-chart-smoke-points#.VPoxseGTvIU>. 17 de abril de 2012.

[19] C. E. Ramsden, A. Ringel, A. E. Feldstein *et al.*, "Lowering dietary linoleic acid reducesbioactive oxidized linoleic acid metabolites in humans", *Prostaglandins Leukot. Essent. Fatty Acids*, 2012, 87(4-5):135-141.

[20] C. E. Ramsden, J. R. Hibbeln y W. E. Lands, "Letter to the editor re: Linoleic acid and coronary heart disease, Prostaglandins Leukot Essent Fatty Acids (2008) by WS Harris", *Prostaglandins Leukot. Essent. Fatty Acids*, enero de 2009, 80(1):77; respuesta autorial, 77-78.

[21] A. Leaf, "Dietary prevention of coronary heart disease: the Lyon Diet Heart Study", *Circulation*, 16 de febrero de 1999, 99(6):733-735.

[22] K. Stokel, "The beneficial omega-6 fatty acid. Life Extension". <http://www.lef.org/magazine/2011/1/The-Beneficial-Omega-6-Fatty-Acid/Page-01>. Enero de 2011.

[23] University of Maryland Medical System, "Omega-3 fatty acids". <http://umm.edu/health/medical/altmed/supplement/omega3-fatty-acids>. Actualizado: 5 de agosto de 2015.

[24] Y. Oshery R. H. Belmaker, "Omega-3 fatty acids in depression: a review of three studies", *CNS Neurosci. Ther.*, verano de 2009, 15(2):128-133.

[25] S. Jazayeri, M. Tehrani-Doost, S. A. Keshavarz *et al.*, "Comparison of therapeutic effects of omega-3 fatty acid eicosapentaenoic acid and fluoxetine, separately and in combination, in major depressive disorder", *Aust. N. Z. J. Psychiatry*, marzo de 2008, 42(3):192-198.

[26] P. Kris-Etherton, R. H. Eckel, B. V. Howard, S. St. Jeor y T. L. Bazzarre, "Nutrition Committee Population Science Committee and Clinical Science Committee of the American Heart Association. AHA science advisory: Lyon Diet Heart Study. Benefits of a Mediterranean-style, National Cholesterol Education Program/American Heart Association Step I Dietary Pattern on Cardiovascular Disease", *Circulation*, 3 de abril de 2001, 103(13):1823-1825.

[27] Harvard School of Public Health, "Shining the spotlight on trans fats". <http://www.hsph.harvard.edu/nutritionsource/transfats/>.

[28] US Food and Drug Administration, "Guidance for industry: trans fatty acids in nutritional labeling, nutrient content claims, health claims; small entity compliance guide". <http://www.fda.gov/Food/GuidanceRegulation/GuidanceDocumentsRegulatoryInformation/LabelingNutrition/ucm053479.htm>. Agosto de 2003. Actualizado: 29 de mayo de 2015.

[29] US Food and Drug Administration, "FDA cuts trans fat in processed foods". <http://www.fda.gov/ForConsumers/ConsumerUpdates/ucm372915.htm>. Actualizado: 16 de junio de 2015.

[30] US Food and Drug Administration, "Trans fat at-a-glance". <http://www.fda.gov/Food/IngredientsPackagingLabeling/LabelingNutrition/ucm079609.htm>. Actualizado: 3 de septiembre de 2015.

[31] *Idem.*

[32] Y. Smith, "Trans fat history. News Medical". <http://www.news-medical.net/health/Trans-Fat-History.aspx>. Actualizado: 14 de junio de 2015.

[33] Harvard School of Public Health, "Shining the spotlight on trans fats". <http://www.hsph.harvard.edu/nutritionsource/transfats/>.

[34] W. C. Willett, "Trans fatty acids and cardiovascular disease—epidemiological data", *Atheroscler. Suppl.*, mayo de 2006, 7(2):5-8. Epub 19 de mayo de 2006. Reseña.

[35] Wake Forest Baptist Medical Center, "Trans fat leads to weight gain even on same total calories, animal study shows". <http://www.wakehealth.edu/News-Releases/2006/Trans_Fat_Leads_To_Weight_Gain_Even_on_Same_Total_Calories,_Animal_Study_Shows.htm>. 2006. Actualizado: 10 de julio de 2009.

[36] Harvard School of Public Health, "Shining the spotlight on trans fats". <http://www.hsph.harvard.edu/nutritionsource/transfats/>.

[37] M. L. Slattery, J. Benson, K. N. Ma, D. Schaffer y J. D. Potter, "Trans fatty acids and colon cancer", *Nutr. Cancer.*, 2001, 39(2):170-175.

[38] E. Walling, "A real killer: trans fat causes colon cancer", *Natural News.* <http://www.naturalnews.com/025960_fat_trans_colon.html>. 30 de marzo de 2009.

[39] V. Chajes, A. C. M. Thiébaut, M. Rotival *et al.*, "Association between serum trans fatty acids and breast cancer", *Am. J. Epidemiol.*, 2008, 167(11):1312-1320.

CAPÍTULO 5

[1] P. W. Siri-Tarino, S. Chiu, N. Bergeron y R. M. Krauss, "Saturated fats versus polyunsaturated fats versus carbohydrates for cardiovascular disease prevention and treatment", *Annu. Rev. Nutr.*, 17 de julio de 2015, 35:517-543.

[2] R. Estruch, E. Ros, J. Salas-Salvadó *et al.*, "Predimed Study Investigators. Primary prevention of cardiovascular disease with a Mediterranean diet", *N. Engl. J. Med.*, 4 de abril de 2013, 368(14):1279-1290.

[3] D. Ornish, "Does a Mediterranean diet really beat low-fat for heart health?", *Huffington Post.* <http://www.huffingtonpost.com/dr-dean-ornish/mediterraneandiet_b_2755940.html>. 25 de febrero de 2013. Actualizado: 27 de abril de 2013.

[4] M. de Lorgeril, P. Salen, J. L. Martin *et al.*, "Mediterranean diet, traditional risk factors, and the rate of cardiovascular complications after myocardial infarction: final report of the Lyon Diet Heart Study", *Circulation*, 1999, 99:779-785.

[5] K. P. Ball, E. Hanington, P. M. McAllen *et al.*, "Low-fat diet in myocardial infarction: a controlled trial", *Lancet*, 1965, 2:501-504.

[6] B. V. Howard, L. Van Horn, J. Hsia *et al.*, "Low-fat dietary pattern and risk of cardiovascular disease: the Women's Health Initiative Randomized Controlled Dietary Modification Trial", *JAMA*, 2006, 295:655-666.

[7] R. L. Prentice, B. Caan, R. T. Chlebowski *et al.*, "Low-fat dietary pattern and risk of invasive breast cancer: the Women's Health Initiative Randomized Controlled Dietary Modification Trial", *JAMA*, 2006, 295:629-642.

[8] S. A. Beresford, K. C. Johnson, C. Ritenbaugh *et al.*, "Low-fat dietary pattern and risk of colorectal cancer: the Women's Health Initiative Randomized Controlled Dietary Modification Trial", *JAMA*, 2006, 295:643-654.

[9] B. V. Howard, J. E. Manson, M. L. Stefanick *et al.*, "Low-fat dietary pattern and weight change over 7 years: the Women's Health Initiative Dietary Modification Trial", *JAMA*, 2006, 295:39-49.

[10] "Multiple risk factor intervention trial. Risk factor changes and mortality results. Multiple Risk Factor Intervention Trial Research Group", *JAMA*, 1982, 248:1465-1477.

[11] K. Oh, F. B. Hu, J. E. Manson, M. J. Stampfer y W. C. Willett, "Dietary fat intake and risk of coronary heart disease in women: 20 years of follow-up of the nurses' health study", *Am. J. Epidemiol.*, 1° de abril de 2005, 161(7):672-679.

[12] L. Hooper, C. D. Summerbell, R. Thompson *et al.*, "Reduced or modified dietary fat for preventing cardiovascular disease", *Cochrane Database Syst. Rev.*, 6 de julio de 2011, (7).

[13] A. Ascherio, E. B. Rimm, E. L. Giovannucci, D. Spiegelman, M. Stampfer y W. C. Willett, "Dietary fat and risk of coronary heart disease in men: cohort follow up study in the United States", *BMJ*, 13 de julio de 1996, 313(7049):84-90.

[14] R. Chowdhury, S. Warnakula, S. Kunutsor *et al.*, "Association of dietary, circulating, and supplement fatty acids with coronary risk: a systematic review and meta-analysis", *Ann. Intern. Med.*, 18 de marzo de 2014, 160(6):398-406.

[15] D. Mozaffarian, R. Micha y S. Wallace, "Effects on coronary heart disease of increasing polyunsaturated fat in place of saturated fat: a systematic review and meta-analysis of randomized controlled trials", *PLoS Med.*, 23 de marzo de 2010, 7(3).

[16] P. W. Siri-Tarino, Q. Sun, F. B. Hu y R. M. Krauss, "Meta-analysis of prospective cohort studies evaluating the association of saturated fat with cardiovascular disease", *Am. J. Clin. Nutr.*, marzo de 2010, 91(3):535-546.

[17] R. Hoenselaar, "Saturated fat and cardiovascular disease: the discrepancy between the scientific literature and dietary advice", *Nutrition*, febrero de 2012, 28(2):118-123.

[18] A. Harcombe, J. S. Baker, S. M. Cooper *et al.*, "Evidence from randomised controlled trials did not support the introduction of dietary fat guidelines in 1977 and 1983: a systematic review and meta-analysis", *Open Heart*, 29 de enero de 2015 2(1).

[19] C. B. Dias, R. Garg, L. G. Wood y M. L. Garg, "Saturated fat consumption may not be the main cause of increased blood lipid levels", *Med. Hypotheses*, febrero de 2014, 82(2):187-195.

[20] C. B. Dias, M. Phang, L. G. Wood y M. L. Garg, "Postprandial lipid responses do not differ following consumption of butter or vegetable oil when consumed with omega-3 polyunsaturated fatty acids", *Lipids*, abril de 2015, 50(4):339-347.

[21] C. E. Forsythe, S. D. Phinney, R. D. Feinman *et al.*, "Limited effect of dietary saturated fat on plasma saturated fat in the context of a low carbohydrate diet", *Lipids*, octubre de 2010, 45(10):947-962.

[22] M. E. Surette, J. Whelan, K. S. Broughton y J. E. Kinsella, "Evidence for mechanisms of the hypotriglyceridemic effect of n-3 polyunsaturated fatty acids", *Biochim. Biophys. Acta*, 22 de junio de 1992, 1126(2):199-205.

[23] M. L. Fernandez y K. L. West, "Mechanisms by which dietary fatty acids modulate plasma lipids", *J. Nutr.*, septiembre de 2005, 135(9):2075-2078. Reseña.

[24] A. Marina, A. D. von Frankenberg, S. Suvag *et al.*, "Effects of dietary fat and saturated fat content on liver fat and markers of oxidative stress in overweight/obese men and women under weight-stable conditions", *Nutrients*, 28 de octubre de 2014, 6(11):4678-4690.

[25] M. S. Koren, J. Q. Purnell, P. A. Breen, C. C. Matthys, H. S. Callahan y D. S. Weigle, "Plasma C-reactive protein concentration is not affected by isocaloric dietary fat reduction", *Nutrition*, abril de 2006, 22(4):444-448.

[26] A. A. Nanji, K. Jokelainen, G. L. Tipoe, A. Rahemtulla y A. J. Dannenberg, "Dietary saturated fatty acids reverse inflammatory and fibrotic changes in rat liver despite continued ethanol administration", *J. Pharmacol. Exp. Ther.*, noviembre de 2001, 299(2):638-644.

[27] K. Yamagishi, H. Iso y S. Tsugane, "Saturated fat intake and cardiovascular disease in Japanese population", *J. Atheroscler. Thromb.*, 20 de mayo de 2015, 22(5):435-439.

[28] L. Wang, A. R. Folsom, Z. J. Zheng, J. S. Pankow y J. H. Eckfeldt, "ARIC Study Investigators. Plasma fatty acid composition and incidence of diabetes in middle-aged adults: the Atherosclerosis Risk in Communities (ARIC) Study", *Am. J. Clin. Nutr.*, julio de 2003, 78(1):91-98.

[29] L. Wang, A. R. Folsom y J. H. Eckfeldt, "Plasma fatty acid composition and incidence of coronary heart disease in middle aged adults: the Atherosclerosis Risk in Communities (ARIC) Study", *Nutr. Metab. Cardiovasc. Dis.*, octubre de 2003, 13(5):256-266.

[30] B. M. Volk, L. J. Kunces, D. J. Freidenreich *et al.*, "Effects of step-wise increases in dietary carbohydrate on circulating saturated fatty acids and palmitoleic acid in adults with metabolic syndrome", *PLoS One*, 2014, 9(11).

[31] A. C. Wood, E. K. Kabagambe, I. B. Borecki, H. K. Tiwari, J. M. Ordovas y D. K. Arnett, "Dietary carbohydrate modifies the inverse association between saturated fat intake and cholesterol on very low-density lipoproteins", *Lipid Insights*, 2011, 2011(4):7-15.

[32] P. W. Siri-Tarino, Q. Sun, F. B. Huy R. M. Krauss, "Saturated fat, carbohydrate, and cardiovascular disease", *Am. J. Clin. Nutr.*, marzo de 2010, 91(3):502-509. doi: 10.3945/ajcn.2008.26285. Epub 20 de enero de 2010. Reseña.

33 E. J. Parks, "Changes in fat synthesis influenced by dietary macronutrient content", *Proc. Nutr. Soc.*, mayo de 2002, 61(2):281-286. Reseña.

34 R. M. Krauss, "Atherogenic lipoprotein phenotype and diet-gene interactions", *J. Nutr.*, febrero de 2001, 131(2):340S-343S. Reseña.

35 L. C. Hudgins, M. K. Hellerstein, C. E. Seidman, R. A. Neese, J. D. Tremaroli y J. Hirsch, "Relationship between carbohydrate-induced hypertriglyceridemia and fatty acid synthesis in lean and obese subjects", *J. Lipid Res.*, abril de 2000, 41(4):595-604.

36 R. P. Mensink, P. L. Zock, A. D. Kester y M. B. Katan, "Effects of dietary fatty acids and carbohydrates on the ratio of serum total to HDL cholesterol and on serum lipids and apolipoproteins: a meta-analysis of 60 controlled trials", *Am. J. Clin. Nutr.*, 2003, 77:1146-1155.

37 K. B. Prado, S. Shugg y J. R. Backstrand, "Low-density lipoprotein particle number predicts coronary artery calcification in asymptomatic adults at intermediate risk of cardiovascular disease", *J. Clin. Lipidol.*, 2011, 5:408-413.

38 Ilustración adaptada de P. Attia, "The straight dope on colesterol—part V. The Eating Academy blog". <http://eatingacademy.com/nutrition/the-straight-dope-on-cholesterol-part-v>. 23 de mayo de 2012.

39 J. M. Schwarz, S. M. Noworolski, M. J. Wen *et al.*, "Effect of a high-fructose weight-maintaining diet on lipogenesis and liver fat", *J. Clin. Endocrinol. Metab.*, junio de 2015, 100(6):2434-2442.

40 R. H. Eckel, J. M. Jakicic, J. D. Ard *et al.*, "American College of Cardiology/American Heart Association Task Force on Practice Guidelines. 2013 AHA/ACC guideline on lifestyle management to reduce cardiovascular risk: a report of the American College of Cardiology/American Heart Association Task Force on Practice Guidelines", *J. Am. Coll. Cardiol.*, 1° de julio de 2014, 63(25 Pt B):2960-2984.

41 M. L. Fernandez, "Rethinking dietary cholesterol", *Curr. Opin. Clin. Nutr. Metab. Care*, marzo de 2012, 15(2):117-121.

42 2015 Dietary Guidelines Advisory Committee, "Scientific report of the 2015 Dietary Guidelines Advisory Committee", Office of Disease Prevention and Health Promotion. <http://www.health.gov/dietaryguidelines/2015-scientific-report/06-chapter-1/d1-2.asp#endnote-ref-35>. Febrero de 2015.

43 G. K. Hansson, "Inflammation, atherosclerosis, and coronary artery disease", *N. Engl. J. Med.*, 21 de abril de 2005, 352(16):1685-1695. Reseña.

44 P. Barter, A. M. Gotto, J. C. LaRosa *et al.*, "Treating to New Targets Investigators. HDL cholesterol, very low levels of LDL cholesterol, and cardiovascular events", *N. Engl. J. Med.*, 27 de septiembre de 2007, 357(13):1301-1310.

45 P. M. Ridker, E. Danielson, F. A. Fonseca *et al.*, "JUPITER Study Group. Rosuvastatin to prevent vascular events in men and women with elevated C-reactive protein", *N. Engl. J. Med.*, 20 de noviembre de 2008, 359(21):2195-2207.

[46] J. Abramson y J. M. Wright, "Are lipid-lowering guidelines evidence-based?", *Lancet*, 20 de enero de 2007, 369(9557):168-169.

[47] *Idem.*

[48] B. G. Brown y A. J. Taylor, "Does ENHANCE diminish confidence in lowering LDL or in ezetimibe?", *N. Engl. J. Med.*, 3 de abril de 2008. 358:1504, Editorial.

[49] I. J. Schatz, K. Masaki, K. Yano, R. Chen, B. L Rodriguez y J. D. Curb, "Cholesterol and all-cause mortality in elderly people from the Honolulu Heart Program: a cohort study", *Lancet*, 4 de agosto de 2001, 358(9279):351-355.

[50] G. K. Hansson, "Inflammation, atherosclerosis, and coronary artery disease", *N. Engl. J. Med.*, 21 de abril de 2005, 352(16):1685-1695. Reseña.

[51] H. V. Ganga, H. B. Slim y P. D. Thompson, "A systematic review of statin-induced muscle problems in clinical trials", *Am. Heart J.*, julio de 2014, 168(1):6-15.

[52] B. J. Kelley y S. Glasser, "Cognitive effects of statin medications", *CNS Drugs*, mayo de 2014, 28(5):411-419. Reseña.

[53] R. Davis, K. R. Reveles, S. K. Ali, E. M. Mortensen, C. R. Frei e I. Mansi, "Statins and male sexual health: a retrospective cohort analysis", *J. Sex. Med.*, enero de 2015, 12(1):158-167.

[54] Z. Ahmad, "Statin intolerance", *Am. J. Cardiol.*, 15 de mayo de 2014, 113(10):1765-1771.

[55] I. Mansi, C. R. Frei, C. P. Wang y E. M. Mortensen, "Statins and new-onset diabetes mellitus and diabetic complications: a retrospective cohort study of US healthy adults", *J. Gen. Intern. Med.*, 28 de abril de 2015.

[56] A. L. Culver, I. S. Ockene, R. Balasubramanian *et al.*, "Statin use and risk of diabetes mellitus in postmenopausal women in the Women's Health Initiative", *Arch. Intern. Med.*, 23 de enero de 2012, 172(2):144-152.

[57] A. Sachdeva, C. P. Cannon, P. C. Deedwania *et al.*, "Lipid levels in patients hospitalized with coronary artery disease: an analysis of 136,905 hospitalizations in Get with the Guidelines", *Am. Heart J.*, enero de 2009, 157(1):111-117.

[58] H. Jansen, N. J. Samani y H. Schunkert, "Mendelian randomization studies in coronary artery disease", *Eur. Heart J.*, 1° de agosto de 2014, 35(29):1917-1924.

[59] J. D. Abramson, H. G. Rosenberg, N. Jewell y J. M. Wright, "Should people at low risk of cardiovascular disease take a statin?", *BMJ*, 22 de octubre de 2013, 347:f6123.

[60] M. J. Pencina, A. M. Navar-Boggan, R. B. D'Agostino Sr. *et al.*, "Application of new colesterol guidelines to a population-based sample", *N. Engl. J. Med.*, 10 de abril de 2014, 370(15):1422-1431.

[61] R. B. D'Agostino Sr., B. J. Ansell, S. Mora y H. M. Krumholz, "Clinical decisions. The guidelines battle on starting statins", *N. Engl. J. Med.*, 24 de abril de 2014, 370(17):1652-1658.

[62] F. Taylor, K. Ward, T. H. Moore et al., "Statins for the primary prevention of cardiovascular disease", *Cochrane Database Syst. Rev.*, 19 de enero de 2011, (1).

[63] D. Newman, "Statin drugs given for 5 years for heart disease prevention (without known heart disease)", *NNT*. <http://www.thennt.com/nnt/statins-for-heart-disease-prevention-without-prior-heart-disease/>. Actualizado: 17 de julio de 2015.

[64] D. Newman, "Statin drugs given for 5 years for heart disease prevention (without known heart disease)", *NNT*. <http://www.thennt.com/nnt/statins-for-heart-disease-prevention-with-known-heart-disease/>. Actualizado: 17 de julio de 2015.

[65] D. Mozaffarian, P. W. Wilson y W. B. Kannel, "Beyond established and novel risk factors: lifestyle risk factors for cardiovascular disease", *Circulation*, 2008, 117(23):3031-3038.

[66] A. Menke, P. Muntner, V. Batuman, E. K. Silbergeld y E. Guallar, "Blood lead below 0.48 micromol/L (10 microg/dL) and mortality among US adults", *Circulation*, 26 de septiembre de 2006, 114(13):1388-1394.

[67] E. S. Ford, M. M. Bergmann, J. Kröger, A. Schienkiewitz, C. Weikert y H. Boeing, "Healthy living is the best revenge: findings from the European Prospective Investigation into Cancer and Nutrition-Potsdam study", *Arch. Intern. Med.*, 10 de agosto de 2009, 169(15):1355-1362.

[68] S. Yusuf, S. Hawken, S. Ounpuu et al., "INTERHEART Study Investigators. Effect of potentially modifiable risk factors associated with myocardial infarction in 52 countries (the INTERHEART study): case-control study", *Lancet*, 2004, 364(9438):937-952.

[69] American College of Preventive Medicine, *Lifestyle Medicine—Evidence Review*. <http://www.acpm.org/?page=LifestyleMedicine>. 30 de junio de 2009. Accesado: 18 de septiembre de 2009.

[70] J. F. Ludvigsson, S. M. Montgomery, A. Ekbom, L. Brandt y F. Granath, "Small-intestinal histopathology and mortality risk in celiac disease", *JAMA*, 16 de septiembre de 2009, 302(11): 1171-1178. P. Ganguly y S. F. Alam, "Role of homocysteine in the development of cardiovascular disease", *Nutr. J.*, 10 de enero de 2015, 14:6.

CAPÍTULO 6

[1] 2015 Dietary Guidelines Advisory Committee, "Scientific report of the 2015 Dietary Guidelines Advisory Committee", Office of Disease Prevention and Health Promotion. <http://www.health.gov/dietaryguidelines/2015-scientific-report/>. Febrero de 2015.

[2] S. Gerrior y L. Bente, *Nutrient Content of the U.S. Food Supply, 1909-1999: A Summary Report*, Washington, D. C., US Department of Agriculture, Center for Nutrition Policy and Promotion, 2002.

[3] C. E. Ramsden, J. R. Hibbeln y S. F. Majchrzak-Hong, "All PUFAS are not created equal: absence of CHD benefit specific to linoleic acid in randomized controlled trials and prospective observational cohorts", *World. Rev. Nutr. Diet.*, 2011, 102:30-43.

[4] C. E. Ramsden, J. R. Hibbeln, S. F. Majchrzak y J. M. Davis, "N-6 fatty acid-specific and mixed polyunsaturated dietary interventions have different effects on CHD risk: a meta-analysis of randomized controlled trials", *Br. J. Nutr.*, diciembre de 2010, 104(11):1586-1600.

[5] "Dietary supplementation with n-3 polyunsaturated fatty acids and vitamin E after myocardial infarction: results of the GISSI-Prevenzione trial. Gruppo Italiano per lo Studio della Sopravvivenza nell'Infarto miocardico", *Lancet*, 7 de agosto de 1999, 354(9177):447-455.

[6] C. E. Ramsden, D. Zamora, B. Leelarthaepin *et al.*, "Use of dietary linoleic acid for secondary prevention of coronary heart disease and death: evaluation of recovered data from the Sydney Diet Heart Study and updated meta-analysis", *BMJ*, 4 de febrero de 2013, 346.

[7] U. Ravnskov, J. J. DiNicolantonio, Z. Harcombe, F. A. Kummerow, H. Okuyama y N. Worm, "The questionable benefits of exchanging saturated fat with polyunsaturated fat", *Mayo Clin. Proc.*, abril de 2014, 89(4):451-453.

[8] P. C. Calder, "The American Heart Association advisory on n-6 fatty acids: evidence based or biased evidence?", *Br. J. Nutr.*, diciembre de 2010, 104(11):1575-1576.

[9] J. R. Hibbeln, L. R. Nieminen, T. L. Blasbalg, J. A. Riggs y W. E. Lands, "Healthy intakes of n-3 and n-6 fatty acids: estimations considering worldwide diversity", *Am. J. Clin. Nutr.*, junio de 2006, 83(6 Suppl):1483S-1493S.

[10] E. Patterson, R. Wall, G. F. Fitzgerald, R. P. Ross y C. Stanton, "Health implications of high dietary omega-6 polyunsaturated fatty acids", *J. Nutr. Metab.*, 2012, 2012:539426.

[11] F. Maingrette y G. Renier, "Linoleic acid increases lectin-like oxidized LDL receptor-1 (LOX-1) expression in human aortic endothelial cells", *Diabetes*, mayo de 2005, 54(5):1506-1513.

[12] J. R. Hibbeln, L. R. Nieminen y W. E. Lands, "Increasing homicide rates and linoleic acid consumption among five Western countries, 1961-2000", *Lipids*, 2004, 39:1207-1213.

[13] "IBD in EPIC Study Investigators, Tjonneland A, Overvad K, et al. Linoleic acid, a dietary n-6 polyunsaturated fatty acid, and the aetiology of ulcerative colitis: a nested case-control study within a European prospective cohort study", *Gut.*, diciembre de 2009, 58(12):1606-1611.

[14] "Adoption of genetically engineered crops in the U.S. USDA Economic Research Service". <http://www.ers.usda.gov/data-products/adoption-of-genetically-engineered-crops-in-the-us/recent-trends-in-ge-adoption.aspx>. 14 de julio de 2014. Actualizado: 9 de julio de 2015.

[15] "GMO Health Risks", Institute for Responsible Technology. <http://responsible technology.org/gmo-education/health-risks/>. 20 de diciembre de 2013.

[16] *Idem.*

[17] V. A. S. Ayyadurai y P. Deonikar, "Do GMOs accumulate formaldehyde and disrupt molecular systems equilibria? Systems biology may provide answers", *Agricultural Sciences*, 2015, 6:630-662.

[18] A. Velimirov, C. Binter y J. Zentek, "Biological effects of transgenic maize fed in long term reproduction studies in mice", Biosicherheit.de. <http://www. biosicherheit.de/pdf/aktuell/zentek_studie_2008.pdf>. 11 de noviembre de 2008.

[19] B. Markaverich, S. Mani, M. A. Alejandro *et al.*, "A novel endocrine-disrupting agent in corn with mitogenic activity in human breast and prostatic cancer cells", *Environ. Health Perspect.*, 2002, 110(2):169-177.

[20] K. Z. Guyton, D. Loomis, Y. Grosse *et al.*, "International Agency for Research on Cancer Monograph Working Group, IARC, Lyon, France. Carcinogenicity of tetrachlorvinphos, parathion, malathion, diazinon, and glyphosate", *Lancet Oncol.*, mayo de 2015, 16(5):490-491.

[21] A. Pollack, "Weed killer, long cleared, is doubted", *New York Times.* <http://www.nytimes.com/2015/03/28/business/energy-environment/decades-after-monsantos-roundup-gets-an-all-clear-a-cancer-agency-raises-concerns. html?_r=1>. 27 de marzo de 2015.

[22] "Labeling around the world. Just Label It". <http://www.justlabelit.org/right-to-know-center/labeling-around-the-world/>.

[23] "Argentina: 30,000 doctors and health professionals demand ban on glyphosate", Sustainable Pulse. <http://sustainablepulse.com/2015/04/19/argentina-30000-doctors-and-health-professionals-demand-ban-on-glyphosate/#. VTQd263BzGd>. 19 de abril de 2015.

[24] D. Broze, "World Health Organization won't back down from study linking Monsanto to cancer", Global Research. <http://www.globalresearch.ca/world-health-organization-wont-back-down-from-study-linking-monsanto-to-cancer/5439840>. 31 de marzo de 2015.

CAPÍTULO 7

[1] W. H. Shrank, A. R. Patrick y M. A. Brookhart, "Healthy user and related biases in observational studies of preventive interventions: a primer for physicians", *J. Gen. Intern. Med.*, mayo de 2011, 26(5):546-550.

[2] T. J. Key, M. Thorogood, P. N. Appleby y M. L. Burr, "Dietary habits and mortality in 11,000 vegetarians and health conscious people: results of a 17 year follow up", *BMJ*, 28 de septiembre de 1996, 313(7060):775-779.

[3] S. Rohrmann *et al.*, "Meat consumption and mortality—results from the European Prospective Investigation into Cancer and Nutrition", *BMC Med.*, 7 de marzo de 2013, 11:63.

[4] S. Guyenet, "Does dietary saturated fat increase blood cholesterol? An informal review of observational studies", Whole Health Source. <http://whole healthsource.blogspot.com/2011/01/does-dietary-saturated-fatincrease. html>. 13 de enero de 2011.

[5] L. Cordain, S. B. Eaton, A. Sebastian *et al.*, "Origins and evolution of the Western diet: health implications for the 21st century", *Am. J. Clin. Nutr.*, febrero de 2005, 81(2):341-354. Reseña.

[6] K. O'Dea, "Marked improvement in carbohydrate and lipid metabolism in diabetic Australian aborigines after temporary reversion to traditional lifestyle", *Diabetes*, junio de 1984, 33(6):596-603.

[7] M. A. Binnie, K. Barlow, V. Johnson y C. Harrison, "Red meats: time for a paradigm shift in dietary advice", *Meat Sci.*, noviembre de 2014, 98(3):445-451.

[8] T. Jönsson, Y. Granfeldt, C. Erlanson-Albertsson, B. Ahrén y S. Lindeberg, "A paleolithic diet is more satiating per calorie than a Mediterranean-like diet in individuals with ischemic heart disease", *Nutr. Metab.* (Londres), 30 de noviembre de 2010, 7:85.

[9] R. A. Koeth, A. Wang, B. S. Levison *et al.*, "Intestinal microbiota metabolism of L-carnitine, a nutrient in red meat, promotes atherosclerosis", *Nat. Med.*, mayo de 2013, 19(5):576-585.

[10] J. C. Gregory, J. A. Buffa, E. Org *et al.*, "Transmission of atherosclerosis susceptibility with gut microbial transplant", *J. Biol. Chem.*, 27 de febrero de 2015, 290(9):5647-5660.

[11] P. W. Siri-Tarino, Q. Sun, F. B. Hu y R. M. Krauss, "Saturated fat, carbohydrate, and cardiovascular disease", *Am. J. Clin. Nutr.*, 2010, 91(3):502-509.

[12] R. Micha, S. K. Wallace y D. Mozaffarian "Red and processed meat consumption and risk of incident coronary heart disease, stroke, and diabetes: A systematic review and meta-analysis", *Circulation*, 2010, 121(21):2271-2283.

[13] A. Pan, Q. Sun, A. M. Bernstein *et al.*, "Red meat consumption and mortality: results from two prospective cohort studies", *Arch. Intern. Med.*, 2012, 172(7):555-563.

[14] T. J. Key, P. N. Appleby, G. K. Davey, N. E. Allen, E. A. Spencer y R. C. Travis, "Mortality in British vegetarians: review and preliminary results from EPIC-Oxford", *Am. J. Clin. Nutr.*, septiembre de 2003, 78(3 Suppl):533S-538S. Reseña.

[15] J. E. Lee, D. F. McLerran, B. Rolland *et al.*, "Meat intake and cause-specific mortality: a pooled analysis of Asian prospective cohort studies", *Am. J. Clin. Nutr.*, octubre de 2013, 98(4):1032-1041.

[16] P. J. Turnbaugh, V. K. Ridaura, J. J. Faith, F. E. Rey, R. Knight y J. I. Gordon, "The effect of diet on the human gut microbiome: A metagenomic analysis in humanized gnotobiotic mice", *Sci. Trans. Med.*, 2009, 1(6):6ra14.

[17] A. Q. Zhang, S. C. Mitchell y R. L. Smith, "Dietary precursors of trimethylamine in man: a pilot study", *Food Chem. Toxicol.*, mayo de 1999, 37(5):515-520.

[18] K. He, Y. Song, M. L. Daviglus *et al.*, "Accumulated evidence on fish consumption and coronary heart disease mortality: a meta-analysis of cohort studies", *Circulation*, 8 de junio de 2004, 109(22):2705-2711.

[19] A. Pan, Q. Sun, A. M. Bernstein *et al.*, "Red meat consumption and risk of type 2 diabetes: 3 cohorts of US adults and an updated meta-analysis", *Am. J. Clin. Nutr.*, octubre de 2011, 94(4):1088-1096.

[20] S. Lindeberg, T. Jonsson, Y. Granfeldt *et al.*, "A Paleolithic diet improves glucose tolerance more than a Mediterranean-like diet in individuals with ischaemic heart disease", *Diabetologia*, septiembre de 2007, 50(9):1795-1807.

[21] T. Jonsson, Y. Granfeldt, B. Ahren *et al.*, "Beneficial effects of a Paleolithic diet on cardiovascular risk factors in type 2 diabetes: a randomized cross-over pilot study", *Cardiovasc. Diabetol.*, 16 de julio de 2009, 8:35.

[22] C. Mellbergy, S. Sandberg, M. Ryberg *et al.*, "Long-term effects of a Paleolithic-type diet in obese postmenopausal women: a 2-year randomized trial", *Eur. J. Clin. Nutr.*, marzo de 2014, 68(3):350-357.

[23] D. D. Alexander y C. A. Cushing, "Red meat and colorectal cancer: a critical summary of prospective epidemiologic studies", *Obes. Rev.*, mayo de 2011, 12(5):e472-493.

[24] A. Bellavia, S. C. Larsson, M. Bottai, A. Wolk y N. Orsini, "Differences in survival associated with processed and with nonprocessed red meat consumption", *Am. J. Clin. Nutr.*, septiembre de 2014, 100(3):924-929.

[25] E. Kim, D. Coelho y F. Blachier, "Review of the association between meat consumption and risk of colorectal cancer", *Nutr. Res.*, diciembre de 2013, 33(12):983-994.

[26] K. I. Skog, M. A. Johansson y M. I. Jägerstad, "Carcinogenic heterocyclic amines in model systems and cooked foods: a review on formation, occurrence and intake", *Food Chem. Toxicol.*, septiembre-octubre de 1998, 36(9-10):879-896. Reseña.

[27] T. Sugimura, K. Wakabayashi, H. Nakagama y M. Nagao, "Heterocyclic amines: mutagens/carcinogens produced during cooking of meat and fish", *Cancer Sci.*, 2004, 95:290-299.

[28] D. H. Phillips, "Polycyclic aromatic hydrocarbons in the diet", *Mutat. Res.*, 15 de julio de 1999, 443(1-2).

[29] J. Uribarri, S. Woodruff, S. Goodman *et al.*, "Advanced glycation end products in foods and a practical guide to their reduction in the diet", *J. Am. Diet Assoc.*, junio de 2010, 110(6):911-916.

[30] J. M. Hodgson, N. C. Ward, V. Burke, L. J. Beilin e I. B. Puddey, "Increased lean red meat intake does not elevate markers of oxidative stress and inflammation in humans", *J. Nutr.*, febrero de 2007, 137(2):363-367.

[31] T. Pischon, S. E. Hankinson, G. S. Hotamisligil, N. Rifai, W. C. Willett y E. B. Rimm, "Habitual dietary intake of n-3 and n-6 fatty acids in relation to inflammatory markers among US men and women", *Circulation*, 15 de julio de 2003, 108(2):155-160.

[32] S. Baines, J. Powers y W. J. Brown, "How does the health and well-being of young Australian vegetarian and semi-vegetarian women compare with non-vegetarians?", *Public Health Nutr.*, mayo de 2007, 10(5):436-442.

[33] W. J. Craig, "Nutrition concerns and health effects of vegetarian diets", *Nutr. Clin. Pract.*, diciembre de 2010, 25(6):613-620.

[34] C. A. Daley, A. Abbott, P. S. Doyle, G. A. Nader y S. Larson, "A review of fatty acid profiles and antioxidant content in grass-fed and grain-fed beef", *Nutr. J.*, 10 de marzo de 2010, 9:10.

[35] Y. K. Nakamura, N. Flintoff-Dye y S. T. Omaye, "Conjugated linoleic acid modulation of risk factors associated with atherosclerosis", *Nutr. Metab.*, 2008, 5:22.

[36] N. Castro-Webb, E. A. Ruiz-Narváez y H. Campos, "Cross-sectional study of conjugated linoleic acid in adipose tissue and risk of diabetes", *Am. J. Clin. Nutr.*, julio de 2012, 96(1):175-181.

[37] J. J. Ochoa, A. J. Farquharson, I. Grant, L. E. Moffat, S. D. Heys y K. W. Wahle, "Conjugated linoleic acids (CLAs) decrease prostate cancer cell proliferation: different molecular mechanisms for cis-9, trans-11 and trans-10, cis-12 isomers", *Carcinogenesis*, julio de 2004, 25(7):1185-1191.

[38] J. M. Leheska, L. D. Thompson, J. C. Howe *et al.*, "Effects of conventional and grass-feeding systems on the nutrient composition of beef", *J. Anim. Sci.*, diciembre de 2008, 86(12):3575-3585.

[39] C. A. Daley, A. Abbott, P. S. Doyle, G. A. Nader y S. Larson, "A review of fatty acid profiles and antioxidant content in grass-fed and grain-fed beef", *Nutr. J.*, 10 de marzo de 2010, 9:10.

CAPÍTULO 8

[1] J. Y. Shin, P. Xun, Y. Nakamura y K. He, "Egg consumption in relation to risk of cardiovascular disease and diabetes: a systematic review and meta-analysis", *Am. J. Clin. Nutr.*, 2013, 98(1):146-159.

[2] F. Kern Jr., "Normal plasma cholesterol in an 88-year-old man who eats 25 eggs a day. Mechanisms of adaptation", *N. Engl. J. Med.*, 28 de marzo de 1991, 324(13):896-899.

[3] L. Djousséy y J. M. Gaziano, "Egg consumption in relation to cardiovascular disease and mortality: the Physicians' Health Study", *Am. J. Clin. Nutr.*, abril de 2008, 87(4):964-969.

[4] J. Ratliff, L. O. Leite, R. de Ogburn, M. J. Puglisi, J. VanHeest y M. L. Fernandez, "Consumin eggs for breakfast influences plasma glucose and ghrelin, while reducing energy intake during the next 24 hours in adult men", *Nutr. Res.*, febrero de 2010, 30(2):96-103.

[5] G. Mutungi, D. Waters, J. Ratliff *et al.*, "Eggs distinctly modulate plasma carotenoid and lipoprotein subclasses in adult men following a carbohydrate-restricted diet", *J. Nutr. Biochem.*, abril de 2010, 21(4):261-267.

[6] D. M. Bier, "Saturated fats and cardiovascular disease: interpretations not as simple as they once were. Crit Rev Food Sci Nutr. 2015 Mar 16:0. Lawrence GD. Dietary fats and health: dietary recommendations in the context of scientific evidence", *Adv. Nutr.*, 1° de mayo de 2013, 4(3):294-302.

[7] D. I. Givens, "Milk in the diet: good or bad for vascular disease?", *Proc. Nutr. Soc.*, febrero de 2012, 71(1):98-104.

[8] M. Wennberg, B. Vessby e I. Johansson, "Evaluation of relative intake of fatty acids according to the Northern Sweden FFQ with fatty acid levels in erythrocyte membranes as biomarkers", *Public Health Nutr.*, septiembre de 2009, 12(9):1477-1484. A. Wolk, B. Vessby, H. Ljung y P. Barrefors, "Evaluation of a biological marker of dairy fat intake", *Am. J. Clin. Nutr.*, 1998, 68:291-295. K. T. Khaw, M. D. Friesen, E. Riboli, R. Luben y N. Wareham, "Plasma phospholipid fatty acid concentration and incident coronary heart disease in men and women: the EPIC-Norfolk prospective study", *PLoS Med.*, 2012, 9:e1001255.

[9] J. B. German y C. J. Dillard, "Saturated fats: a perspective from lactation and milk composition", *Lipids*, octubre de 2010, 45(10):915-923.

[10] C. Gertosio, C. Meazza, S. Pagani y M. Bozzola, "Breast feeding: gamut of benefits", *Minerva Pediatr.*, 29 de mayo de 2015.

[11] C. G. Owen, P. H. Whincup y D. G. Cook, "Breast-feeding and cardiovascular risk factors and outcomes in later life: evidence from epidemiological studies", *Proc. Nutr. Soc.*, noviembre de 2011, 70(4):478-484.

[12] J. Robinson, "Super natural milk", EatWild.com. <http://www.eatwild.com/articles/superhealthy.html>.

[13] "Pasture butter", OrganicValley.com. <http://www.organicvalley.coop/products/butter/pasture/>.

[14] S. J. Watson, G. Bishop, J. C. Drummond, A. E. Gillam e I. M. Heilbron, "The relation of the colour and vitamin A content of butter to the nature of the ration fed: the influence of the ration on the yellow colour of the butter. II. The carotenoid and vitamin A contents of the butter", *Biochem. J.*, 1934, 28(3):1076-1085.

[15] M. Sisson, "Is all butter created equal?", MarksDailyApple.com. <http://www.marksdailyapple.com/grass-fed-butter/#axzz3WCaqOwnK>. 3 de agosto de 2010.

[16] K. Gunnars, "Why grass-fed butter is good for you", AuthorityNutrition.com. <http://authoritynutrition.com/grass-fed-butter-superfood-for-the-heart/>. Noviembre de 2013.

[17] H. Kaunitz y C. S. Dayrit, "Coconut oil consumption and coronary heart disease", *Philippine J. Coconut Studies.*, 1992, 17:18-20. I. A. Prior, J. M. Stanhope, J. G. Evans y C. E. Salmond, "The Tokelau Island migrant study", *Int. J. Epidemiol.*, septiembre de 1974, 3(3):225-232.

[18] N. I. Lipoeto, A. Agus, F. Oenzil, M. Wahlqvist y N. Wattanapenpaiboon, "Dietary intake and the risk of coronary heart disease among the coconut-consuming Minangkabau in West Sumatra, Indonesia", *Asia Pac. J. Clin. Nutr.*, 2004, 13(4):377-384.

[19] S. Lindeberg, P. Nilsson-Ehle, A. Terént, B. Vessby y B. Scherstén, "Cardiovascular risk factors in a Melanesian population apparently free from stroke and ischaemic heart disease: the Kitava study", *J. Intern. Med.*, septiembre de 1994, 236(3):331-340.

[20] I. A. Prior, F. Davidson, C. E. Salmond y Z. Czochanska, "Cholesterol, coconuts, and diet on Polynesian atolls: a natural experiment: the Pukapuka and Tokelau island studies", *Am. J. Clin. Nutr.*, agosto de 1981, 34(8):1552-1561.

[21] H. Müller, A. S. Lindman, A. L. Brantsaeter y J. I. Pedersen, "The serum LDL/HDL colesterol ratio is influenced more favorably by exchanging saturated with unsaturated fat than by reducing saturated fat in the diet of women", *J. Nutr.*, enero de 2003, 133(1):78-83. A. B. Feranil, P. L. Duazo, C. W. Kuzawa

y L. S. Adair, "Coconut oil is associated with a beneficial lipid profile in pre-menopausal women in the Philippines", *Asia Pac. J. Clin. Nutr.*, 2011, 20(2):190-195.

22 S. Lindeberg, M. Eliasson, B. Lindahl y B. Ahrén, "Low serum insulin in tra-ditional Pacific Islanders—the Kitava Study", *Metabolism*, octubre de 1999, 48(10):1216-1219.

23 M. P. St-Onge, R. Ross, W. D. Parson y P. J. Jones, "Medium-chain triglyceri-des increase energy expenditure and decrease adiposity in overweight men", *Obes. Res.*, marzo de 2003, 11(3):395-402.

24 T. B. Seaton, S. L. Welle, M. K. Warenko y R. G. Campbell, "Thermic effect of medium-chainand long-chain triglycerides in man", *Am. J. Clin. Nutr.*, noviembre de 1986, 44(5):630-634.

25 M. L. Assunção, H. S. Ferreira, A. F. dos Santos, C. R. Cabral Jr. y T. M. Florêncio, "Effects ofdietary coconut oil on the biochemical and anthropo-metric profiles of women presenting abdominal obesity", *Lipids*, julio de 2009, 44(7):593-601.

26 D. O. Ogbolu, A. A. Oni, O. A. Daini y A. P. Oloko, "In vitro antimicrobial properties of coconut oil on Candida species in Ibadan, Nigeria", *J. Med. Food.*, junio de 2007, 10(2):384-387.

27 V. M. Verall-Rowell, K. M. Dillague y B. S. Syah-Tjundawan, "Novel antibac-terial and emollient effects of coconut and virgin olive oils in adult atopic dermatitis", *Dermatitis*, noviembre-diciembre de 2008, 19(6):308-315.

28 I. A. Prior, F. Davidson, C. E. Salmond y Z. Czochanska, "Cholesterol, coco-nuts and diet in Polynesian atolls—a natural experiment; the Pukapuka and Toklau island studies", *Am. J. Clin. Nutr.*, 1981, 34:1552-1561.

29 C. M. Boon, M. H. Ng, Y. M. Choo y S. L. Mok, "Super, red palm and palm oleins improve the blood pressure, heart size, aortic media thickness and li-pid profile in spontaneously hypertensive rats", *PLoS One*, 2013, 8(2):e55908.

30 O. J. Odia, S. Ofori y O. Maduka, "Palm oil and the heart: a review", *World J. Cardiol.*, 26 de marzo de 2015, 7(3):144-149.

31 E. Fattore, C. Bosetti, F. Brighenti, C. Agostoni y G. Fattore, "Palm oil and blood lipid-related markers of cardiovascular disease: a systematic review and meta-analysis of dietary intervention trials", *Am. J. Clin. Nutr.*, junio de 2014, 99(6):1331-1350.

32 M. I. Covas, K. Nyyssonen, H. E. Poulsen *et al.*, "EUROLIVE Study Group. The effect of polyphenols in olive oil on heart disease risk factors: a randomized trial", *Ann. Intern. Med.*, septiembre de 2006, 145(5):333-341.

33 O. Castaner, M. Fito, M. C. Lopez-Sabater *et al.*, "The effect of olive oil po-lyphenols on antibodies against oxidized LDL. A randomized clinical trial", *Clin. Nutr.*, 2 de marzo de 2011.

[34] B. de Roos, X. Zhang, G. Rodriguez Gutierrez *et al.*, "Anti-platelet effects of olive oil extract: in vitro functional and proteomic studies", *Eur. J. Nutr.*, 1° de enero de 2011.

[35] N. Torres, M. Guevara-Cruz, L. A. Velázquez-Villegas y A. R. Tovar, "Nutrition and atherosclerosis", *Arch. Med. Res.*, julio de 2015, 46(5):408-426.

[36] S. Terés, G. Barcelo-Coblijn, M. Benet *et al.*, "Oleic acid content is responsible for the reduction in blood pressure induced by olive oil", *Proc. Natl. Acad. Sci. USA*, 16 de septiembre de 2008, 105(37):13811-13816.

[37] R. Moreno-Luna, R. Muñoz-Hernandez, M. L. Miranda *et al.*, "Olive oil polyphenols decrease blood pressure and improve endothelial function in young women with mild hypertension", *Am. J. Hypertens.*, diciembre de 2012, 25(12):1299-1304.

[38] Y. Z. Hashim, M. Eng, C. Gill *et al.*, "Components of olive oil and chemoprevention of colorectal cancer", *Nutr. Rev.*, noviembre de 2005, 63(11):374-386.

[39] C. Romero, E. Medina, J. Vargas, M. Brenes y A. D. Castro, "In vitro activity of olive oil polyphenols against Helicobacter pylori", *J. Agr. Food Chem.*, 7 de febrero de 2007, 55(3):680-686.

[40] C. Berr, F. Portet, I. Carriere *et al.*, "Olive oil and cognition: results from the three-city study", *Dement. Geriatr. Cogn.*, octubre de 2009, 28(4):357-364. Publicado en línea el 30 de octubre de 2009. doi: 10.1159/000253483.

[41] A. Y. Elnagar, P. W. Sylvester y K. A. El Sayed, "(-)- Oleocanthal as a c-Met inhibitor for the control of metastatic breast and prostate cancers", *Planta Med.*, 15 de febrero de 2011. [Epub previo a versión impresa.] E. Escrich, M. Solanas, R. Moral *et al.*, "Modulatory effects and molecular mechanisms of olive oil and other dietary lipids in breast cancer", *Curr. Pharm. Design.*, 2011, 17(8):813-830.

[42] A. Machowetz, H. E. Poulsen, S. Gruendel *et al.*, "Effect of olive oils on biomarkers of oxidative DNA stress in Northern and Southern Europeans", *FASEB J.*, enero de 2007, 21(1):45-52. Epub 16 de noviembre de 2006. PMID:17110467.

[43] M. D'Imperio, M. Gobbino, A. Picanza *et al.*, "Influence of harvest method and period on olive oil composition: an NMR and statistical study", *J. Agr. Food Chem.*, 5 de octubre de 2010. [Epub previo a versión impresa.]

[44] N. Blechman, "Extra virgin suicide: the adulteration of Italian olive oil", *New York Times*, Opinion, Food Chains, 24 de enero de 2014. <http://www.nytimes.com/interactive/2014/01/24/opinion/food-chains-extravirgin-suicide.html>.

[45] G. Grosso, J. Yang, S. Marventano, A. Micek, F. Galvano y S. N. Kales, "Nut consumption on all-cause, cardiovascular, and cancer mortality risk: a systematic review and meta-analysis of epidemiologic studies", *Am. J. Clin. Nutr.*, abril de 2015, 101(4):783-793.

[46] T. T. Hshieh, A. B. Petrone, J. M. Gaziano y L. Djoussé, "Nut consumption and risk of mortality in the Physicians' Health Study", *Am. J. Clin. Nutr.*, febrero de 2015, 101(2):407-412.

[47] R. Jiang, J. E. Manson, M. J. Stampfer, S. Liu, W. C. Willett y F. B. Hu, "Nut and peanut butter consumption and risk of type 2 diabetes in women", *JAMA*, 27 de noviembre de 2002, 288(20):2554-2560.

[48] M. Guasch-Ferré *et al.*, "Predimed study group. Frequency of nut consumption and mortality risk in the Predimed nutrition intervention trial", *BMC Med.*, 16 de julio de 2013, 11:164.

[49] D. J. Jenkins, J. M. Wong, C. W. Kendall *et al.*, "Effect of a 6-month vegan low-carbohydrate ('Eco-Atkins') diet on cardiovascular risk factors and body weight in hyperlipidaemic adults: a randomised controlled trial", *BMJ Open*, 5 de febrero de 2014, 4(2):e003505.50.

[50] J. H. Kelly Jr. y J. Sabaté, "Nuts and coronary heart disease: an epidemiological perspective", *Br. J. Nutr.*, noviembre de 2006, 96 Suppl 2:S61-67. Reseña.

[51] *Idem.*

[52] M. Bes-Rastrollo, J. Sabate, E. Gomez-Gracia, A. Alonso, J. A. Martinez y M. A. Martinez-Gonzalez, "Nut consumption and weight gain in a Mediterranean cohort: the SUN study", *Obesity*, enero de 2007, 15(1):107-116. PMID:17228038.

[53] E. Howell, *Food Enzymes for Health & Longevity*, Twin Lakes, WI, Lotus Press, 1994.

CAPÍTULO 9

[1] A. Accurso, R. K. Bernstein, A. Dahlqvist *et al.*, "Dietary carbohydrate restriction in type 2 diabetes mellitus and metabolic syndrome: time for a critical appraisal", *Nutr. Metab.* (Londres), 8 de abril de 2008, 5:9.

[2] R. D. Feinman, W. K. Pogozelski, A. Astrup *et al.*, "Dietary carbohydrate restriction as the first approach in diabetes management: critical review and evidence base", *Nutrition*, enero de 2015, 31(1):1-13.

[3] "Action to Control Cardiovascular Risk in Diabetes Study Group, Gerstein HC, Miller ME, Byington RP, et al. Effects of intensive glucose lowering in type 2 diabetes", *N. Engl. J. Med.*, 12 de junio de 2008, 358(24):2545-2559.

[4] D. E. Bredesen, "Reversal of cognitive decline: a novel therapeutic program", *Aging* (Albany, Nueva York), septiembre de 2014, 6(9):707-717.

[5] R. O. Roberts, L. A. Roberts, Y. E. Geda *et al.*, "Relative intake of macronutrients impacts risk of mild cognitive impairment or dementia", *J. Alzheimers Dis.*, 2012, 32(2):329-339.

[6] P. Barberger-Gateau, C. Raffaitin, L. Letenneur *et al.*, "Dietary patterns and risk of dementia: the three-city cohort study", *Neurology*, 13 de noviembre de 2007, 69(20):1921-1930.

[7] K. P. Su, S. M. Wang y C. U. Pae, "Omega-3 polyunsaturated fatty acids for major depressive disorder", *Expert Opin. Investig. Drugs*, diciembre de 2013, 22(12):1519-1534.

[8] J. R. Hibbeln y R. V. Gow, "The potential for military diets to reduce depression, suicide, and impulsive aggression: a review of current evidence for omega-3 and omega-6 fatty acids", *Mil. Med.*, noviembre de 2014, 179(11 Suppl):117-128.

[9] D. J. Bos, B. Oranje, E. S. Veerhoek *et al.*, "Reduced symptoms of inattention after dietary omega-3 fatty acid supplementation in boys with and without attention deficit/hyperactivity disorder", *Neuropsychopharmacology*, 19 de marzo de 2015.

[10] K. van Elst, H. Bruining, B. Birtoli, C. Terreaux, J. K. Buitelaar y M. J. Kas, "Food for thought: dietary changes in essential fatty acid ratios and the increase in autism spectrum disorders", *Neurosci. Biobehav. Rev.*, septiembre de 2014, 45:369-378.

[11] A. T. Michael-Titus, J. V. Priestley, "Omega-3 fatty acids and traumatic neurological injury: from neuroprotection to neuroplasticity?", *Trends Neurosci.*, enero de 2014, 37(1):30-38.

[12] G. Hussain, F. Schmitt, J. P. Loeffler y J. L. Gonzalez de Aguilar, "Fatting the brain: a brief of recent research", *Front. Cell. Neurosci.*, 9 de septiembre de 2013, 7:144.

[13] P. A. Lima, L. P. Sampaio y N. R. Damasceno, "Neurobiochemical mechanisms of a ketogenic diet in refractory epilepsy", *Clinics* (São Paulo), diciembre de 2014, 69(10):699-705.

[14] S. Paganoni y A. M. Wills, "High-fat and ketogenic diets in amyotrophic lateral sclerosis", *J. Child Neurol.*, agosto de 2013, 28(8):989-992.

[15] K. Schwartz, H. T. Chang, M. Nikolai *et al.*, "Treatment of glioma patients with ketogenic diets: report of two cases treated with an IRB-approved energy-restricted ketogenic diet protocol and review of the literature", *Cancer Metab.*, 25 de marzo de 2015, 3:3.

[16] A. P. Simopoulos, "Omega-3 fatty acids in inflammation and autoimmune diseases", *J. Am. Coll. Nutr.*, diciembre de 2002, 21(6):495-505. Reseña.

[17] J. J. Belch y A. Hill, "Evening primrose oil and borage oil in rheumatologic conditions", *Am. J. Clin. Nutr.*, enero de 2000, 71(1 Suppl):352S-356S. Reseña.

[18] N. Nosaka, Y. Suzuki, A. Nagatoishi, M. Kasai, J. Wu y M. Taguchi, "Effect of ingestion of medium-chain triacylglycerols on moderate-and high-intensity

exercise in recreational athletes", *J. Nutr. Sci. Vitaminol* (Tokyo), abril de 2009, 55(2):120-125.

[19] S. F. Brennan, J. V. Woodside, P. M. Lunny, C. R. Cardwell y M. M. Cantwell, "Dietary fat and breast cancer mortality: a systematic review and meta-analysis", *Crit. Rev. Food Sci. Nutr.*, 18 de febrero de 2015.

[20] U. Schwab, L. Lauritzen, T. Tholstrup *et al.*, "Effect of the amount and type of dietary fat on cardiometabolic risk factors and risk of developing type 2 diabetes, cardiovascular diseases, and cancer: a systematic review", *Food Nutr. Res.*, 10 de julio de 2014, 58.

[21] M. A. Moyad, "Dietary fat reduction to reduce prostate cancer risk: controlled enthusiasm, learning a lesson from breast or other cancers, and the big picture", *Urology*, abril de 2002, 59(4 Suppl 1):51-62. Reseña.

[22] K. A. Moy, J. M. Yuan, F. L. Chung *et al.*, "Urinary total isothiocyanates and colorectal cancer: a prospective study of men in Shanghai, China", *Cancer Epidemiol. Biomarkers Prev.*, junio de 2008, 17(6):1354-1359.

[23] M. Yang, S. A. Kenfield, E. L. Van Blarigan *et al.*, "Dairy intake after prostate cancer diagnosis in relation to disease-specific and total mortality", *Int. J. Cancer*, 20 de mayo de 2015.

[24] K. Triff, E. Kim y R. S. Chapkin, "Chemoprotective epigenetic mechanisms in a colorectal cancer model: modulation by n-3 PUFA in combination with fermentable fiber", *Curr. Pharmacol. Rep.*, febrero de 2015, 1(1):11-20.

[25] K. P. Devi, T. Rajavel, G. L. Russo, M. Daglia, S. F. Nabavi y S. M. Nabavi, "Molecular targets of omega-3 fatty acids for cancer therapy", *Anticancer Agents Med. Chem.*, 24 de abril de 2015.

[26] T. R. Witte y W. E. Hardman, "The effects of omega-3 polyunsaturated fatty acid consumption on mammary carcinogenesis", *Lipids*, mayo de 2015, 50(5):437-446.

[27] P. H. Lin, W. Aronson y S. J. Freedland, "Nutrition, dietary interventions and prostate cancer: the latest evidence", *BMC Med.*, 8 de enero de 2015, 13:3.

[28] F. Bozzetti y B. Zupec-Kania, "Toward a cancer-specific diet", *Clin. Nutr.*, 23 de enero de 2015. pii: S0261-5614(15)00035-7.

[29] B. G. Allen, S. K. Bhatia, C. M. Anderson *et al.*, "Ketogenic diets as an adjuvant cancer therapy: history and potential mechanism", *Redox. Biol.*, 7 de agosto de 2014, 2C:963-970.

CAPÍTULO 10

[1] D. J. Jenkins, J. M. Wong, C. W. Kendall *et al.*, "Effect of a 6-month vegan low-carbohydrate ('Eco-Atkins') diet on cardiovascular risk factors and body

weight in hyperlipidaemic adults: a randomised controlled trial", *BMJ Open.*, 5 de febrero de 2014, 4(2):e003505.

2 D. S. Ludwig y W. C. Willett, "Three daily servings of reduced-fat milk: an evidence-based recommendation?", *JAMA Pediatr.*, septiembre de 2013, 167(9):788-789.

3 J. F. Ludvigsson, J. Reutfors, U. Osby, A. Ekbom y S. M. Montgomery, "Coeliac disease and risk of mood disorders—a general population-based cohort study", *J. Affect Disord.*, abril de 2007, 99(1-3):117-126.

4 C. Millward, M. Ferriter, S. Calver y G. Connell-Jones, "Gluten -and casein-free diets for autistic spectrum disorder", *Cochrane Database Syst. Rev.*, 2004, (2):CD003498. Reseña.

5 J. F. Ludvigsson, U. Osby, A. Ekbom y S. M. Montgomery, "Coeliac disease and risk of schizophrenia and other psychosis: a general population cohort study", *Scand. J. Gastroenterol.*, febrero de 2007, 42(2):179-185.

6 W. T. Hu, J. A. Murray, M. C. Greenaway, J. E. Parisi y K. A. Josephs, "Cognitive impairment and celiac disease", *Arch. Neurol.*, octubre de 2006, 63(10):1440-1446.

7 J. F. Ludvigsson, S. M. Montgomery, A. Ekbom, L. Brandt y F. Granath, "Small-intestinal histopathology and mortality risk in celiac disease", *JAMA*, 16 de septiembre de 2009, 302(11):1171-1178.

8 P. H. Green, A. I. Neugut, A. J. Naiyer, Z. C. Edwards, S. Gabinelle y V. Chinburapa, "Economic benefits of increased diagnosis of celiac disease in a national managed care population in the United States", *J. Insur. Med.*, 2008, 40(3-4):218-228.

9 I. Cortés-Giraldo, J. Girón-Calle, M. Alaiz, J. Vioque y C. Megías, "Hemagglutinating activity of polyphenols extracts from six grain legumes", *Food Chem. Toxicol.*, junio de 2012, 50(6):1951-1954.

10 A. S. Sandberg, "Bioavailability of minerals in legumes", *Br. J. Nutr.*, diciembre de 2002, 88 Suppl 3:S281-85. Reseña.

11 R. Sinha, A. J. Cross, B. I. Graubard, M. F. Leitzmann y A. Schatzkin, "Meat intake and mortality: a prospective study of over half a million people", *Arch. Intern. Med.*, 23 de marzo de 2009, 169(6):562-571.

12 A. L. Hasselbalch, "Genetics of dietary habits and obesity—a twin study", *Dan. Med. Bull.*, septiembre de 2010, 57(9):B4182.

13 Y. Bossé, L. Pérusse y M. C. Vohl, "Genetics of LDL particle heterogeneity: from genetic epidemiology to DNA-basedvariations", *J. Lipid Res.*, junio de 2004, 45(6):1008-1026.

CAPÍTULO 12

[1] C. E. Basch, "Executive summary: healthier students are better learners", *J. School Health*, 2011, 81(10):591-592.

[2] C. E. Basch, "Healthier students are better learners: a missing link in school reforms to close the achievement gap", *J. School Health*, 2011, 81(10):593-598.

[3] R. E. Ley, "Obesity and the human microbiome", *Curr. Opin. Gastroenterol.*, enero de 2010, 26(1):5-11.

[4] D. F. Birt, T. Boylston, S. Hendrich *et al.*, "Resistant starch: promise for improving human health", *Adv. Nutr.*, 6 de noviembre de 2013, 4(6):587-601.

[5] G. Tarantino, "Gut microbiome, obesity-related comorbidities, and low-grade chronic inflammation", *J. Clin. Endocrinol. Metab.*, julio de 2014, 99(7):2343-2346.

[6] J. A. Foster y K. A. McVey Neufeld, "Gut-brain axis: how the microbiome influences anxiety and depression", *Trends Neurosci.*, mayo de 2013, 36(5):305-312.

[7] M. Roberfroid, G. R. Gibson, L. Hoyles *et al.*, "Prebiotic effects: metabolic and health benefits", *Br. J. Nutr.*, agosto de 2010, 104 Suppl 2:S1-63.

[8] J. H. Cummings, G. T. Macfarlane y H. N. Englyst, "Prebiotic digestion and fermentation", *Am. J. Clin. Nutr.*, febrero de 2001, 73(2 Suppl):415S-420S. Reseña.

[9] K. L. Johnston, E. L. Thomas, J. D. Bell, G. S. Frost y M. D. Robertson, "Resistant starch improves insulin sensitivity in metabolic syndrome", *Diabet. Med.*, abril de 2010, 27(4):391-397.

[10] K. M. Behall, D. J. Scholfield, J. G. Hallfrisch y H. G. Liljeberg-Elmståhl, "Consumption of both resistant starch and beta-glucan improves postprandial plasma glucose and insulin in women", *Diabetes Care*, mayo de 2006, 29(5):976-981.

[11] A. Raben, A. Tagliabue, N. J. Christensen, J. Madsen, J. J. Holst y A. Astrup, "Resistant starch: the effect on postprandial glycemia, hormonal response, and satiety", *Am. J. Clin. Nutr.*, octubre de 1994 60(4):544-551. M. D. Robertson, A. S. Bickerton, A. L. Dennis, H. Vidal y K. N. Frayn, "Insulin-sensitizing effects of dietary resistant starch and effects on skeletal muscle and adipose tissue metabolism", *Am. J. Clin. Nutr.*, septiembre de 2005, 82(3):559-567.

[12] K. C. Maki, C. L. Pelkman, E. T. Finocchiaro *et al.*, "Resistant starch from high-amylose maize increases insulin sensitivity in overweight and obese men", *J. Nutr.*, abril de 2012, 142(4):717-723.

[13] J. A. Higgins, "Resistant starch and energy balance: impact on weight loss and maintenance", *Crit. Rev. Food Sci. Nutr.*, 2014, 54(9):1158-1166.

[14] S. D. Udayappan, A. V. Hartstra, G. M. Dallinga-Thie y M. Nieuwdorp, "Intestinal microbiota and faecal transplantation as treatment modality for insulin resistance and type 2 diabetes mellitus", *Clin. Exp. Immunol.*, julio de 2014, 177(1):24-29.

[15] J. C. Brand-Miller, F. S. Atkinson, R. J. Gahler, V. Kacinik, M. R. Lyon y S. Wood, "Effects of added PGX®, a novel functional fibre, on the glycaemic index of starchy foods", *Br. J. Nutr.*, julio de 2012, 108(2)245-248.

[16] V. A. Solah, J. C. Brand-Miller, F. S. Atkinson, R. J. Gahler, V. Kacinik, M. R. Lyon y S. Wood, "Dose response effect of a novel functional fibre, PolyGlycopleX(®), PGX(®), on satiety", *Appetite*, junio de 2014, 77:72-76.

[17] R. A. Reimer, H. Yamaguchi, L. K. Eller, M. R. Lyon, R. J. Gahler, V. Kacinik, P. Juneja y S. Wood, "Changes in visceral adiposity and serum cholesterol with a novel viscous polysaccharide in Japanese adults with abdominal obesity", *Obesity* (Silver Spring), septiembre de 2013, 21(9):E379-387.

CAPÍTULO 13

[1] C. S. Rosenfeld, "Microbiome disturbances and autism spectrum disorders", *Drug Metab. Dispos.*, 7 de abril de 2015.

[2] V. Lecomte, N. O. Kaakoush, C. A. Maloney *et al.*, "Changes in gut microbiota in rats fed a high fat diet correlate with obesity-associated metabolic parameters", *PLoS One*, 18 de mayo de 2015, 10(5).

[3] J. J. Goedert, X. Hua, G. Yu y J. Shi, "Diversity and composition of the adult fecal microbiome associated with history of cesarean birth or appendectomy: analysis of the American Gut Project", *EBioMedicine*, 1° de diciembre de 2014, 1(2-3):167-172.

[4] F. Bäckhed, J. Roswall, Y. Peng *et al.*, "Dynamics and stabilization of the human gut microbiome during the first year of life", *Cell Host Microbe*, 13 de mayo de 2015, 17(5):690-703.

[5] M. Versini, P. Y. Jeandel, T. Bashi, G. Bizzaro, M. Blank y Y. Shoenfeld, "Unraveling the hygiene hypothesis of helminthes and autoimmunity: origins, pathophysiology, and clinical applications", *BMC Med.*, 13 de abril de 2015, 13:81.

[6] T. L. Halton y F. B. Hu, "The effects of high protein diets on thermogenesis, satiety and weight loss: a critical review", *J. Am. Coll. Nutr.*, octubre de 2004, 23(5):373-385. Reseña.

AGRADECIMIENTOS

Todo lo importante que he hecho en la vida lo he logrado gracias al apoyo y el amor de mi comunidad de amigos, familia, mentores, maestros, colaboradores, cocreadores, seguidores, familia laboral, estudiantes y pacientes. Estoy agradecido en más de mil maneras con todos aquellos que me han inspirado, ayudado, apoyado y guiado. La lista es demasiado larga para incluir a todo el mundo, así que temo que mucha gente quedará fuera. Pero ustedes saben quiénes son. ¡Gracias!

Hay unas cuantas personas que han destacado en la creación de este libro, el cual ha sido el más difícil que he hecho porque el tema de la grasa es resbaloso, y el margen de error es grande.

Quiero agradecerle a mi familia editorial: Richard Pine, mi porrista personal, agente y guía. Tracy Behar, mi editora desde el principio, quien toma mis palabras y las hace más inteligentes, mejores y más económicas. Debra Goldstein, quien me ayuda a dar forma y masajear mis ideas para hacer una presentación más clara de la verdad. Sally Cameron, quien creó recetas deliciosas y mágicas con su habitual alegría. Sarah Jane Sandy, quien me ayudó a crear la biblia de la grasa y a zambullirme en el mundo de las grasas. Anahad O'Connor, por nuestras conversaciones iniciales y por ayudarme a ahondar en los cientos de estudios que descubrían hechos valiosos sobre las grasas. Lauren Doscher, quien me ayudó a buscar cada una de esas referencias.

Y luego, quiero agradecer al equipo de casa, el que me permite ser el médico y el maestro, mientras ellos crean la magia y me ayudan a compartir mi trabajo con millones de personas en internet. Dhru Purohit, mi colega, quien tiene una mejor visión que la mía y enriquece todo lo que toca. Y a mi equipo de internet, el que cuida de mi comunidad: Laurie Roman, Shibani Subramanya, Kaya Purohit, Farrell Feighan, Ben Tseitlin, John Baldwin, Amber Cox, Holly Stillwell y Susan Verity. Y a quienes me han ayudado mucho en el camino: Lizz Swick, Daffnee Cohen y Tina Naser.

También quisiera agradecerles a unas cuantas personas especiales que revisaron el manuscrito y me dieron retroalimentación invaluable y meditada sobre cómo poner en claro la ciencia y la historia, incluyendo a Jeffrey Bland, Pilar Gerasimo, Carrie Diulus y Chris Kresser. Mi mayor gratitud es para David Ludwig, por su guía, su sabiduría, su apoyo y por presentarme a los mayores expertos en el mundo de la investigación sobre la grasa, pero sobre todo por su amistad.

Y, por supuesto, a Anne McLaughlin, el pegamento que sostiene mi mundo, y a Dianna Galia, quien llena los huecos y hace de mi mundo laboral un lugar mejor.

El agradecimiento más profundo y todo mi amor a mis queridos amigos y cuidadores espirituales Alberto Villoldo y Marcella Lobos, en cuyo hogar en Chile me refugié para estudiar la historia de la grasa y escribir buena parte de este libro. Y a Lauren Zander y la comunidad Handel, quienes me inspiran, me apoyan y me quieren, sin importar nada. Suele haber más "nadas" de las que me gustaría.

A mi equipo del UltraWellness Center: Donna Doscher, Liz Boham, Todd Lepine, Maggie Ward, Denise Curtin, Jamie Delaney, Susan Wallingford y a todos los que sostienen nuestro mundo mientras yo voy a esparcir la sabiduría sobre la medicina funcional.

No hay forma de que escribiera este libro sin el incansalbe trabajo de cientos de investigadores, científicos, médicos, filósofos, profesores y expertos, cada uno de los cuales me ha inspirado y enseñado, y ha colaborado con este libro. A Walter Willett, Ronald Krauss, Barry Sears, Aseem Malholtra, Eric Ravussin, Kevin Hall, Joel Fuhrman, Neal Barnard y Josh Axe. En especial a David Ludwig, un gigante intelectual que durante décadas me ha ayudado a entender la biología del azúcar, la grasa y el peso, y me ha guiado y protegido durante todo el camino.

Hay una larguísima lista de personas que también me han ayudado. David Perlmutter, Marc David, Jeffrey Bland, Nina Teicholz, Chris Kresser, Vani Hari, Nick Ortner, Kris Carr, Christiane Northrup, Dave Asprey, J. J. Virgin, Tim Ryan, Deepak Chopra, Mike Roizen, Mehmet Oz, Daniel Amen, Rick Warren, Dee y Brett Eastman, Peter Attia, Gary Taubes, Joseph Mercola, Pedram Shojai, Ken Cook, Heather White, Ann Louise Gittleman, John y Ocean Robbins, Alexandra Jamieson, Maria Shiver, Gunnar Lovelace y su equipo en Thrive Market, Joy Devins y Ronald Gahler.

Además está la comunidad de la Clínica Cleveland y del Instituto de Medicina Funcional que me ha permitido hacer mis sueños realidad: llevar la medicina funcional a más personas. Gracias por permitirme hacer lo que hago. A Toby y Anita Cosgrove, quienes vieron el futuro del cuidado de la salud y nos invitaron a participar de esa fiesta. ¡Gracias! Y por supuesto, a Mary Curran, Linda McHugh, Tawny Jones y el equipo del Centro Clínico de Medicina Funcional de Cleveland. Estamos construyendo juntos el futuro. Sin Laurie Hofmann y Patrick Hanaway y Christine Stead y Juliette Rogers nada de esto sería posible.

Estoy muy agradecido por el amor y el apoyo de mi comunidad cada vez mayor de amigos y familia, sobre todo a mis hijas, Rachel y Misha, y a mis hijos adicionales, Sarah y Ben.

Por último, aunque no por ello menos importante, quiero reconocer que este libro no habría sido posible sin el amor y la inspiración y las conversaciones interminables y las comidas deliciosas con el ser humano más mágico, sabio y maravilloso que conozco, Jody Levy. Gracias por siempre.

MARK H

del *N*

Entre s

y

func

e

m

MARK HYMAN es médico, investigador y autor *bestseller* del *New York Times*, reconocido internacionalmente. Entre sus libros destacan *La solución del azúcar en la sangre* y *Detox, la dieta de los 10 días*. El doctor Hyman es fundador y director médico de The UltraWellness Center en Lenox, Massachusetts, donde dirige un equipo de médicos, nutriólogos y enfermeras que utilizan su método para mejorar la salud y cambiar la vida de sus pacientes. También es director del Institute for Functional Medicine, miembro del consejo del Center for Mind-Body Medicine y asesor de la ONG del doctor Mehmet Oz, HealthCorps.

Hay una larguísima lista de personas que también me han ayudado. David Perlmutter, Marc David, Jeffrey Bland, Nina Teicholz, Chris Kresser, Vani Hari, Nick Ortner, Kris Carr, Christiane Northrup, Dave Asprey, J. J. Virgin, Tim Ryan, Deepak Chopra, Mike Roizen, Mehmet Oz, Daniel Amen, Rick Warren, Dee y Brett Eastman, Peter Attia, Gary Taubes, Joseph Mercola, Pedram Shojai, Ken Cook, Heather White, Ann Louise Gittleman, John y Ocean Robbins, Alexandra Jamieson, Maria Shiver, Gunnar Lovelace y su equipo en Thrive Market, Joy Devins y Ronald Gahler.

Además está la comunidad de la Clínica Cleveland y del Instituto de Medicina Funcional que me ha permitido hacer mis sueños realidad: llevar la medicina funcional a más personas. Gracias por permitirme hacer lo que hago. A Toby y Anita Cosgrove, quienes vieron el futuro del cuidado de la salud y nos invitaron a participar de esa fiesta. ¡Gracias! Y por supuesto, a Mary Curran, Linda McHugh, Tawny Jones y el equipo del Centro Clínico de Medicina Funcional de Cleveland. Estamos construyendo juntos el futuro. Sin Laurie Hofmann y Patrick Hanaway y Christine Stead y Juliette Rogers nada de esto sería posible.

Estoy muy agradecido por el amor y el apoyo de mi comunidad cada vez mayor de amigos y familia, sobre todo a mis hijas, Rachel y Misha, y a mis hijos adicionales, Sarah y Ben.

Por último, aunque no por ello menos importante, quiero reconocer que este libro no habría sido posible sin el amor y la inspiración y las conversaciones interminables y las comidas deliciosas con el ser humano más mágico, sabio y maravilloso que conozco, Jody Levy. Gracias por siempre.